Meisenzahl · Stegmüller · Gerbig

# Psychische Belastungen in Schwangerschaft und Stillzeit

Die digitalen Zusatzmaterialien haben wir zum Download auf www.klett-cotta.de bereitgestellt. Geben Sie im Suchfeld auf unserer Homepage den folgenden Such-Code ein: **OM40062**

Eva Maria Meisenzahl ■ Veronika Stegmüller ■ Nicole Gerbig

# Psychische Belastungen in Schwangerschaft und Stillzeit

## Das Manual für Gruppen- und Einzelsettings

Schattauer

**Univ.-Prof. Dr. med. Eva Maria Meisenzahl**
Direktorin der Klinik und Poliklinik für Psychiatrie und Psychotherapie
LVR-Klinikum Düsseldorf
Kliniken der Heinrich-Heine-Universität Düsseldorf
Bergische Landstraße 2
40629 Düsseldorf

**Dr. rer. biol. hum. Veronika Stegmüller**
Schraudolphstr. 1
80799 München

**Nicole Gerbig**
LVR-Klinikum Düsseldorf
Kliniken der Heinrich-Heine-Universität Düsseldorf
Bergische Landstraße 2
40629 Düsseldorf

**Bibliografische Information der Deutschen Nationalbibliothek**
Die Deutsche Nationalbibliothek verzeichnet diese Publikation in der Deutschen Nationalbibliografie; detaillierte bibliografische Daten sind im Internet über http://dnb.d-nb.de abrufbar.



Schattauer
www.schattauer.de

Printed in Germany
Cover: Jutta Herden, Stuttgart
unter Verwendung eines Fotos von © istock/Mikolette
Gesetzt von Kösel Media GmbH, Krugzell
Gedruckt und gebunden von Friedrich Pustet GmbH & Co. KG, Regensburg
Lektorat und Projektmanagement: Dr. Nadja Urbani
ISBN 978-3-608-40062-5

Auch als E-Book erhältlich

# Einleitung

## Zielgruppe

Zielgruppe des Manuals sind Frauen, die bereits moderate Belastungserscheinungen zeigen, sowie Frauen, bei denen bereits ambulant eine psychische Erkrankung festgestellt wurde. Auch betroffene schwangere Frauen und junge Mütter sind angesprochen, bei denen psychosoziale Risikofaktoren bestehen und die präventiv von den Inhalten des Manuals profitieren. Diese Frauen können bspw. von ihren betreuenden GynäkologInnen oder HausärztInnen empfohlen werden. Außerdem können Hebammen sowie Beratungsstellen das vorliegende Manual nutzen, um aufzuklären und ihre Klientinnen weiterzuempfehlen. PsychotherapeutInnen und ÄrztInnen, die auf Grundlage des vorliegenden Manuals eine Gruppe anbieten möchten, finden im Buch einen Flyer zum Ausdrucken mit den wichtigsten Informationen und Inhalten zur Gruppe. Vorteil des Manuals ist, dass auch Fachpersonen ohne Kenntnisse der speziellen Anforderungen an frischgebackene Mütter die Gruppe durchführen können. Allerdings ist die Vertrautheit mit kognitiv-behavioralen therapeutischen Ansätzen und deren Durchführung sinnvoll. Das vorliegende Manual ist als Basis-Behandlung in Schwangerschaft und Stillzeit konzipiert. Aus diesem Grund wird auch von »Teilnehmerinnen« und »Gruppenleitung« gesprochen und nicht von »Patientinnen« oder »Gruppentherapeuten«. Je nach (Schwere der) Diagnose empfiehlt sich (z. B. im Anschluss an die Gruppe) sowohl eine spezifizierte Psychotherapie oder auch eine pharmakologische Behandlung.

## Zielsetzung

Dieses Buch wurde mit dem Anspruch geschrieben, die bestehende Literatur und das vorhandene Wissen zu psychischen Belastungen in Schwangerschaft und Stillzeit zu bündeln und das Material so aufzuarbeiten, dass es klinisch einsetzbar und praktisch anwendbar ist.

Ziel ist die Verbesserung des mütterlichen Befindens vornehmlich durch Stabilisierung, Wissensvermittlung und Entlastung der Frauen. Dadurch soll sich auch die Interaktionsqualität zwischen Mutter und Kind sowie die Zufriedenheit in der Paarbeziehung der Eltern verbessern. Im Einzelnen können die Ziele folgendermaßen aufgelistet werden:

**Ziele der Gruppe »Psychische Belastungen in Schwangerschaft und Stillzeit«**

- Verstehen von Veränderungen in Schwangerschaft und Stillzeit
- Informationen zu psychischen Belastungen in Schwangerschaft und Stillzeit, u. a. zu Symptomen von Depression, Angst und Zwang sowie Psychopharmaka
- Erlernen und Erproben von Strategien im Umgang mit der neuen Situation und den psychischen Belastungssymptomen
- Selbstvertrauen stärken: Eigene Kompetenzen und Stärken besser wahrnehmen
- Betrachtung und Verbesserung der eigenen Streitkultur
- Perfektionistische Ansprüche reduzieren und gelassener werden
- Angehörige einbinden und gegenseitige Unterstützung stärken
- Reflexion der eigenen Herkunftsfamilie und der eigenen Rolle

Das Manual ist kognitiv-verhaltenstherapeutisch sowie systemisch und schematherapeutisch aufgebaut. Die Mütter sollen lernen, ihr Kind während der Gruppenstunde zeitlich begrenzt abgeben zu können. Das wird zu Beginn schwieriger sein, soll aber der eigenen Entlastung dienen. Außerdem können die Frauen idealerweise spüren, wie gut der Abstand vom familiären Alltag und die Fokussierung auf die eigenen Bedürfnisse sowohl die Beziehung zum Kind als auch die Beziehung zum Partner positiv beeinflussen.

## Anwendung Einzelsetting vs. Gruppe

Das Manual ist für das Gruppensetting konzipiert. Schwangere und frisch gebackene Mütter sind häufig von einem markanten Rückgang sozialer Kontakte betroffen. Entweder die (kinderlosen) Freunde arbeiten und haben deshalb keine Zeit, oder die Versorgung des Babys ist so zeitaufwendig und unberechenbar, dass sich die sozialen Kontakte zwangsläufig ändern bzw. reduzieren. Schwangere Frauen und junge Mütter müssen neue Kontakte knüpfen, um nicht völlig zu vereinsamen. Dazu sind aber Kraftreserven und Eigeninitiative nötig, die u. U. durch psychische Belastungen in der Schwangerschaft und Stillzeit nicht gegeben sind. Durch die Interaktion in der Gruppe erkennen betroffene Mütter, dass sie nicht die Einzigen sind und dass andere Mütter ähnliche Probleme haben, die gut behandel- und veränderbar sind. Nichtsdestotrotz können die Informations- und Arbeitsblätter sowie der inhaltliche Ablauf und die jeweiligen Module im therapeutischen Einzel individuell genutzt und eingesetzt werden. Im Einzelsetting besteht der Vorteil darin, dass mehr Zeit und Kapazität für Einblicke in die Mutter-Kind-Interaktion sowie Paargespräche gegeben sind. Bspw. könnte im Einzel die Mutter mit ihrem Kind beobachtet und ihr Rückmeldungen bzw. Verstärkungen zur Kontaktaufnahme und Interaktionsfähigkeit gegeben werden. Viele Mütter sind unsicher im Umgang mit ihrem Kind und es mangelt ihnen an Selbstvertrauen. Es ist daher wichtig, ihnen zu zeigen, dass es sehr wohl Dinge gibt, die sie gut machen.

## Aufbau der Sitzungen

Die Gruppe sollte einmal wöchentlich angeboten werden. Eine Sitzung umfasst 90 Minuten. Da schwangere und stillende Frauen öfter auf die Toilette müssen und nicht gezwungen werden sollten, dies abzustimmen, wird keine feste Pause eingeplant, sondern den Frauen vermittelt, dass sie nach ihren eigenen Bedürfnissen zur Toilette gehen oder sich etwas zu trinken und eine Kleinigkeiten zu essen holen dürfen. Die Termine sollten zeitlich und räumlich jede Woche gleich gestaltet sein, um eine klare Struktur zu gewährleisten.

Mit Ausnahme des ersten und letzten Moduls folgen die Sitzungen diesem Ablauf:

**Sitzungsablauf**

1. Anfangsblitzlicht
2. Wiederholung der letzten Stunde und Besprechen der Hausaufgabe
3. Informationsvermittlung
4. Anregung/Übung in der Gruppe
5. Aufgabe für zu Hause bis zur nächsten Sitzung
6. Abschlussblitzlicht

Die Gruppenleitung findet alle Arbeits- und Informationsblätter zum Ausdrucken und Austeilen im Online-Material wieder (siehe Hinweis vorne im Buch).

# Inhalt

# Modul 1

## Einführung und Kennenlernen

### Sie sind nicht allein

**Inhalte & Ziele**

1.1 Gegenseitiges Kennenlernen
1.2 Ziele der Gruppe
1.3 Inhalte der Gruppe
1.4 Ablauf der Gruppe
1.5 Gruppenregeln
1.6 Erwartungen, Wünsche und Befürchtungen der Teilnehmerinnen
1.7 Übung bis zur nächsten Sitzung: Gemeisterte Situationen
1.8 Abschlussblitzlicht

**Materialien**

- Ggf. Mappe zum Sammeln der Arbeits- und Informationsblätter
- Informationsblatt 1
- Arbeitsblatt 1
- Kreppband oder Etiketten als Namensschilder, Stifte
- Grüne und blaue Karten

## 1.1 Gegenseitiges Kennenlernen

Die erste Stunde dient insbesondere dem Kennenlernen und der Informationsvermittlung über die Inhalte und Ziele der Gruppe. Vor Beginn der Stunde werden die Teilnehmerinnen gebeten, sich ein Namensschild zu schreiben. Die Gruppenleitung heißt die Teilnehmerinnen willkommen und stellt sich vor (Name, Qualifikation, Funktion). Im Anschluss werden die Teilnehmerinnen gebeten, sich selbst vorzustellen. Die Gruppenleitung sollte für sich prüfen, wie sie mit Siezen und Duzen in der Gruppe verfahren möchte. Empfehlenswert ist, den Teilnehmerinnen vorzuschlagen, sich zumindest untereinander beim Vornamen zu nennen, um eine vertrautere Atmosphäre zu schaffen.

*Herzlich Willkommen zur Gruppe »Psychische Belastungen in Schwangerschaft und Stillzeit«. Mein Name ist … (Qualifikation, Funktion, therapeutische Erfahrungen etc.). Ich werde (gemeinsam mit meiner Kollegin/meinem Kollegen …) die Gruppe in den nächsten Wochen leiten. Wir freuen uns, dass Sie hier sind. Zu Beginn wollen wir uns etwas kennenlernen. Dazu möchten wir Sie nun bitten, sich selbst kurz vorzustellen. Es wäre schön, wenn Sie uns neben Ihrem Namen auch Ihr Alter sagen, wie viele Kinder Sie haben und wie alt diese sind. Uns interessiert auch, wie Sie es geschafft haben, Ihr Baby bzw. Ihre Kinder für die Teilnahme an der Gruppe abzugeben und wie es Ihnen damit geht. Wenn Sie noch nicht entbunden haben, interessiert uns die Schwangerschaftswoche, in der Sie sich befinden. Wir möchten Sie auch bitten, kurz zu beschreiben, warum Sie hier sind. Im Anschluss daran werden wir Ihnen ausführliche Informationen zum Ablauf und den Rahmenbedingungen der Gruppe geben.*

Folgende Punkte können als Anregung für die Vorstellungsrunde am Flipchart dargestellt werden.

**Gegenseitiges Kennenlernen**

- Eigener Name & Alter
- Name & Alter des/r Kindes/r
- Betreuungsmöglichkeit des/r Kindes/r während der Gruppe und Empfinden damit
- Schwangerschaftswoche
- Deshalb bin ich hier

*Danke für Ihre Vorstellung und Ihre Offenheit. Wie würden Sie hier in der Gruppe gerne angesprochen werden? Mit Ihrem Vornamen oder lieber Nachnamen? Wir als Gruppenleitung möchten gerne das »Sie« beibehalten, wenn wir Sie ansprechen bzw. wenn Sie uns ansprechen, aber untereinander könnten Sie sich vielleicht auf das persönlichere Du einigen? Wäre das für Sie alle in Ordnung?*

## 1.2 Ziele der Gruppe

In der Einführungsstunde sollten die Ziele der Gruppe transparent gemacht werden. Dafür wird das **Informationsblatt 1** an jede Teilnehmerin ausgehändigt.

*Das Ziel unserer gemeinsamen Zusammenarbeit in den nächsten Wochen ist es, Ihnen Informationen und Strategien zum Umgang mit psychischen Belastungen in Schwangerschaft und Stillzeit an die Hand zu geben. Wir möchten Ihnen dabei helfen, Expertin für Ihr eigenes psychisches Befinden zu werden und Sie dabei unterstützen, geeignete Bewältigungsstrategien zu finden und zu erproben. Wir wollen Sie dabei unterstützen, mehr Vertrauen in sich selbst zu entwickeln und Ihre Stärken wahrzunehmen.*

**Ziele der Gruppe »Psychische Belastungen in Schwangerschaft und Stillzeit«**

- Verstehen von Veränderungen in Schwangerschaft und Stillzeit
- Informationen zu psychischen Belastungen in Schwangerschaft und Stillzeit, u. a. zu Symptomen von Depression, Angst und Zwang sowie Psychopharmaka
- Erlernen und Erproben von Strategien im Umgang mit der neuen Situation und den psychischen Belastungssymptomen
- Selbstvertrauen stärken: Eigene Kompetenzen und Stärken besser wahrnehmen
- Betrachtung und Verbesserung der eigenen Streitkultur
- Perfektionistische Ansprüche reduzieren und gelassener werden
- Angehörige einbinden und gegenseitige Unterstützung stärken
- Reflexion der eigenen Herkunftsfamilie und der eigenen Rolle

## 1.3 Inhalte der Gruppe

Die Gruppenleitung gibt einen Überblick über die Inhalte der Sitzungen. Die Reihenfolge kann bei Bedarf variiert werden. Die Teilnehmerinnen sollten nun die Termine für die kommenden Gruppensitzungen mitgeteilt bekommen und in der Übersicht auf **Informationsblatt 1** notieren.

| Modul | Inhalt | Termin |
|---|---|---|
| 1 | Einführung und Kennenlernen | |
| 2 | Veränderungen in Schwangerschaft und Stillzeit | |
| 3 | Entstehung der Beschwerden | |
| 4 | Vom Nutzen und Risiko medikamentöser Therapien | |
| 5 | Zeitmanagement | |
| 6 | Das Karussell der Depression I | |
| 7 | Das Karussell der Depression II | |
| 8 | Ängste und Sorgen | |
| 9 | Zwangsgedanken | |
| 10 | Schlafstörungen | |
| 11 | Die Rolle als Mutter | |
| 12 | Mein Inneres Kind | |
| 13 | Selbstbild | |

| Modul | Inhalt | Termin |
|---|---|---|
| 14 | Meine Familiengeschichte | |
| 15 | Streitkultur | |
| 16 | Rund um die Geburt | |
| 17 | We are family → Einladung einer Person Ihrer Wahl! | |
| 18 | Abschlussfest | |

## 1.4 Ablauf der Gruppe

Damit die Teilnehmerinnen eine konkrete Vorstellung von den kommenden Sitzungen haben, wird an dieser Stelle der Ablauf der Sitzungen beschrieben (Ausnahme ist das erste und letzte Modul). Fragen zu Parkplatz-, Still- oder Spielplatzmöglichkeiten, Toiletten, Verpflegung, Parks oder kinderfreundlichen Cafés in der Nähe (die die Betreuungsperson des Babys während der Gruppe nutzen könnte) sollten ebenfalls beantwortet werden.

**Sitzungsablauf**

1. Anfangsblitzlicht
2. Wiederholung der letzten Stunde und Besprechen der Hausaufgabe
3. Informationsvermittlung
4. Anregung/Übung in der Gruppe
5. Aufgabe für zu Hause bis zur nächsten Sitzung
6. Abschlussblitzlicht

*Die Gruppe findet einmal wöchentlich statt. Eine Sitzung umfasst 90 Minuten. Wir werden keine feste Pause einplanen, sondern Sie dürfen nach Ihren eigenen Bedürfnissen zur Toilette gehen oder sich etwas zu trinken und eine Kleinigkeit zu essen holen. Die Gruppe findet jede Woche hier in diesen Räumlichkeiten statt. Zum Stillen vor der Gruppe können Sie … nutzen. Die Toiletten finden Sie … Ein kinderfreundliches Café und einen Park, in die die Betreuungspersonen Ihres Babys in Ihrer Abwesenheit gehen können, befinden sich … Gibt es ansonsten noch Fragen oder Unklarheiten?*

## 1.5 Gruppenregeln

Bei psychisch belasteten Müttern bzw. Schwangeren sollte bei der Besprechung der Gruppenregeln kein »Zeigefinger«-Klima geschaffen werden, sondern eine wohlwollende und nachsichtige Haltung mit den Teilnehmerinnen eingenommen und vermittelt werden. Die Frauen setzen sich schon genug unter Druck, da sollte der pünktliche Start der Gruppe nicht ein zusätzlicher Belastungsfaktor sein. Wichtig ist vielmehr zu besprechen, wie mit Zuspätkommen oder Absagen umgegangen wird. Auch hier sollte die Gruppenleitung für sich prüfen, welche Möglichkeiten angeboten werden können (Diensthandynummer, Sekretariat, eigene Grenzen für Planung und Durchführung der Gruppe, etc.). Meistens haben die Teilnehmerinnen gute Vorschläge (Email-Verteiler, Handy-Gruppe, o. Ä.), wofür allerdings das Einverständnis von allen eingeholt werden sollte. Die vereinbarten Gruppenregeln werden am Flipchart festgehalten.

*Nun möchten wir mit Ihnen die nötigen Voraussetzungen für die Gruppe klären, damit wir uns alle wohlfühlen. Wir wissen, dass keine von Ihnen absichtlich zu spät kommt und wollen auch nicht, dass Sie sich, Ihr Baby oder Ihr Umfeld unnötig unter Druck setzen. Sie leisten schon genug, seien Sie deshalb mit sich und auch Ihren Gruppenkolleginnen nachsichtig, wenn Sie es nicht pünktlich schaffen, oder bekleckert und verschwitzt hier erscheinen. Wie sagt man so schön im Sport: »Dabei sein ist alles!« Nichtsdestotrotz möchten wir uns keine Sorgen um Sie machen müssen, wenn Sie zu Beginn der Gruppe nicht da sind. Und wir möchten auch nicht gestört werden, wenn wir uns bereits gedanklich auf die Gruppe und das jeweilige Thema der Stunde eingestellt haben. Wie können wir mit Zuspätkommen oder Absagen umgehen, ohne dass die anderen gestört werden oder sich unnötig Gedanken machen? Haben Sie Ideen? Sind Sie alle damit einverstanden?*
*Uns sind zusätzlich folgende 3 Regeln wichtig:*

***Regel 1: Schweigepflicht***
*Für uns LeiterInnen gilt Schweigepflicht, das heißt, dass nichts, was in dieser Gruppe gesagt wird, von uns nach außen getragen wird. Wir würden auch Sie als Teilnehmerinnen bitten, alles persönlich Mitgeteilte vertraulich zu behandeln und nicht außerhalb der Gruppe darüber zu sprechen. Was Sie an Wissen hier lernen, darf und soll natürlich auch mit Ihrem sozialen Umfeld geteilt werden.*

***Regel 2: Eigenverantwortlichkeit***
*Jeder darf sprechen, niemand muss! Entscheiden Sie selbst, wie sehr Sie sich öffnen und was Sie von sich einbringen möchten. Sie haben jederzeit die Möglichkeit, die Sitzung zu pausieren, wenn Sie sich nicht gut fühlen. Melden Sie der Gruppe zurück, dass Sie kurz rausgehen und für sich selbst sorgen, aber auch, dass Sie wiederkommen.*

*Regel 3: Mitverantwortung und Unterstützung*
*Jeder ist für den Gruppenprozess verantwortlich und sollte andere Teilnehmerinnen unterstützen und, wenn nötig, Hilfe anbieten. Dabei gilt das wertfreie Zuhören und sich Ausredenlassen als Voraussetzung.*
*Gibt es noch etwas, das Ihnen wichtig ist, was wir nicht angesprochen haben?*

## 1.6 Erwartungen, Wünsche und Befürchtungen der Teilnehmerinnen

Für diesen Abschnitt fordert die Gruppenleitung nun die Teilnehmerinnen dazu auf, sich jeweils zu zweit zusammenzufinden. Die Teilnehmerinnen sollen sich gegenseitig im Tandem ca. 15 Minuten zu Erwartungen, Wünschen an die Gruppe und Befürchtungen befragen. Die Gruppenleitung benennt, dass es sich nicht nur um inhaltliche Punkte handeln muss, sondern auch Vorstellungen hinsichtlich der Rahmenbedingungen oder der Stimmung in der Gruppe genannt werden können. Die Teilnehmerinnen werden gebeten, die Antworten der jeweiligen Tandempartnerin auf bunte Karten zu notieren (z. B. grüne Karten = Erwartungen und Wünsche, blaue Karten = Befürchtungen).

*Wir haben Ihnen bisher viel über die Inhalte und den Ablauf der Gruppe erzählt, so wie wir sie geplant haben. Wir sind nun auch sehr daran interessiert, welche Erwartungen, Wünsche oder Hoffnungen Sie an die Gruppe haben. Genauso interessiert uns, ob Sie vielleicht Befürchtungen oder Ängste haben, wenn Sie an die nächsten Gruppenstunden denken.*
*Finden Sie sich bitte mit der Person links von sich zusammen und fragen Sie sich gegenseitig:*

- Welche Erwartungen, Hoffnungen und Wünsche hast du an die Gruppe?
- Welche Befürchtungen und Ängste hast du, die die Gruppe betreffen?

*Notieren Sie bitte die Erwartungen auf die grünen Karten und die Befürchtungen auf die blauen Karten.*

Im Anschluss werden Erwartungen und Befürchtungen mündlich zusammengetragen, die Karten von der Gruppenleitung gesammelt. Durch das gestufte Vorgehen kommen die Teilnehmerinnen in direkten Kontakt miteinander und die Hemmschwelle, Befürchtungen und Erwartungen im Plenum zu äußern, wird gesenkt. Die Äußerungen der Teilnehmerinnen werden zunächst nur gesammelt und wenn alles zusammengetragen wurde, gruppiert kommentiert. Befürchtungen, die häufig geäußert werden, wie z. B. die Angst, intime Themen in einer Gruppe zu besprechen, werden durch die Gruppenregeln erneut aufgegriffen und diese ggf. erweitert.

## 1.7 Übung bis zur nächsten Sitzung: Gemeisterte Situationen

Wenn die Möglichkeit besteht, könnte an dieser Stelle eine Sammelmappe für die Teilnehmerinnen ausgeteilt werden, in der sie die in jeder Stunde ausgehändigten Informations- und Arbeitsblätter ablegen können. Zum Thema »Hausaufgaben« ist es günstig, die Teilnehmerinnen darauf hinzuweisen, dass ein wichtiger Teil der Gruppe über die selbständige Nachbearbeitung der Inhalte aus den Sitzungen erfolgt. Die Beschäftigung mit den Inhalten der Gruppenstunden zwischen den Sitzungen ist ein wesentlicher Faktor für den Erfolg. Um durch den Begriff »Hausaufgabe« keinen Widerstand auszulösen, wird im Manual die Bezeichnung »Übung bis zur nächsten Sitzung« genutzt.

*In jeder Sitzung bekommen Sie von uns Informationsblätter ausgehändigt, welche die Inhalte der Stunde zusammenfassen, sowie Arbeitsblätter, die jeweils zwischen den Sitzungen selbstständig bearbeitet werden sollen. Die Beschäftigung mit den Inhalten der Gruppe zwischen den Stunden dient dazu, das Erarbeitete nochmals auf Ihre eigene, persönliche Situation zu beziehen. Dies ist ein wichtiger Bestandteil für den Erfolg der Gruppe. In dieser Sammelmappe können Sie die Blätter ablegen und aufbewahren.*

Um den Fokus am Ende der Stunde auf die schon vorhandenen Ressourcen und Stärken der Teilnehmerinnen zu lenken, soll als erste Aufgabe eine selbstwirksamkeitsfördernde Technik zum Einsatz kommen. Selbstwirksamkeit ist ein zentraler Teil psychischer Widerstandskraft, der gerade in Schwangerschaft und Stillzeit gefördert werden sollte. Dafür wird das **Arbeitsblatt 1** ausgehändigt.

*Bitte notieren Sie bis zur nächsten Stunde auf dem Arbeitsblatt 1 drei Situationen aus Ihrem Leben, die Sie gut gemeistert haben und worauf Sie stolz sind. Was hat Ihrer Meinung nach dazu beigetragen, dass Sie die Situation erfolgreich bewältigt haben? Wie hat sich das damals angefühlt? Die Situationen können etwas mit der Schwangerschaft und Ihrem Kind zu tun haben, müssen es aber nicht. Sie können auch Situationen ganz unabhängig davon auswählen.*

## 1.8 Abschlussblitzlicht

Die Teilnehmerinnen werden gebeten, zum Ende der Stunde ihre aktuelle Befindlichkeit einzuschätzen und eine kurze Aussage darüber zu machen, was sie aus der Stunde für sich mitnehmen konnten.

*Zum Abschluss der Sitzung möchten wir Sie bitten, uns kurz mitzuteilen, mit welcher Stimmung Sie nach Hause gehen. Orientieren Sie sich bitte bei Ihrer Einschätzung an den Schulnoten: 1 steht für eine sehr gute, zuversichtliche Stimmung, 3 steht für eine mittelmäßige »so lala«-Stimmung und 6 steht für eine sehr schlechte, deutlich belastete Befindlichkeit. Zudem würden wir uns freuen, wenn Sie mit uns teilen würden, was Sie aus der heutigen Stunde für sich mitnehmen konnten.*

# Informationsblatt 1

## Einführung und Kennenlernen

### Sie sind nicht allein

Liebe Teilnehmerin,
herzlich Willkommen zur Gruppe »Psychische Belastungen in Schwangerschaft und Stillzeit«. Sie erwarten derzeit ein Kind oder haben vor nicht allzu langer Zeit ein Kind geboren und sehen sich nun mit einigen Schwierigkeiten und Belastungen konfrontiert.

Schwangerschaft und Stillzeit sind besondere Phasen im Leben einer Frau, die mit vielen Veränderungen einhergehen können und nicht selten ergeben sich daraus psychische Probleme. Dies können zum Beispiel vermehrte Ängste, Niedergeschlagenheit und Gefühllosigkeit sein, aber auch Ärger, Wut, Schuldgefühle und negative Gedanken kommen häufig vor. Körperlich verändert sich so Einiges: von Gewichtsveränderungen bis hin zu Stillproblemen und Schlafschwierigkeiten. Auch Ihre Partnerschaft bzw. Ihr soziales Umfeld ist den Veränderungen und Belastungen ausgesetzt.

Diese neue und für Sie auch schwierige Phase müssen Sie nicht alleine meistern! Die Gruppe soll Sie unterstützen, wieder Wege und Mittel zu psychischem Wohlbefinden zu finden. Veränderungen brauchen Zeit. Wir Menschen sind Gewohnheitstiere, aber wir können lernen, mit neuartigen Situationen umzugehen. Genau dabei wollen wir Ihnen helfen.

Wir möchten Ihnen das nötige Wissen und hilfreiche Strategien an die Hand geben, um diese Schwierigkeiten zu bewältigen und Belastungssymptome zu lindern sowie vorzubeugen.

Wir laden Sie herzlich ein, sich in den nächsten Wochen über mögliche psychische Belastungen in Schwangerschaft und Stillzeit sowie deren Ursachen zu informieren und Methoden zu deren Bewältigung zu erlernen.

Sollten Sie während der Gruppe individuelle Beratung oder Unterstützung brauchen, zögern Sie bitte nicht, die Gruppenleitung anzusprechen. Für Fragen und Anliegen stehen wir jederzeit gerne zur Verfügung. Gemeinsam werden wir uns bemühen, Lösungen zu finden.

## Inhalte und Termine der Gruppe

| Modul | Inhalt | Termin |
|---|---|---|
| 1 | Einführung und Kennenlernen | |
| 2 | Veränderungen in Schwangerschaft und Stillzeit | |
| 3 | Entstehung der Beschwerden | |
| 4 | Vom Nutzen und Risiko medikamentöser Therapien | |
| 5 | Zeitmanagement | |
| 6 | Das Karussell der Depression I | |
| 7 | Das Karussell der Depression II | |
| 8 | Ängste und Sorgen | |
| 9 | Zwangsgedanken | |
| 10 | Schlafstörungen | |
| 11 | Die Rolle als Mutter | |
| 12 | Mein Inneres Kind | |
| 13 | Selbstbild | |
| 14 | Meine Familiengeschichte | |
| 15 | Streitkultur | |
| 16 | Rund um die Geburt | |
| 17 | We are family → Einladung einer Person Ihrer Wahl! | |
| 18 | Abschlussfest | |

## Gruppenregeln

Versuchen Sie, pünktlich zu sein, aber seien Sie nachsichtig mit sich und anderen Gruppenteilnehmerinnen, wenn es nicht gelingt. Als Schwangere oder Stillende leisten Sie genug! In dieser Gruppe gilt das Motto: »Dabei sein ist alles«. Kommen Sie deshalb lieber zu spät, als gar nicht. Neben wertfreiem Zuhören und sich gegenseitig Ausredenlassen gelten folgende Regeln:

**Regel 1 – Schweigepflicht:** Alles Persönliche, das in dieser Gruppe gesagt wird, bleibt in der Gruppe und wird nicht nach außen getragen. Vermitteltes Wissen darf und soll mit dem sozialen Umfeld geteilt werden.

**Regel 2 – Eigenverantwortlichkeit:** Jeder darf sprechen, niemand muss! Entscheiden Sie selbst, wie sehr Sie sich öffnen und was Sie von sich einbringen möchten. Sie haben jederzeit die Möglichkeit, die Sitzung zu pausieren, wenn Sie sich nicht gut fühlen. Melden Sie der Gruppe zurück, dass Sie kurz rausgehen und für sich selbst sorgen, aber auch, dass Sie wiederkommen.

**Regel 3 – Mitverantwortung und Unterstützung:** Jeder ist für den Gruppenprozess verantwortlich und sollte andere Teilnehmerinnen unterstützen und wenn nötig Hilfe anbieten.

Hier ist Platz für Ihre Notizen, wichtige Telefonnummern, Tipps oder Erinnerungen:

# Arbeitsblatt 1

## Situationen, die ich gemeistert habe

Bitte notieren Sie drei Situationen aus Ihrem Leben, die Sie gut gemeistert haben und im Anschluss stolz auf sich waren. Dies können Situationen sein, die mit der Schwangerschaft und/oder Ihrem Kind zu tun haben, es können aber auch Situationen ganz unabhängig davon sein.

Situation 1 ______________________________

Situation 2 ______________________________

Situation 3 ______________________________

Wählen Sie eine Situation aus und versuchen Sie, sich so genau wie möglich an diese Situation zu erinnern. Beschreiben Sie die Situation nun so genau wie möglich.

### Wann war diese Situation?

______________________________

______________________________

______________________________

______________________________

______________________________

### Wo war es?

______________________________

______________________________

______________________________

______________________________

______________________________

Worum ging es?

Wie haben Sie die Situation gemeistert?

Was hat Ihnen dabei geholfen, die Situation zu meistern?

**Wie haben Sie sich davor gefühlt?**

**Wie haben Sie sich danach gefühlt, nachdem Sie die Situation gemeistert hatten?**

# Modul 2

## Veränderungen in Schwangerschaft und Stillzeit

### Das haben Sie sich anders vorgestellt?

**Inhalte & Ziele**

2.1 Anfangsblitzlicht
2.2 Wiederholung der letzten Stunde und Besprechen der Hausaufgabe
2.3 Veränderungen in Schwangerschaft und Stillzeit
2.4 Epidemiologische Daten
2.5 Übung bis zur nächsten Sitzung: Planung des Wochenbettes
2.6 Abschlussblitzlicht

**Materialien**

- Informationsblatt 2
- Arbeitsblatt 2

## 2.1 Anfangsblitzlicht

Die Teilnehmerinnen werden zu Beginn der Stunde gebeten, ihre aktuelle Befindlichkeit einzuschätzen.

> *Zu Beginn der Stunde möchten wir Sie bitten, kurz Ihre aktuelle Stimmung/Befindlichkeit zu schildern. Orientieren Sie sich bei Ihrer Einschätzung an den Schulnoten: 1 steht für eine sehr gute, zuversichtliche Stimmung, 3 steht für eine mittelmäßige »so lala«-Stimmung und 6 steht für eine sehr schlechte, deutlich belastete Befindlichkeit.*

## 2.2 Wiederholung der letzten Stunde und Besprechen der Hausaufgabe

Im Anschluss an die Blitzlichtrunde werden die Inhalte der letzten Stunde gemeinsam wiederholt. Die Gruppenleitung gibt dabei aktive Unterstützung und verdeutlicht, dass es nicht um eine detailgetreue Wiederholung einzelner Inhalte geht, sondern vielmehr darum, was den einzelnen Teilnehmerinnen wichtig erscheint und im Gedächtnis geblieben ist. Außerdem werden die Hausaufgaben besprochen. Zur Unterstützung können Flipchart und Arbeitsmaterialien der letzten Stunde verwendet werden.

*Bevor wir uns den Inhalten der heutigen Stunde widmen, möchten wir mit Ihnen gemeinsam die Inhalte der letzten Stunde wiederholen. Was ist Ihnen besonders in Erinnerung geblieben und welche Gedanken und Fragen haben Sie zur letzten Stunde?*
*Ihre Aufgabe bis heute war es, Situationen aus Ihrer Vergangenheit zu finden, die Sie gut gemeistert haben. Welche Erfolge und positiven Erfahrungen haben Sie gefunden?*
*Vielen Dank für Ihre Offenheit und dass Sie Ihre Erfahrungen mit uns geteilt haben.*

## 2.3 Veränderungen in Schwangerschaft und Stillzeit

Einführend gibt die Gruppenleitung eine Übersicht über die Konzeption der verschiedenen Komponenten des Erlebens. Die Selbstbeobachtung und die Differenzierung von Erlebtem in *Gefühle, Gedanken, Verhalten und körperliche Reaktionen* sind wichtige Werkzeuge für das Verständnis und die Bewältigung psychischer Belastung.

*In Schwangerschaft und Stillzeit verändern sich ganz wesentliche Dinge im Leben und Umfeld einer Frau. Lassen Sie uns gemeinsam überlegen, woran wir Veränderungen überhaupt bemerken.*

| **Woran bemerken wir Veränderungen?** | |
|---|---|
| Gefühle | Gedanken |
| Verhalten | Körper |

Im Anschluss daran werden die möglichen Veränderungen und Schwierigkeiten, die in Schwangerschaft und Stillzeit auftreten können, mit den Teilnehmerinnen gesammelt. Die Übung soll verdeutlichen, dass es erfreuliche, aber auch belastende Veränderungen in Schwangerschaft und Stillzeit gibt und dass Schwierigkeiten und Belastungen die Regel anstatt die Ausnahme sind. Eine entpathologisierende und hoffnungsvermittelnde Haltung hat hier einen zentralen Stellenwert. Die Aufzählungen werden von der Gruppenleitung am Flipchart gesammelt und in die vier Kategorien *Gefühle, Gedanken, Verhalten* und *körperliche Veränderungen* eingeordnet. Die Veränderungen können den gesamten Organismus und alle Lebensbereiche betreffen. Zuerst werden positive Veränderungen, die mit Schwangerschaft und Stillzeit assoziiert sind, besprochen, im Anschluss werden Belastungen und Schwierigkeiten gesammelt.

*Welche konkreten Veränderungen haben Sie in Schwangerschaft und Stillzeit erlebt? Überlegen Sie, welche schönen und guten Veränderungen sich ergeben haben, aber auch, welche Schwierigkeiten und Belastungen? Versuchen Sie, diese Veränderungen den eben benannten Bereichen Gefühle, Gedanken, Verhalten und Körper zuzuordnen. Tragen Sie Ihre Überlegungen bitte in Arbeitsblatt 2 ein, das wir Ihnen nun austeilen.*

Nachdem die Teilnehmerinnen ca. 10 Minuten nachgedacht und Notizen gemacht haben, werden die Punkte im Plenum zusammengetragen und am Flipchart o. Ä. gesammelt. Die in den unten aufgeführten Tabellen eingetragenen Punkte dienen der Gruppenleitung als Orientierung und um häufig Wahrgenommenes in Schwangerschaft und Stillzeit einzubringen.

| **Positive Veränderungen in Schwangerschaft und Stillzeit** | |
|---|---|
| **Gefühle** | **Gedanken** |
| • Verantwortungsgefühl, Gefühl der eigenen Wichtigkeit<br>• Wärme, Liebe, Mitgefühl (sich selbst, dem Partner und dem Kind gegenüber)<br>• Gefühl der Kompetenz; Gefühl, einen gesunden, funktionierenden Körper zu haben<br>• Vorfreude<br>• Erleichterung<br>• Altruistisches Gefühl bedingungsloser Liebe<br>• Gefühl von Sinnhaftigkeit<br>• Dankbarkeit | • »Ich werde gebraucht.«<br>• »Ich bin wichtig.«<br>• »Ich kann etwas weitergeben.«<br>• »Ich hinterlasse eine Spur auf der Welt, durch mein Kind.«<br>• »Ich werde es besser machen als meine Eltern.«<br>• »Ich kann eine gute Mutter sein für mein Kind.«<br>• »Ich werde geliebt.«<br>• Reflexion eigener Werte |
| **Verhalten** | **Körper** |
| • Mehr auf sich achten, bewusster und gesünderer Umgang mit dem eigenen Körper und der eigenen Lebensweise<br>• Interesse, Neugier, Informationssuche, Lernbereitschaft zu den Themen Schwangerschaft, Stillzeit, kindliche Entwicklung<br>• Neue Prioritätensetzung, weniger Ich-Bezogenheit, alltägliche Probleme rücken in den Hintergrund | • Herausbildung besonders weiblicher Körperformen (größere Brüste, Hintern)<br>• Verbessertes Hautbild<br>• In der Schwangerschaft dickes und volles Haar<br>• Gute Durchblutung (warme Hände und Füße)<br>• Wegfallen der Menstruation<br>• Neue körperliche Erfahrungen, die nur Frauen haben können, z. B. Bewegung des ungeborenen Kindes |

<table>
<tr><th colspan="2">Schwierigkeiten in Schwangerschaft und Stillzeit</th></tr>
<tr><th>Gefühle</th><th>Gedanken</th></tr>
<tr><td>
• Ängste<br>
• Schuldgefühle<br>
• Traurigkeit, Wehmut über das Ende der Schwangerschaft<br>
• Antriebslosigkeit<br>
• Stimmungsschwankungen<br>
• Schnelle Reizbarkeit<br>
• Freud- und Interesselosigkeit<br>
• Hilflosigkeit, Überforderung<br>
• Wut, Ärger<br>
• Einsamkeit<br>
• Gefühl der Fremdheit dem Kind gegenüber, Wunsch nach Distanz zum Kind, Wunsch nach eigener Abgrenzung
</td><td>
• Selbstzweifel/-abwertung, z. B. »Ich bin eine schlechte Mutter«, »Ich finde mich hässlich«, »Das ist mir zu anstrengend«<br>
• Negative Gedanken über das Kind, z. B. »Du nervst«, »Mein Kind mag mich nicht«, »Wäre ich doch nie schwanger geworden.«<br>
• Sorgen und Katastrophengedanken, z. B. »Meinem Kind könnte etwas zustoßen«<br>
• Zwangsgedanken, z. B. »Könnte es sein, dass ich die Kontrolle über mich verliere und mein Kind verletze?«<br>
• Vorwürfe an PartnerIn und Umfeld<br>
• Grübeln<br>
• Suizidgedanken
</td></tr>
<tr><th>Verhalten</th><th>Körper</th></tr>
<tr><td>
• Sozialer Rückzug<br>
• Überfürsorge<br>
• Probleme bei der Alltagsbewältigung<br>
• Vernachlässigung der äußeren Erscheinung/Körperpflege<br>
• Leistungsabfall<br>
• Rückzug vom Kind
</td><td>
• Ein- und Durchschlafstörungen<br>
• Veränderter Appetit/Gewicht<br>
• Müdigkeit, Erschöpfung<br>
• Innere Unruhe<br>
• Anspannung<br>
• Keine Lust auf Sex<br>
• Sich fremd im eigenen (veränderten) Körper fühlen<br>
• Blähungen und Verstopfung, Hämorrhoiden<br>
• Vermehrter Harndrang in der Schwangerschaft<br>
• Schwindel, Kreislaufprobleme<br>
• Rückenschmerzen<br>
• Konzentrationsstörungen<br>
• Gedächtnisstörungen (»Stilldemenz«)<br>
• Stillprobleme/-schmerzen (Milchstau)<br>
• Haarausfall nach der Geburt<br>
• Bauchschmerzen, Nachwehen<br>
• Gynäkologische Beschwerden nach der Geburt (vorübergehende Inkontinenz, Z.n. Dammschnitt)<br>
• Körperliche Beschwerden nach Kaiserschnitt (Schmerzen, Taubheit um die Narbe herum, Missempfindungen)
</td></tr>
</table>

Für Veränderungen nach der Geburt vgl.: https://www.eltern.de/geburt/Wochenbett-was-mutter-und-baby-jetzt-brauchen)

## 2.4 Epidemiologische Daten

Die Gruppenleitung gibt einen kurzen Überblick über die epidemiologischen Daten zu Depression, Angst und Zwang in Schwangerschaft und Stillzeit (Hofecker-Fallahpour et al. 2005). Ziel ist es, den Teilnehmerinnen zu vermitteln, dass psychische Belastungen in Schwangerschaft und Stillzeit nichts Ungewöhnliches sind. Zahlreiche Frauen sind betroffen, kaum jemand spricht darüber. Viele Frauen fühlen sich schon entlastet, wenn Sie merken, dass sie nicht die Einzigen mit solchen Beschwerden sind.

*Die genannten psychischen Belastungen und Schwierigkeiten sind in Schwangerschaft und Stillzeit keine seltenen Phänomene. Viele Frauen erleben in dieser Zeit Symptome von Depression, Angst oder Zwang. Mit professioneller Unterstützung sind diese Symptome aber sehr gut behandelbar.*

**Häufigkeiten von Depression, Angst- und Zwangserkrankungen in Schwangerschaft und Stillzeit**

| Depression | Angst | Zwang |
|---|---|---|
| • Babyblues 20–80 %<br>• Depression 10–15 % | • Angststörung 10–20 %<br>• Gedanken/Sorgen bis 100 % | • Zwangsstörung bis 5 %<br>• Zwangsgedanken bei 50 % aller Frauen mit postpartaler Depression |

## 2.5 Übung bis zur nächsten Sitzung

*Die größte Wucht der Veränderung erwischt Sie im Wochenbett. Nach der Geburt bewirkt der drastische Abfall des Progesteron- und Östrogenspiegels, dass Sie in ein Stimmungstief mit häufigem Weinen-müssen abrutschen, die einschneidende Veränderung Ihres Schlaf-Wach-Rhythmus macht Sie dünnhäutig und durch den von der Gesellschaft meist wenig unterstützten Übergang zur Mutterschaft sind Sie zusätzlich gefährdet, eine psychische Erkrankung zu entwickeln.*
*Bitte überlegen Sie bis zur nächsten Sitzung, wie Sie diese »hochrisikoreiche Zeit« des Wochenbettes präventiv gestalten wollen, um den Veränderungen etwas entgegensetzen zu können. Welche der heute genannten Veränderungen sind beeinflussbar und wenn ja, wie? Notieren Sie bitte auf **Arbeitsblatt 2**, wie Sie sich die 6–8 Wochen nach der Geburt im Idealfall vorstellen, was Sie sich für diese Zeit von Ihrem sozialen Umfeld wünschen und was Sie sich in dieser Zeit Gutes tun können. Diejenigen, die das Wochenbett schon verlassen haben, füllen bitte ebenfalls das **Arbeitsblatt 2** aus. Fragen Sie sich dabei im Nachgang, was Sie für die Zeit nach der Geburt gebraucht hätten, um die drastischen Veränderungen besser bewältigen bzw. akzeptieren und durchlaufen zu*

*können. Wie würden Sie rückblickend Ihr Wochenbett planen, wenn Sie sich einen idealen Verlauf wünschen könnten?*

## 2.6 Abschlussblitzlicht

Die Teilnehmerinnen werden gebeten, zum Ende der Stunde ihre aktuelle Befindlichkeit einzuschätzen und eine kurze Aussage darüber zu machen, was sie aus der Stunde für sich mitnehmen konnten.

*Zum Abschluss der Sitzung möchten wir Sie bitten, uns kurz mitzuteilen, mit welcher Stimmung Sie nach Hause gehen. Orientieren Sie sich bitte bei Ihrer Einschätzung wieder an den Schulnoten. Zudem würden wir uns freuen, wenn Sie mit uns teilen würden, was Sie aus der heutigen Stunde für sich mitnehmen konnten.*

# Informationsblatt 2

## Veränderungen in Schwangerschaft und Stillzeit

### Das haben Sie sich anders vorgestellt?

Die größte Wucht der Veränderung erwischt Sie im Wochenbett. Nach der Geburt bewirkt der drastische Abfall des Progesteron- und Östrogenspiegels, dass Sie in ein Stimmungstief mit häufigem Weinen-müssen abrutschen (sog. *Babyblues*). Die einschneidende Veränderung Ihres Schlaf-Wach-Rhythmus macht Sie und Ihre/n Partner/in auf allen Ebenen des Erlebens dünnhäutig. In einer Gesellschaft, in der Models kurz nach der Geburt Dessous präsentieren und Politikerinnen anscheinend ohne Schwierigkeiten mehrere Kinder und Karriere unter einen Hut bekommen, wird es Müttern schwer gemacht, die Zeit des Neubeginns mit Baby zu genießen und sich ohne Druck und Scham Unterstützung zu holen.

Vor allem in Deutschland wird das Bekommen eines Kindes als finanzieller Engpass und als Karriereknick gesehen. Anstatt den Kinderwunsch von Frauen als selbstverständlich anzusehen und die frischgebackene Mutter zu verwöhnen, wird ihr vorgehalten, dass sie sich zusammenreißen sollte und dass es ihr eigenes Vergnügen bzw. ihre eigene Schuld ist, ein Kind auf die Welt zu bringen. Der Beruf der Hebamme wird vom Gesetzgeber ausgetrocknet, indem diese mittlerweile so viel für ihre Haftpflichtversicherung bezahlen müssen, dass sich die Ausübung des Berufes nicht mehr lohnt (Zhang, D. (2018). Mein Deutschland: Kulturclash am Wochenbett, Deutsche Welle (https://www.dw.com/de/mein-deutschland-kulturclash-am-wochenbett/a-42177945). Den Müttern fehlen dadurch wichtige Helferinnen in einer Zeit des totalen Neubeginns.

Aus diesen und weiteren Gründen, erleben viele Frauen nach der Geburt Symptome von Depression, Angst- oder Zwangsstörungen. Hier ein Überblick über die Auftretenshäufigkeiten solcher Symptome:

**Häufigkeiten von Depression, Angst- und Zwangserkrankungen in Schwangerschaft und Stillzeit**

| Depression | Angst | Zwang |
|---|---|---|
| • Babyblues 20–80 %<br>• Depression 10–15 % | • Angststörung 10–20 %<br>• Gedanken/Sorgen bis 100 % | • Zwangsstörung bis 5 %<br>• Zwangsgedanken bei 50 % aller Frauen mit postpartaler Depression |

(siehe Hofecker-Fallahpour, M., Zinkernagel, C., Frisch, U., Neuhofer, C., Stieglitz, R. D., & Riecher-Rössler, A. (2005). Was Mütter depressiv macht … und wodurch sie wieder Zuversicht gewinnen. Ein Therapiebuch. Bern: Huber)

Das Wochenbett ist dafür da, den körperlichen Heilungsprozess nach den Strapazen der Geburt sowie die wichtige emotionale Bindung zwischen Mutter und Kind sowie zwischen Vater und Kind zu fördern. Auch das Finden einer neuen Identität als Frau/Mutter und als Familie braucht die Zeit des Wochenbettes. Das Auftreten von Traurigkeit, Angst und Sorgen sind bei allen Beteiligten völlig normal und legen sich in der Regel nach wenigen Tagen bis Wochen. Dafür brauchen Sie als frischgebackene Mutter und neue Familie allerdings genug Ruhe, Zeit und Erholung! Treten nach dem Wochenbett weiterhin quälende Gedanken, Gefühle oder Verhaltensweisen auf, sollten Sie sich psychotherapeutische Hilfe suchen, denn der Übergang zwischen *Babyblues* und postpartaler Depression (sog. *Wochenbettdepression*) ist oftmals fließend (siehe https://www.eltern.de/geburt/Wochenbett-was-mutter-und-baby-jetzt-brauchen).

## Empfehlungen und Tipps für die Zeit des Wochenbettes (6–8 Wochen nach natürlicher Geburt, ca. 10 Wochen nach Kaiserschnittgeburt)

(siehe https://www.eltern.de/geburt/Wochenbett-was-mutter-und-baby-jetzt-brauchen)

1. Der Name ist Programm: Bleiben Sie im Bett! Ausgiebige Ruhepausen für Ihre Erholung sind wichtig für das Stillen und die Rückbildung der Gebärmutter. Deshalb: erledigen Sie so viel wie möglich VOR der Geburt (Anschaffungen für das Baby, Umräumen und Gestalten des Wohnraumes, Einkäufe wie z. B. Stilleinlagen und Binden, Gerichte vorkochen und einfrieren).
2. Die »Babyflitterwochen« sollten für frisch gebackene Eltern die Zeit sein, in der sich die kleine Familie zurückzieht und kennenlernt, deshalb: Reduzieren Sie Besuchszeiten! Familie und Freunde können sich zusammentun – lieber intensives »Babygucken« für eine Stunde, als jeden Tag Besuch am Bett bekommen.
3. Klären Sie vorab mit Ihrem/r Partner/in, dass Sie ihn/sie brauchen. Nicht als Hilfe, sondern als Verantwortliche/r mit Zeit! Zum Wickeln, Baden, Spazierengehen, Herumtragen – während Sie versuchen, auf mehrere Stunden ununterbrochenen Schlaf zu kommen oder ausgiebig zu duschen, Haare zu waschen oder in Ruhe zu essen.
4. Lassen Sie die Tränen fließen! Ihre Schwangerschaft und die körperliche Verbundenheit mit Ihrem Baby ist vorüber, Sie haben plötzlich eine riesige Verantwortung für ein winziges Menschlein, Sie sind völlig übermüdet, Sie sind völlig überfordert, Ihr Alltag und Ihre Beziehung(en) sind nicht mehr wie vorher, Ihr Hormonhaushalt ändert sich rapide: Sie haben allen Grund zum Schluchzen und Weinen! Machen Sie sich keine Sorgen: Das ist völlig normal und geht vorbei! Teilen Sie dies vorher Ihrem Umfeld mit, damit es nicht unnötig besorgt ist.
5. Kuscheln Sie so viel wie möglich (am besten nackt). Nicht nur mit ihrem Neugeborenen, sondern auch mit Ihrem/r Partner/in. Zärtlichkeiten wie Streicheln und Küssen führen zur Ausschüttung von Oxytocin. Das stimuliert das Belohnungszentrum im Gehirn und fördert Bindung, Vertrauen, Attraktivität und Treue.

6. Gehen Sie an die frische Luft, machen Sie langsame und kurze Spaziergänge. Die Sonnenstrahlen, der Wind und das Leben »draußen« werden Ihnen helfen zu regenerieren und sich an die neue Rolle als »kinderwagenschiebende Mutter« zu gewöhnen.
7. Wünschen Sie sich zur Geburt keine Babygeschenke, sondern zubereitete Mittagsmahlzeiten, einen Einkaufsgutschein mit Bringservice, Unterstützung beim Einkaufen und/oder Kochen, Putzdienste, Gassi-geh-Dienste, ein Windelabonnement.
8. Gibt es ältere Geschwisterkinder, sollten Sie deren Betreuung für die Zeit des Wochenbettes organisieren, z. B. durch die eigenen Eltern, andere Familienmitglieder oder Freunde. Auch mit dem Baby spazierengehen, damit das größere Kind seine Mama auch einmal für sich allein hat, ist hilfreich und sinnvoll.
9. Kümmern Sie sich um Ihr körperliches Wohlbefinden:
   - Wärmflasche auf den Bauch, um das Ziehen der Gebärmutter abzumildern (zieht sich durch die Kontraktionen auf ihre ursprüngliche Größe zusammen)
   - Tiefkühlerbsen mit einem Mulltuch umwickeln und als kalte Kompresse auf die schmerzenden Brüste legen
   - Kondome mit Wasser füllen, zuknoten, einfrieren und in ein Tuch gewickelt als handliche Kühlung für die schmerzende Dammnaht verwenden, auch Sitzbäder sind dafür hilfreich
   - Viel Kräutertee trinken, der die Hormonumstellung unterstützt und den Darm nach der Geburt anregt (Himbeerblätter)
   - Schonung und Training des strapazierten Beckenbodens, indem Sie nur aus den Knien heben und nicht schwer tragen, beim Aufstehen aus dem Liegen über die Seite abrollen, bei ersten Gymnastikübungen immer den Beckenboden anspannen, sich um einen Rückbildungskurs kümmern
   - Ausgewogen vitamin-, ballaststoff- und nährstoffreich essen, auch »schnell zugänglich« wie reife Bananen, Nüsse/Trockenobst, Müsli, Smoothies, etc.

## Hinweise für fachliche Hilfe bzw. weiterführende Informationen

1. Hebamme, die Sie mindestens 10 Tage nach der Geburt täglich besucht, Sie berät, behandelt und Ihnen beisteht und von Ihrer Krankenkasse bezahlt wird
2. Mütterpflegerin/Familienlotsin, eine auf Mütter spezialisierte und ausgebildete Helferin, die ebenfalls bei Bedarf von der Krankenkasse bezahlt wird
3. Haushaltshilfe, die von der Krankenkasse bezahlt wird, wenn Sie im Antrag glaubhaft versichern können, dass Ihnen »die Weiterführung des Haushalts nicht möglich ist und eine andere im Haushalt lebende Person den Haushalt nicht weiterführen kann« (§ 199 RVO und § 38 fünftes Sozialgesetzbuch)
4. Organisation, die ehrenamtliche Helferinnen vermittelt und Angebote für Familien bietet: wellcome (siehe https://www.wellcome-online.de/)
5. Online-Beratung und Online-Informationen für Eltern: https://www.elternleben.de/

6. Film über postpartale Depression »Das Fremde in mir« von Emily Atef (2008)
7. Selbsthilfe-Organisation zu peripartalen psychischen Erkrankungen »Schatten & Licht e.V.«: https://www.schatten-und-licht.de/index.php/de/
8. Kommunale Beratung in Ihrer Stadt: Internetsuche nach »Ehe- und Familienberatung«, »Lebensberatung« oder »Beratungsstelle für Schwangerschaftskonfliktberatung und Familienplanung«

# Arbeitsblatt 2

## Veränderungen in Schwangerschaft & Stillzeit

Bitte notieren Sie zuerst die *positiven* Veränderungen, die Sie persönlich in Schwangerschaft und Stillzeit erleben oder erlebt haben. Unterscheiden Sie dabei in den Komponenten Gefühle, Gedanken, Verhalten und körperliche Veränderungen.

| Gefühle | Gedanken |
| --- | --- |
| | |

| Verhalten | Körper |
| --- | --- |
| | |

Bitte notieren Sie nun die *negativen* Veränderungen, die Sie persönlich in Schwangerschaft und Stillzeit erleben oder erlebt haben. Unterscheiden Sie dabei wieder zwischen den Komponenten Gefühle, Gedanken, Verhalten und körperliche Veränderungen.

| **Gefühle** | **Gedanken** |
| --- | --- |
| | |

| **Verhalten** | **Körper** |
| --- | --- |
| | |

## Mein Wochenbett – die Zeit des Neubeginns

Wie können Sie die »hochrisikoreiche Zeit« des Wochenbettes präventiv gestalten, um die damit verbundenen Veränderungen zu bewältigen? Welche negativen Veränderungen sind aus Ihrer Sicht beeinflussbar und wenn ja, wie? Wie stellen Sie sich die 6–8 Wochen nach der Geburt *im Idealfall* vor? Was brauchen Sie in dieser Zeit von Ihrem sozialen Umfeld? Wie können Sie sich und Ihrem Baby etwas Gutes tun? Ideen, Tipps und Empfehlungen finden Sie auf **Informationsblatt 2**.

Auch wenn Sie das Wochenbett schon verlassen haben: Notieren Sie bitte ebenfalls hier Ihre Wünsche für das Wochenbett. Was hätten Sie im Nachgang für die Zeit nach der Geburt gebraucht, um die drastischen Veränderungen besser bewältigen bzw. akzeptieren und durchlaufen zu können? Wie würden Sie rückblickend Ihr Wochenbett planen?

# Modul 3

## Entstehung der Beschwerden

### Wenn Vieles zusammenkommt

**Inhalte & Ziele**

3.1 Anfangsblitzlicht
3.2 Wiederholung der letzten Stunde und Besprechen der Hausaufgabe
3.3 Das Fassmodell
3.4 Schaffung von »Ablaufkanälen«
3.5 Übung bis zur nächsten Sitzung: Persönliche Ablaufkanäle finden
ggf. Entspannungsübung
3.6 Abschlussblitzlicht

**Materialien**

- Informationsblatt 3
- Arbeitsblatt 3

## 3.1 Anfangsblitzlicht

Die Teilnehmerinnen werden zu Beginn der Stunde gebeten, ihre aktuelle Befindlichkeit einzuschätzen.

*Zu Beginn der Stunde möchten wir Sie bitten, kurz Ihre aktuelle Stimmung/Befindlichkeit zu schildern. Orientieren Sie sich bei Ihrer Einschätzung an den Schulnoten: 1 steht für eine sehr gute, zuversichtliche Stimmung, 3 steht für eine mittelmäßige »so lala«-Stimmung und 6 steht für eine sehr schlechte, deutlich belastete Befindlichkeit.*

## 3.2 Wiederholung der letzten Stunde und Besprechen der Hausaufgabe

Im Anschluss an die Blitzlichtrunde werden die Inhalte der letzten Stunde gemeinsam wiederholt. Die Gruppenleitung gibt dabei aktive Unterstützung und verdeutlicht, dass es nicht um eine detailgetreue Wiederholung einzelner Inhalte geht, sondern vielmehr darum, was den einzelnen Teilnehmerinnen wichtig erscheint und im Gedächtnis geblieben ist. Zur Unterstützung können Flipchart und Arbeitsmaterialien der letzten Stunde verwendet werden.

*Bevor wir uns den Inhalten der heutigen Stunde widmen, möchten wir mit Ihnen gemeinsam die Inhalte der letzten Stunde wiederholen. Was ist Ihnen besonders in Erinnerung geblieben und welche Gedanken und Fragen haben Sie zu den Themen der letzten Stunde?*

Außerdem wird die Hausaufgabe besprochen. Die Teilnehmerinnen sollen von der Umsetzung und ihren Erfahrungen damit berichten.

*Wir hatten Sie gebeten, zu Hause die bevorstehende Zeit des Wochenbettes zu planen und konkrete Ideen zu entwickeln, wie Sie die damit verbundenen Veränderungen bewältigen können. Diejenigen, die das Wochenbett schon verlassen haben, sollten notieren, wie Sie sich im Nachgang den Verlauf des Wochenbettes gewünscht und was Sie in dieser Zeit gebraucht hätten. Wie ist es Ihnen mit der Aufgabe ergangen? Wie sieht Ihr Plan aus bzw. was würden Sie heute anders machen?*

## 3.3 Das Fassmodell

Im Anschluss daran wird, als Erklärungsmodell für psychische Belastungen und Erkrankungen, das Vulnerabilitäts-Stress-Modell als Fass erklärt.

Viele Frauen fühlen sich durch eine Art »Ursachenforschung« für ihre Beschwerden entlastet. Wichtig ist dabei, den Teilnehmerinnen zu verdeutlichen, dass eine psychische Belastung oder Erkrankung nicht monokausal begründet ist, sondern aus dem Wechselspiel unterschiedlicher Faktoren resultiert. Das Vulnerabilitäts-Stress-Modell wird als Fass am Flipchart (o. Ä.) dargestellt. Dabei wird erklärt, dass jedes Fass ein individuelles Fassungsvermögen aufweist und damit unterschiedlich schnell überlaufen kann. Symbolisch soll damit aufgezeigt werden, dass jede Teilnehmerin Stress und Belastungen unterschiedlich gut oder schlecht »wegsteckt« und die Schwelle zum Ausbruch einer psychischen Erkrankung variiert. Die Gruppenleitung fragt zunächst die Teilnehmerinnen nach Faktoren, die zu psychischen Belastungen beitragen können, und schreibt diese im Fassmodell entweder in den Boden (= Verletzlichkeiten) oder höher ins Fass (= Stress). Mögliche Punkte, besonders auch spezifische Faktoren der Schwangerschaft und Stillzeit, finden sich in der tabellarischen Übersicht. Bei der Erarbeitung des Vulnerabilitäts-Stress-Modells ist es wichtig, den Teilnehmerinnen zu vermitteln, dass jeder Mensch psychisch erkranken kann, je nachdem, in welcher Ausprägung die Komponenten Verletzlichkeit und Stress vorliegen. Menschen mit einer hohen Ausprägung an Verletzlichkeit können dabei ein geringeres Maß an Stress tolerieren als Menschen mit einer kleineren Ausprägung an Verletzlichkeit, bevor das Fass zum Überlaufen kommt. Das Modell zeigt, dass jeder Mensch unter bestimmten Voraussetzungen psychisch erkranken kann.

*In der heutigen Sitzung möchten wir mit Ihnen erarbeiten, warum Menschen auch trotz ihrer Stärken und Bewältigungsstrategien psychische Belastungen erleben können und wie es zu einer psychischen Erkrankung kommen kann. Hier sehen Sie die Abbildung eines Fasses. Psychische Belastung oder Erkrankung entsteht zumeist durch eine Ansammlung von unterschiedlichen Schwierigkeiten. Auf dem Boden des Fasses liegen bereits länger bestehende Belastungen. Das können familiäre Veranlagungen für die Entwicklung einer Erkrankung, bestimmte Persönlichkeitsmerkmale oder problematische Erlebnisse in Kindheit und Jugend sein. »Obendrauf« kommen aktuelle Stressfaktoren, wie z. B. Streitigkeiten, Trennung, Verlust, Schlafmangel oder finanzielle Schwierigkeiten, die das Fass zum Überlaufen bringen können. Dann entstehen Belastungserscheinungen, die in einer psychischen und/oder somatischen Erkrankung resultieren können.*
*Welche Faktoren fallen Ihnen noch ein, die zur Entstehung von psychischen Problemen beitragen können?*

| **Stress** | **Verletzlichkeit** |
|---|---|
| • Zwischenmenschliche Konflikte<br>• Trennung/Verlust einer nahestehenden Person<br>• Häusliche Gewalt<br>• Einsamkeit/fehlende soziale Integration und Unterstützung<br>• Rollenwechsel Mutter<br>• Finanzielle Schwierigkeiten oder Sorgen<br>• Stress am Arbeitsplatz, schlechte Vereinbarkeit von Arbeit & Familie<br>• Häufung bürokratischer Aufgaben<br>• Vorbereitungen auf die Geburt<br>• Auffälligkeiten beim Ultraschall<br>• Körperliche Beschwerden/Erkrankungen/Komplikationen bei Schwangerschaft & Geburt für Mutter und/oder Kind<br>• Temperament des Kindes<br>• Familienfeste (Hochzeit, Geburtstag) | • Psychische Erkrankungen in der Familie<br>• Neurotransmitterungleichgewicht<br>• Hormonelle Veränderungen in der Schwangerschaft<br>• Persönlichkeitseigenschaften (z. B. Perfektionismus, Ängstlichkeit)<br>• Traumatische Erlebnisse in der Kindheit und/oder Jugend<br>• Frühere psychische Erkrankungen<br>• Frühere belastete Schwangerschaft oder Geburt |

Im Anschluss werden die Teilnehmerinnen dazu aufgefordert, auf der ersten Seite von **Arbeitsblatt 3** einzutragen, worin sie ihre persönlichen Verletzlichkeits- und aktuellen Stressfaktoren sehen.

*Wir teilen Ihnen nun **Arbeitsblatt 3** aus. Nehmen Sie sich bitte Zeit und überlegen für sich, was sich auf dem Boden Ihres Fasses befindet. Was kommt bei Ihnen aktuell als Stressoren noch dazu? Tragen Sie Ihre Überlegungen bitte auf der **ersten Seite** von Arbeitsblatt 3 in Ihr individuelles Fassmodell ein.*

Nachdem die Teilnehmerinnen ihr individuelles Fassmodell erstellt haben, wird im Plenum gefragt, ob es Fragen zu der Übung gibt und ob jemand sein Modell vorstellen möchte.

## 3.4 Schaffung von »Ablaufkanälen«

In Schwangerschaft und Stillzeit kommen bei vielen Frauen neue Stressoren hinzu (z.B. körperliche Beschwerden) und häufig kann zeitgleich ein Verlust positiver Verstärkung (z.B. Zeit mit Freundinnen oder sportliche Aktivität) beobachtet werden. Es entsteht ein Ungleichgewicht zwischen Belastungen und Entlastungen, da sich alle Kraft und Energie auf die Schwangerschaft/das Kind und die Anpassung an die neue Lebenssituation richtet. Die psychische Stabilität gerät ins Wanken und das Fass läuft über. Die Gruppenleitung erklärt anhand des Fassmodells, dass es in Schwangerschaft und Stillzeit besonders typisch ist, dass natürliche »Ablaufkanäle« (=Entlastung, Ausgleich, positive Verstärker) weniger werden. Anschließend werden die Teilnehmerinnen angeregt zu überlegen, was ihre persönlichen »Ablaufkanäle« sein könnten.

*Wir haben nun gesehen, dass eine psychische Erkrankung in den meisten Fällen aus einem Wechselspiel verschiedener Faktoren entsteht. Jeder von uns trägt eine gewisse Verletzlichkeit in sich und jeder von uns erlebt Stress. Unter bestimmten Umständen führt diese Kombination aus Verletzlichkeit und Stress dann zu einem Überlaufen des Fasses, es kommt zu psychischen Beschwerden. Um dem vorzubeugen, müssen wir in unser Fass »Ablaufkanäle« für Stress einbauen. »Ablaufkanäle« sind bewusst gesetzte Entlastungen, persönliche Ausgleichsmomente oder positive Bestätigungen. Welche Möglichkeiten, Stress abzubauen, fallen Ihnen spontan ein?*

## 3.5 Übung bis zur nächsten Sitzung: Persönliche Ablaufkanäle finden, ggf. Entspannungsübung

Die Teilnehmerinnen werden gebeten, zu Hause ihre individuellen »Ablaufkanäle« auf der **zweiten Seite von Arbeitsblatt 3** aufzuschreiben. Bei der Findung von Stressbewältigungsmöglichkeiten unterstützen die Beispiele auf dem Arbeitsblatt. Darunter befindet sich auch eine Entspannungsübung, die die Teilnehmerinnen für sich ausprobieren können. Als Zusammenfassung der Stunde wird **Informationsblatt 3** ausgeteilt. Die Gruppenleitung findet alle Arbeits- und Informationsblätter zum Ausdrucken und Austeilen im Online-Material wieder.

*Hier bekommen Sie als Zusammenfassung der Stunde das* ***Informationsblatt 3*** *ausgehändigt. Bis zur nächsten Stunde möchten wir Sie bitten zu überlegen, was in Zukunft zu Ihrer Entlastung beitragen könnte, was Ihre individuellen »Ablaufkanäle« sein könnten. Tragen Sie diese bitte in Ihr Fassmodell unter*

*»Ablaufkanäle« auf dem Arbeitsblatt ein. Einige Vorschläge für Entlastungen finden Sie dahinter. Gerne möchten wir Sie einladen, zu Hause die Entspannungsübung auszuprobieren, die Sie ebenfalls auf* ***Arbeitsblatt 3*** *finden.*

## 3.6 Abschlussblitzlicht

Die Teilnehmerinnen werden gebeten, zum Ende der Stunde ihre aktuelle Befindlichkeit einzuschätzen und eine kurze Aussage darüber zu machen, was sie aus der Stunde für sich mitnehmen konnten.

*Zum Abschluss der Sitzung möchten wir Sie bitten, uns kurz mitzuteilen, mit welcher Stimmung Sie nach Hause gehen. Orientieren Sie sich bei Ihrer Einschätzung wieder an den Schulnoten. Zudem würden wir uns freuen, wenn Sie mit uns teilen würden, was Sie aus der heutigen Stunde für sich mitnehmen konnten.*

# Informationsblatt 3

## Entstehung der Beschwerden

### Wenn Vieles zusammenkommt

Viele Frauen, die sich in Schwangerschaft und Stillzeit mit Beschwerden konfrontiert sehen, stellen sich die Frage nach dem »Warum«. Ursachenforschung ist nicht immer leicht, kann aber dabei helfen, die Entstehung der Beschwerden besser zu verstehen und dann letztendlich auch besser behandeln zu können. Für die Entstehung von (psychischen) Beschwerden gibt es unterschiedliche Erklärungsmodelle. Wichtig ist zu wissen, dass eine Belastung nicht aufgrund einer einzelnen Ursache oder eines einzelnen Ereignisses entsteht, sondern dass meist mehrere Faktoren gleichzeitig zusammenspielen, bis »das Fass überläuft«.

### Das Fassmodell (oder auch: Verletzlichkeits-Stress-Modell)

Das Modell kann als ein Fass dargestellt werden, welches bei vorhandener **Verletzlichkeit** (Boden des Fasses) und unter **Stress** (hinzukommende Belastungen) überlaufen und in einer psychischen Erkrankung resultieren kann. Das Modell zeigt, dass jeder Mensch psychisch erkranken kann, je nachdem, in welcher Ausprägung die Faktoren Verletzlichkeit und Stress vorliegen. Menschen mit einer hohen Ausprägung an Verletzlichkeit, können dabei ein geringeres Maß an Stress tolerieren als Menschen mit einer kleineren Ausprägung an Verletzlichkeit, bevor das Fass zum Überlaufen kommt.

Insbesondere in Schwangerschaft und Stillzeit können bei vielen Frauen Verluste positiver Erlebnisse, wie Austausch mit Freunden/-innen, Beschäftigung mit eigenen Hobbys, Unternehmungen, Zweisamkeit mit dem Partner, sportliche Aktivitäten und berufliche Anerkennung beobachtet werden. Es entsteht ein Ungleichgewicht zwischen Belastungen und Entlastungen, da sich alle Kraft und Energie auf das Kind und die Anpassung an die neue Lebenssituation richtet. Die psychische Stabilität gerät ins Wanken, das Fass läuft über.

Für Ihre Gesundheit ist es wichtig, das Ungleichgewicht zu erkennen und Strategien zu entwickeln, um sich Entlastung zu schaffen. Entlastungen werden im Fassmodell als **Ablaufkanäle** bezeichnet. »Ablaufkanäle« sind bewusst gesetzte Entlastungen, persönliche Ausgleichsmomente oder positive Bestätigungen. Es gilt das Prinzip: gesunde Mütter → gesunde Kinder – genau in dieser Reihenfolge!

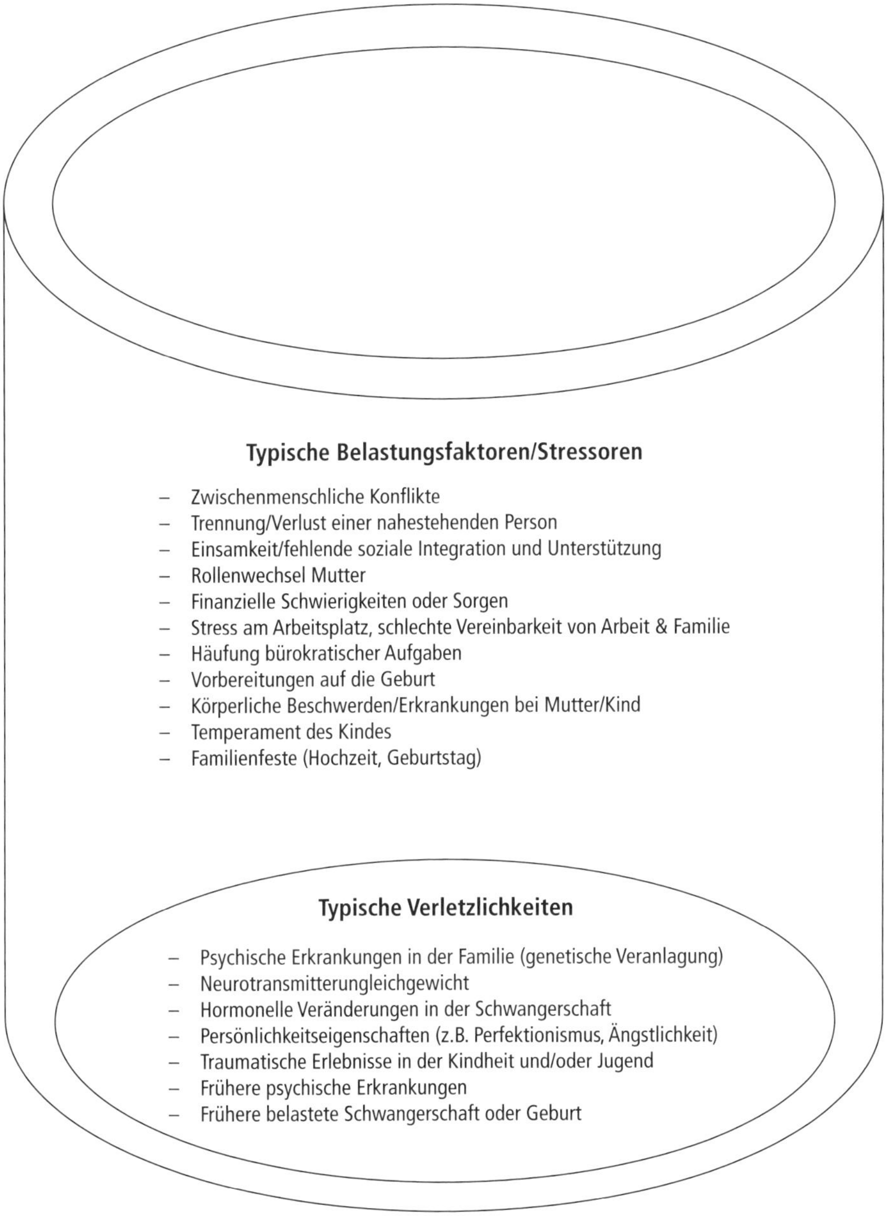

### Typische Belastungsfaktoren/Stressoren

- Zwischenmenschliche Konflikte
- Trennung/Verlust einer nahestehenden Person
- Einsamkeit/fehlende soziale Integration und Unterstützung
- Rollenwechsel Mutter
- Finanzielle Schwierigkeiten oder Sorgen
- Stress am Arbeitsplatz, schlechte Vereinbarkeit von Arbeit & Familie
- Häufung bürokratischer Aufgaben
- Vorbereitungen auf die Geburt
- Körperliche Beschwerden/Erkrankungen bei Mutter/Kind
- Temperament des Kindes
- Familienfeste (Hochzeit, Geburtstag)

### Typische Verletzlichkeiten

- Psychische Erkrankungen in der Familie (genetische Veranlagung)
- Neurotransmitterungleichgewicht
- Hormonelle Veränderungen in der Schwangerschaft
- Persönlichkeitseigenschaften (z.B. Perfektionismus, Ängstlichkeit)
- Traumatische Erlebnisse in der Kindheit und/oder Jugend
- Frühere psychische Erkrankungen
- Frühere belastete Schwangerschaft oder Geburt

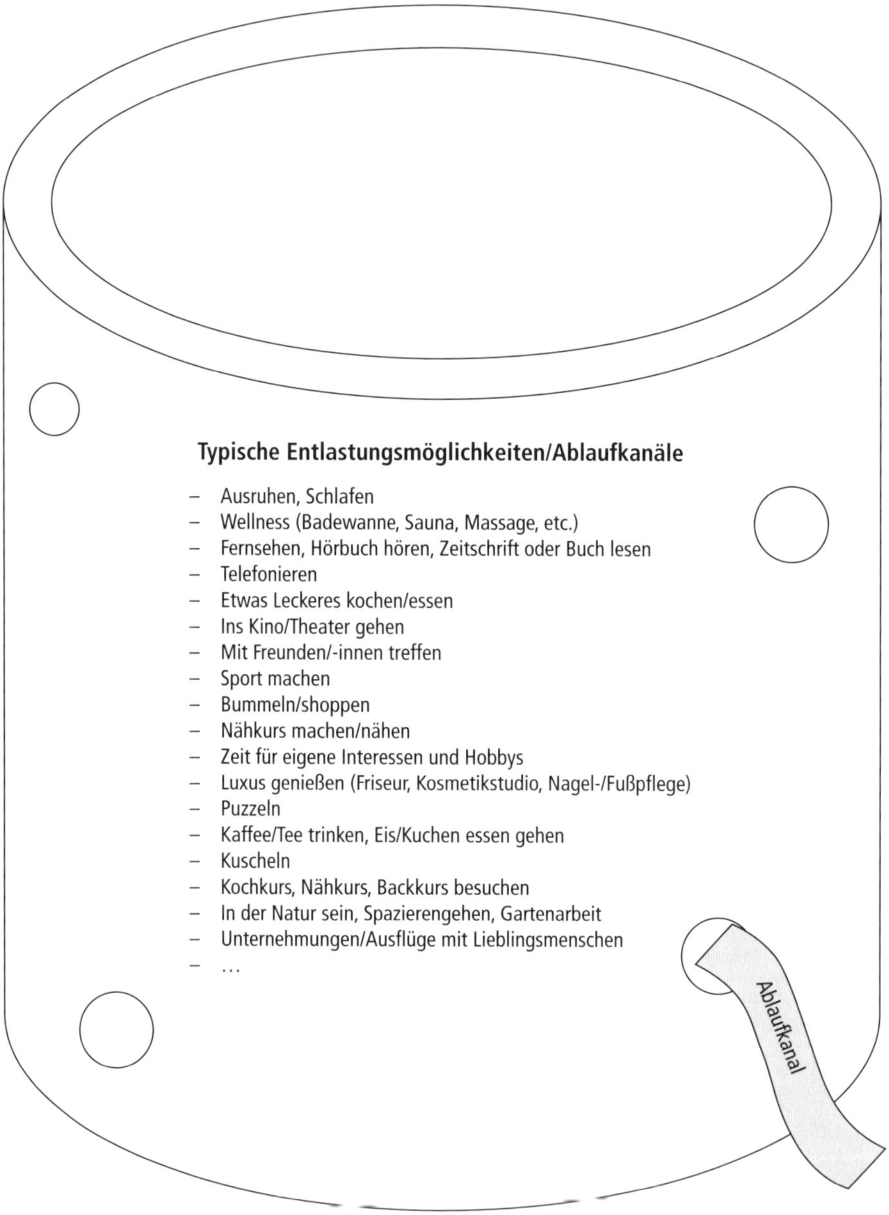


**Typische Entlastungsmöglichkeiten/Ablaufkanäle**

- Ausruhen, Schlafen
- Wellness (Badewanne, Sauna, Massage, etc.)
- Fernsehen, Hörbuch hören, Zeitschrift oder Buch lesen
- Telefonieren
- Etwas Leckeres kochen/essen
- Ins Kino/Theater gehen
- Mit Freunden/-innen treffen
- Sport machen
- Bummeln/shoppen
- Nähkurs machen/nähen
- Zeit für eigene Interessen und Hobbys
- Luxus genießen (Friseur, Kosmetikstudio, Nagel-/Fußpflege)
- Puzzeln
- Kaffee/Tee trinken, Eis/Kuchen essen gehen
- Kuscheln
- Kochkurs, Nähkurs, Backkurs besuchen
- In der Natur sein, Spazierengehen, Gartenarbeit
- Unternehmungen/Ausflüge mit Lieblingsmenschen
- …

# Arbeitsblatt 3

## Mein Fassmodell

(Verletzlichkeiten und Stressoren)

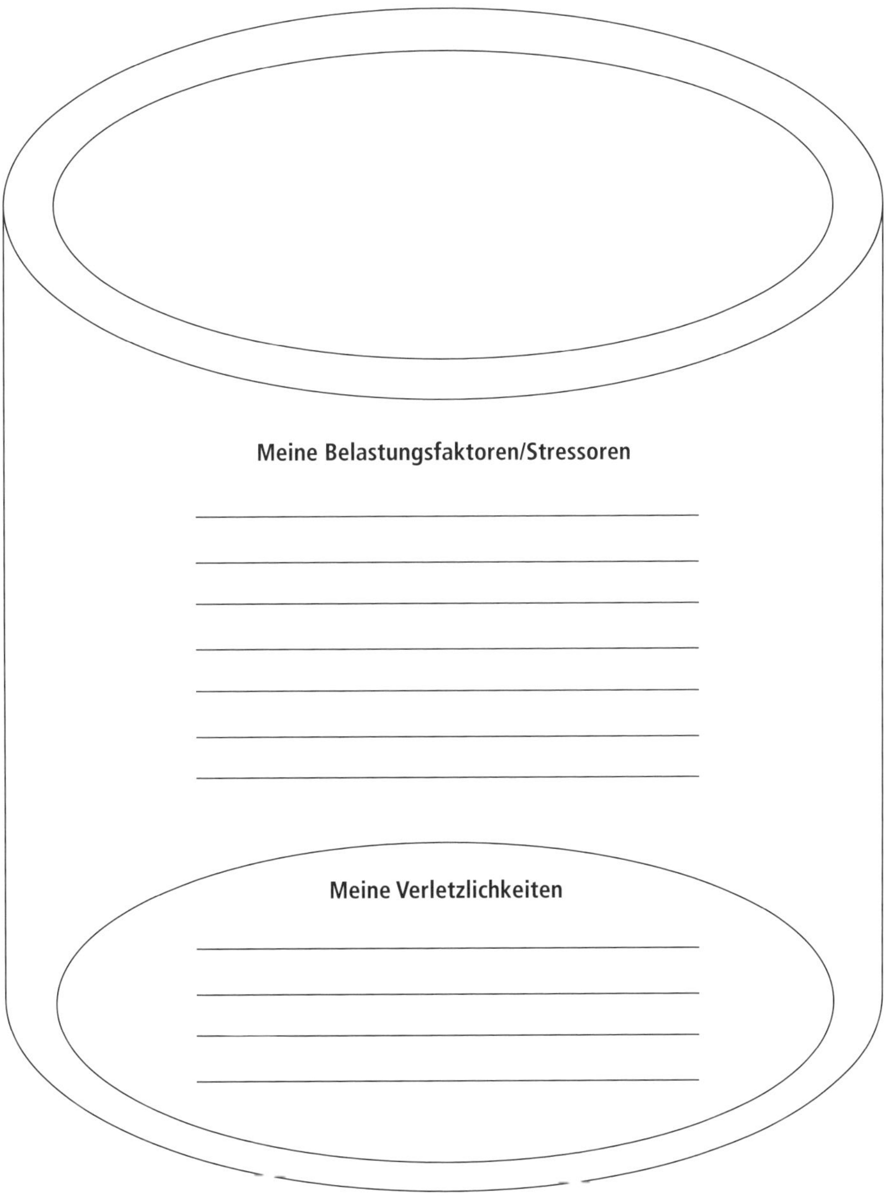

## Mein Fassmodell

(Ablaufkanäle)

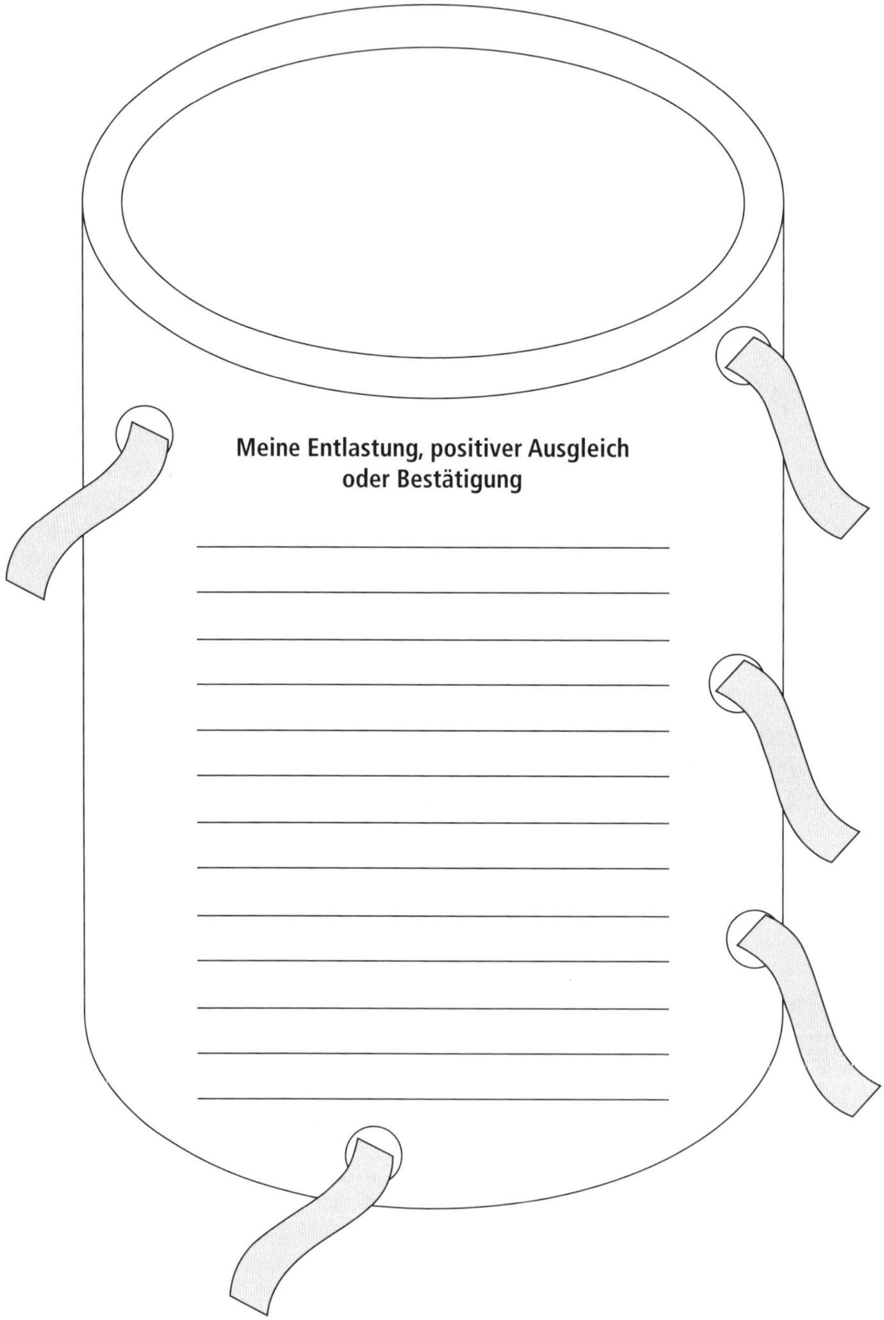

## Beispiele für mögliche Ablaufkanäle

**Das kann ich für mich tun (auch mit meinem Partner zusammen)**
- Ein Nickerchen machen
- In die Badewanne gehen
- Eine Tasse Tee trinken
- Fernsehen/Serie schauen
- Ein Buch lesen/Hörbuch hören
- Eine Zeitschrift ansehen
- Eine (Nacken-)Massage bekommen
- Ausgiebige Körperpflege (auch Narbenpflege, Sitzbad)
- Die Natur beobachten
- Telefonieren
- Etwas, worauf ich richtig Appetit habe, kochen/essen
- Ins Kino/Theater gehen
- Mich mit Freunden/-innen treffen
- Sport machen
- Auf ein Konzert gehen
- Eine Liste machen, wofür ich dankbar bin
- Flohmarkt besuchen
- Durch die Läden in der Stadt bummeln/shoppen
- Nähkurs machen/nähen
- Zeit für mein Hobby nehmen (das ist …)
- In die Sauna/Thermalbad/Salzgrotte gehen
- Kosmetikstudio besuchen
- Zum Friseur gehen
- Professionelle Fußpflege oder Fußmassage
- Singen, tanzen
- Abends ausgehen
- Kochkurs oder Backkurs besuchen
- Puzzeln
- Blumen pflanzen/etwas ernten
- Entspannungsübung/Meditation
- Einer mir wichtigen Person etwas schenken/eine Freude machen
- Tagebuch schreiben

**Das kann ich gemeinsam mit meinem Kind tun**
- Kuscheln
- Spazieren gehen
- Joggen mit Kinderwagen/»Mamafitness«-Kurs besuchen
- Musik hören
- Freundinnen mit Kind treffen
- Kaffee trinken, Eis/Kuchen essen (gehen)
- Babyschwimmen
- Krabbel- und Singstunde für Babys

- Mama-Baby-Kurs
- Baby und Kindereinrichtung besuchen (mit Bällebad, Babyschaukel, Babywippe, etc.)
- Baby-Massage (ggf. vorher in einem Kurs zeigen lassen)
- Mittagsschlaf
- Spielen
- An den See fahren

**Das kann ich speziell in der Schwangerschaft tun**
- Geburtsvorbereitungskurs
- Yoga für Schwangere
- (Aqua-)Gymnastik für Schwangere
- Rückenmassage für Schwangere
- Ausgiebige Körperpflege betreiben
- Dem Nestbau-Trieb frönen und Babysachen kaufen, Deko fürs Kinderzimmer basteln, etc.
- Spieluhr aufziehen, auf den Bauch legen und ausruhen

## Entspannungsübung »Einfach mal loslassen«

Am besten Sie probieren es zu Hause aus, während Sie ungestört sind oder Ihr Baby am schlafen ist. Die gesprochene Entspannungsübung als Audiodatei können Sie bei Ihrer Gruppenleitung erfragen.

Mach es dir auf deinem Stuhl oder deiner Liegefläche bequem.

Wenn du möchtest, schließ die Augen. Oder richte deinen Blick auf einen Punkt vor dir und verweile auf diesem.

Atme nun tief ein und wieder aus. Atme ganz gleichmäßig in deinem eigenen Tempo.

Atme ein und atme wieder aus.

Spüre, wie sich deine Bauchdecke mit der Atmung hebt und wieder senkt.

Sollten bei dir Gedanken oder Gefühle entstehen, dann nimm dies wahr und lass sie dann wieder gehen. Lenke deine Aufmerksamkeit wieder sanft zurück auf dein Ein- und Ausatmen.

Geh nun mit deiner Aufmerksamkeit zu deiner Stirnpartie. Versuche dort, alle Muskeln zu lockern und lass deine Stirn ganz glatt werden. Löse alle Anspannung aus der Muskulatur. Deine Stirn wird nun ganz glatt …

Geh nun zur Augenmuskulatur weiter. Versuche auch hier, alle Muskelanspannung zu lösen und die Augenpartie ganz glatt werden zu lassen. Atme dabei in deinem eigenen Tempo ein und wieder aus. Die Augenmuskulatur wird ganz locker und glatt. Lass all deine Anspannung los …

Entspanne nun auch die Kiefermuskulatur und den Mund. Löse alle Spannungen auf und lass alle Muskeln ganz locker. Lass deinen Unterkiefer einfach ein bisschen hängen. Ganz entspannt …

Geh mit deiner Aufmerksamkeit weiter durch den Körper. Entspanne auch deinen Nacken und die Schultern. Lass die Schultern einfach fallen. Und mit jeder Ausatmung gehst du noch ein wenig tiefer in die Entspannung hinein und lässt alle Anspannung weichen …

Entspanne nun auch die Oberarme, die Unterarme und die Hände. Lass ganz locker. Atme dabei ruhig weiter. Mit jeder Ausatmung gehst du noch etwas tiefer in die Entspannung. Alle Muskeln werden ganz locker …

Wandere nun mit deiner Aufmerksamkeit in den Bauch und löse dort alle Anspannungen. Atme in deinem eigenen Tempo weiter, und mit jeder Ausatmung gehst du noch tiefer in die Entspannung hinein …

Entspanne nun auch dein Gesäß und die Oberschenkel. Lockere alle Muskeln und lass die Spannungen weichen …

Geh mit deiner Aufmerksamkeit nun auch in die Unterschenkel und entspanne alle Muskeln. Löse auch alle Anspannung in den Füßen und den Zehen. Atme dabei in deinem eigenen Tempo weiter, und mit jeder Ausatmung gehst du noch ein wenig tiefer in die Entspannung hinein …

Wandere nun mit deiner Aufmerksamkeit nochmals durch den ganzen Körper, während du in deinem Tempo weiter atmest. Lass alle Muskeln los. Deine Stirn und die Augenpartie werden ganz glatt, der Kiefer wird locker, die Schultern fallen nach unten, die Spannung aus deinen Armen und Händen weicht. Bauch und Rücken werden entspannt, Gesäß, Beine und Füße werden locker. Atme nochmals tief durch und genieße eine Weile das Gefühl der Entspannung …

Komm dann langsam mit deiner Aufmerksamkeit in den Raum zurück. Öffne deine Augen und strecke und räkle dich, wenn dir danach ist.

# Modul 4

## Vom Nutzen und Risiko medikamentöser Therapien

### Manchmal der richtige Weg

**Inhalte & Ziele**

4.1 Anfangsblitzlicht
4.2 Wiederholung der letzten Stunde und Besprechen der Hausaufgabe
4.3 Manchmal der richtige Weg: Nutzen von Medikamenten
4.4 Wirkung von Antidepressiva: Die »Neuroplastizität«
4.5 Abwägung von Risiken
4.6 Übung bis zur nächsten Sitzung: Studium von Online-Informationen und Online-Portalen zu Medikamenten in Schwangerschaft und Stillzeit
4.7 Abschlussblitzlicht

**Materialien**

- Informationsblatt 4
- Arbeitsblatt 4

## 4.1 Anfangsblitzlicht

Die Teilnehmerinnen werden zu Beginn der Stunde gebeten, ihre aktuelle Befindlichkeit einzuschätzen.

> *Zu Beginn der Stunde möchten wir Sie bitten, kurz Ihre aktuelle Stimmung/Befindlichkeit zu schildern. Orientieren Sie sich bei Ihrer Einschätzung an den Schulnoten: 1 steht für eine sehr gute, zuversichtliche Stimmung, 3 steht für eine mittelmäßige »so lala«-Stimmung und 6 steht für eine sehr schlechte, deutlich belastete Befindlichkeit.*

## 4.2 Wiederholung der letzten Stunde und Besprechen der Hausaufgabe

Im Anschluss an die Blitzlichtrunde werden die Inhalte der letzten Stunde gemeinsam wiederholt. Die Gruppenleitung gibt dabei aktive Unterstützung und verdeutlicht, dass es nicht um eine detailgetreue Wiederholung einzelner Inhalte geht, sondern vielmehr darum, was den einzelnen Teilnehmerinnen wichtig erscheint und im Gedächtnis geblieben ist. Zur Unterstützung können Flipchart und Arbeitsmaterialien der letzten Stunde verwendet werden.

*Bevor wir uns den Inhalten der heutigen Stunde widmen, möchten wir mit Ihnen gemeinsam die Inhalte der letzten Stunde wiederholen. Was ist Ihnen besonders in Erinnerung geblieben und welche Gedanken und Fragen haben Sie zu den Themen der letzten Stunde?*

Die Besprechung der Hausaufgabe erfolgt mit Unterstützung der Gruppenleitung. Wichtig ist es, die Teilnehmerinnen für das Finden sinnvoller »Ablaufkanäle« zu verstärken. Gemeinsam werden die Ideen besprochen und am Flipchart gesammelt. Im Gruppensetting entsteht hier idealerweise ein Austausch unter den Teilnehmerinnen, der zu neuen Ideen und Vorschlägen für jede Einzelne führt.

*Welche »Ablaufkanäle« haben Sie für sich gefunden bzw. welche erschienen Ihnen von den Vorschlägen auf* ***Arbeitsblatt 3*** *passend? Konnten Sie Entlastungsmöglichkeiten bereits ausprobieren? Wie ist es Ihnen mit der Entspannungsübung ergangen?*

## 4.3 Manchmal der richtige Weg: Nutzen von Medikamenten

Zuerst wird der allgemeine Nutzen von Medikamenten erklärt, dies am Beispiel verschiedenster Medikamente für unterschiedliche Krankheitsbilder, die auch in der Schwangerschaft und Stillzeit behandelt werden. Wichtig ist dabei, den Teilnehmerinnen zu verdeutlichen, dass Medikamente grundsätzlich ihre Berechtigung bei der Behandlung unterschiedlichster Erkrankungen haben. Die Gruppenleitung fragt zunächst unter Verwendung des Flipcharts (o.Ä.) die Teilnehmerinnen, welche Erkrankungen sie kennen oder haben und welche Medikamente hier helfen könnten (z.B. Bluthochdruck/Antihypertensiva; Diabetes/Insulin; Epilepsie/Antiepileptika). Bei der Erarbeitung dieses ersten Teils ist es wichtig, den Teilnehmerinnen zu vermitteln, dass jeder Mensch auch während der Schwangerschaft und der Postpartalzeit Medikamente dann zu sich nimmt, wenn es notwendig ist und dies eine primär positive Erfahrung vermitteln soll. Zudem ist es wichtig, mit dem Vorurteil der »guten« und der »schlechten« Medikamente aufzuräumen.

*In der heutigen Sitzung möchten wir mit Ihnen erarbeiten, warum Medikamente bei Erkrankungen helfen können und bei psychisch starken Belastungen und Erkrankungen Antidepressiva hilfreich sind. Zuerst einmal: Welche Erkrankungen kennen oder haben Sie und welche Medikamente helfen in der Behandlung dieser Erkrankungen?*
*Psychopharmaka kommen irrtümlicherweise häufig in den Topf der »schlechten« Medikamente, weil fälschlicherweise davon ausgegangen wird, dass diese grundsätzlich alle süchtig machen. Jedes Medikament ist dann gut, wenn es (in Abwägung der Nutzen und Risiken) bei einer schweren Erkrankung in Schwangerschaft und Stillzeit gegeben wird, eben weil es am besten hilft.*

## 4.4 Wirkung von Antidepressiva: Die »Neuroplastizität«

Im zweiten Teil der Sitzung wird den Teilnehmerinnen verdeutlicht, dass (neben der Psychotherapie) Medikamente aus dem Bereich der Antidepressiva bei Patientinnen mit einer psychischen Erkrankung ebenfalls ein wichtiger und auch manchmal unumgänglicher Weg sind, der über lange Zeiträume innere Stabilität gibt. Am Flipchart (o. Ä.) werden Beispiele für solche Antidepressiva gesammelt. Die Wirkung von Psychopharmaka, aber auch der Psychotherapie, wird ihnen durch das Konzept der Neuroplastizität bildlich am Flipchart (oder Whiteboard, o. Ä.) erklärt: Gerade Frauen in der Schwangerschaft oder auch mit einem neuen Kind sind einer sich ständig verändernden Umwelt ausgesetzt. Die Anpassungsfähigkeit, die in dieser Phase notwendig wird, ist auch bei jeder Frau unterschiedlich ausgeprägt. Dies hängt mit der bereits beschriebenen unterschiedlichen Verletzlichkeit zusammen (siehe Modul 3). Eine wichtige Voraussetzung für diese Anpassungsleistung ist die Fähigkeit des Gehirns, neue Reize aufzunehmen und sich dadurch kontinuierlich zu verändern und zu lernen. Man nennt dies *Neuroplastizität*. Eine hohe Neuroplastizität ist eine wichtige Voraussetzung für psychische Gesundheit. Die bisherige Forschung zeigt, dass eine verminderte Neuroplastizität psychische Erkrankungen nicht nur auftreten, sondern auch lange Zeit bestehen lassen kann. Verminderte Neuroplastizität kann durch Stressoren verursacht sein, aber auch durch eine individuelle Vulnerabilität (Verletzlichkeit). Psychopharmaka und insbesondere Antidepressiva setzen hier an und können die Plastizität intensiv anregen. Die Teilnehmerinnen sollen die Verbesserungen der Neuroplastizität selbst in das Neuron auf dem Informationsblatt 4 einzeichnen. Wichtig ist es, den Teilnehmerinnen zu vermitteln, dass es analog zum Vulnerabilitäts-Stress-Modell individuell unterschiedlich ist, ob man seine Neuroplastizität eher durch Medikamente oder eher durch Psychotherapie verstärken kann.

*Nun möchten wir mit Ihnen überlegen, wie Antidepressiva bei psychisch starken Belastungen und Erkrankungen hilfreich sein können. Hier vorn sehen Sie die Abbildung von Nervenzellen (am Whiteboard o. Ä. schmales Neuron mit spärlichen Axonen) mit einer reduzierten Neuroplastizität. Psychische Belastung oder Erkrankung entsteht zumeist durch eine Ansammlung von unterschiedlichen Schwierigkeiten, die Sie im Fassmodell bereits kennengelernt haben: bereits länger bestehende Belastungen, familiäre Veranlagungen, bestimmte Persönlichkeitsmerkmale oder problematische Erlebnisse in Kindheit und Jugend. Diese langen Belastungen zeigen sich als Verletzlichkeiten in unserem Körper, insbesondere im Gehirn an den Nervenzellen. Diese sind fragiler, zarter und bei Stress angreifbarer.*
*Können Sie sich vorstellen, wie Antidepressiva die Neuroplastizität des Gehirns verstärken können? Wie Medikamente unsere Nervenzellen sozusagen »fördern« können? (Beispiele können das Wachstum des Nervenkopfes, Wachstum in der Länge, Wachstum an den Ärmchen, dickeres Mäntelchen sein.)*

*Wir teilen Ihnen nun **Informationsblatt 4** aus, auf dem Sie die gleiche Zeichnung finden. Bitte tragen Sie auf dem Neuron die soeben besprochenen möglichen »Verstärkungen« ein.*

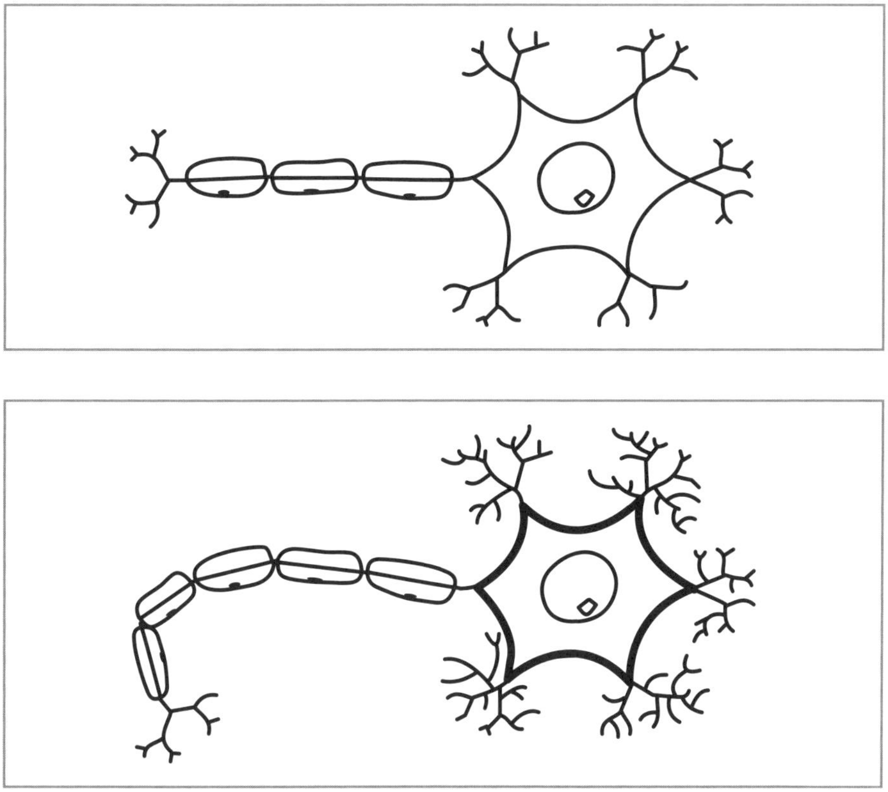

**Abbildung 4-1**

## 4.5 Abwägung von Risiken

Die Gruppenleitung erklärt, dass grundsätzlich kein Medikament in Schwangerschaft und Stillzeit zugelassen ist. Trotzdem kann es richtig sein, sie unter Aufsicht eines/r Facharztes/-ärztin zu nehmen. Warum ist dies so? Weil eine nicht ausreichend behandelte Erkrankung in bestimmten Fällen ein größeres Risiko für Mutter und Kind darstellt als das Risiko der Medikamenteneinnahme. Hier sollen der offene Austausch gefördert sowie Sorgen um das Thema Medikation direkt angesprochen werden. Ziel ist es, die Teilnehmerinnen zu befähigen, dieses Thema nicht als Tabu zu betrachten und sie zu ermutigen, dies gegenüber Ärzten/innen und Angehörigen anzusprechen.

*Wir bitten Sie gemeinsam die Risiken einer unbehandelten Erkrankung den Risiken einer medikamentösen Behandlung gegenüberzustellen. Lassen Sie uns alle Punkte sammeln, die Sie gehört haben und die Sie beschäftigen.*

| Auswirkung unbehandelter psychischer Störung auf Mutter und (ungeborenes) Kind | Auswirkung antidepressiver Behandlung auf Mutter und (ungeborenes) Kind |
|---|---|
| • Länger dauernde Erkrankung<br>• Schlechtere Behandlung<br>• Frühzeitige Kontaktstörung<br>• Geringeres Kindsgewicht<br>• Frühgeburt | • Nebenwirkungen der Medikamente auf das Kind<br>• Fehlbildung des Kindes<br>• Vorübergehende Nebenwirkungen bei der Mutter |

*Wir haben nun gesehen, dass eine Abwägung notwendig ist und man offen darüber sprechen soll. Wichtig ist es zu wissen, dass es für viele Medikamente mittlerweile lange Beobachtungszeiträume gibt, die zeigen, dass sie gut vertragen werden, von der Mutter sowie auch vom ungeborenen Kind. Es ist und bleibt jedoch immer eine Abwägung zwischen der Notwendigkeit eines Schutzes vor der psychischen Belastung oder Erkrankung und den potenziellen Nebenwirkungen der Medikamente auf Mutter und/oder Kind.*

## 4.6 Übung bis zur nächsten Sitzung: Studium von Online-Informationen und Online-Portalen zu Medikamenten in Schwangerschaft und Stillzeit

Die Teilnehmerinnen werden gebeten, zu Hause die Informationsquellen von Fachspezialisten im Internet zu Medikamenten in Schwangerschaft und Stillzeit zu suchen und sich darüber Aufklärung zu verschaffen. Die Quellen sind im **Arbeitsblatt 4** hinterlegt, wo die Teilnehmerinnen ihre positiven oder nachdenklichen Eindrücke aufschreiben können.

*Bis zur nächsten Stunde möchten wir Sie bitten, die drei Informationsquellen der Fachspezialisten im Internet orientierend zu lesen. Hier erhalten Sie Informationen über Medikamente und Antidepressiva in der Schwangerschaft oder nach der Geburt. Schreiben Sie Ihre Eindrücke, positive oder nachdenkliche, dazu im* ***Arbeitsblatt 4*** *auf. Schreiben Sie bitte außerdem Ihre Erfahrungen mit Ihrer eigenen, ggf. auch alternativen, Hausapotheke auf, die Sie bereits eingenommen haben und schauen, ob es hierzu Informationen auf den drei Internetseiten gibt und notieren diese.*

## 4.7 Abschlussblitzlicht

Die Teilnehmerinnen werden gebeten, zum Ende der Stunde ihre aktuelle Befindlichkeit einzuschätzen und eine kurze Aussage darüber zu machen, was sie aus der Stunde für sich mitnehmen konnten.

*Zum Abschluss der Sitzung möchten wir Sie bitten, uns kurz mitzuteilen, mit welcher Stimmung Sie nach Hause gehen. Orientieren Sie sich bei Ihrer Einschätzung wieder an den Schulnoten. Zudem würden wir uns freuen, wenn Sie mit uns teilen würden, was Sie aus der heutigen Stunde für sich mitnehmen konnten.*

# Informationsblatt 4

## Vom Nutzen und Risiko medikamentöser Therapien

### Manchmal der richtige Weg

#### Medikamente in der Schwangerschaft

Medikamente haben ihre Berechtigung bei der Behandlung unterschiedlichster Erkrankungen. Der allgemeine Nutzen von Medikamenten zeigt sich darin, dass während der Schwangerschaft und Stillzeit verschiedenste Erkrankungen, die Frauen vor der Schwangerschaft hatten oder die jetzt in der Schwangerschaft neu entstehen, behandelt werden. Beispielsweise Bluthochdruck in Schwangerschaft und Stillzeit wird mit blutdrucksenkenden Mitteln behandelt, bekannter Diabetes oder neu entstandener Schwangerschaftsdiabetes wird selbstverständlich behandelt, um das ungeborene Kind durch die Stoffwechselveränderungen nicht zu schädigen.

So verhält es sich auch, wenn psychische Symptome sich zu einer deutlichen Erkrankung entwickeln. Eine depressive Erkrankung – unabhängig davon, ob sie schon vorher bestand oder ob sie im Laufe der Schwangerschaft und Postpartalzeit aufgetreten ist – muss ebenso wie ein Diabetes behandelt werden. Bei entsprechender Schwere der Symptome sind Medikamente sinnvoll, da sie dazu führen, dass beispielsweise Depression geheilt wird, also sich die Symptome deutlich zurückbilden.

Wichtig ist es auch, mit dem Vorurteil der »guten« und der »schlechten« Medikamente aufzuräumen. Psychopharmaka kommen irrtümlicherweise häufig in den Topf der »schlechten« Medikamente, weil fälschlicherweise davon ausgegangen wird, dass diese grundsätzlich alle süchtig machen. Jedes Medikament ist dann gut, wenn es (in Abwägung der Nutzen und Risiken) bei einer schweren Erkrankung in Schwangerschaft und Stillzeit gegeben wird, eben weil es am besten hilft.

#### Nutzen von Psychopharmaka: Beispiel Antidepressiva und ihre neuroplastische Wirkung

Neben der Psychotherapie können Medikamente aus dem Bereich der Antidepressiva bei Patientinnen mit einer psychischen Erkrankung ebenfalls ein wichtiger und auch manchmal unumgänglicher Weg sein, der über lange Zeiträume innere Stabilität gibt.

Gerade Frauen in der Schwangerschaft oder auch mit einem neuen Kind sind einer sich ständig ändernden Umwelt ausgesetzt. Die Anpassungsfähigkeit, die in dieser Phase notwendig wird, ist bei jeder Frau unterschiedlich ausgeprägt. Dies hängt mit der bereits beschriebenen unterschiedlichen Verletzlichkeit zusammen (siehe Modul 3). Eine wichtige Voraussetzung für diese Anpassungsleistung ist die Fähigkeit des Gehirns, neue Reize aufzunehmen und sich dadurch kontinuierlich zu verändern und zu lernen. Man nennt dies Neuroplastizität. Eine hohe Neuroplastizität ist eine wichtige Voraussetzung für psychische Gesundheit. Die bisherige Forschung zeigt, dass eine verminderte Neuroplastizität psychische Erkrankungen nicht nur auftreten, sondern auch lange Zeit bestehen lassen kann. Verminderte Neuroplastizität kann durch Stressoren verursacht sein, aber auch durch eine individuelle Vulnerabilität (Verletzlichkeit). Psychopharmaka und insbesondere Antidepressiva setzen hier an und können die Plastizität intensiv anregen. Wichtig ist es zu verstehen, dass es analog zum Fassmodell (siehe Modul 3) individuell unterschiedlich ist, ob man seine Neuroplastizität eher durch Medikamente oder eher durch Psychotherapie verbessern kann.

Hier sehen Sie ein Neuron. Zeichnen Sie selbst die Verstärkungen ein, die eine bessere Neuroplastizität zeigen würden:

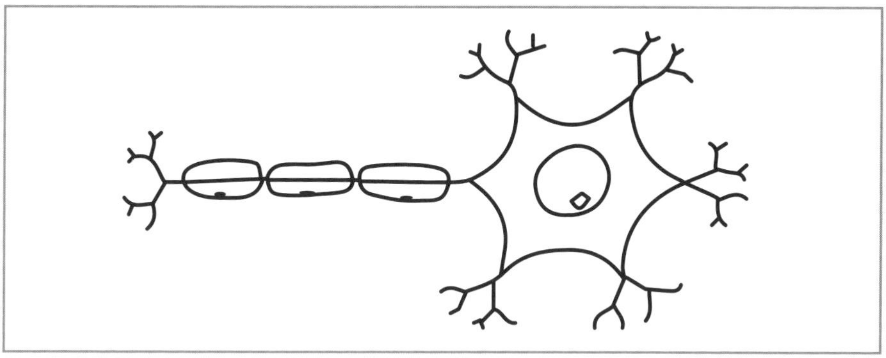

**Abbildung 4-2**

## Welche Risiken gibt es?

Es gilt, dass unbehandelte Erkrankungen ein Risiko für ungeborene Kinder darstellen. Gleichzeitig gilt auch, dass Medikamente grundsätzlich in Schwangerschaft und Stillzeit nicht zugelassen sind und deswegen ein gewisses Risiko darstellen. Trotzdem kann es richtig sein, sie unter Aufsicht eines/r Facharztes/-ärztin zu nehmen. Das ist also die Abwägung »Nutzen gegen Risiken!« Risiken bestehen, wenn eine Erkrankung nicht ausreichend behandelt wird und Risiken (für unerwünschte Wirkungen) bestehen, wenn ein Medikament gegeben wird, das für die Zeit der Schwangerschaft und Stillzeit nicht zugelassen ist.

Hier ist das vertrauensvolle Gespräch mit ExpertenInnen zu suchen: in der Regel FachärztInnen für Psychiatrie und Psychotherapie. Wichtig ist es zu wissen, dass es für viele Medikamente mittlerweile lange Beobachtungszeiträume gibt, die zeigen, dass sie gut vertragen werden – sowohl von der Mutter als auch vom ungeborenen Kind. Zudem hilft eine intensive Fachbetreuung in einer Spezialsprechstunde für psychische Erkrankungen in Schwangerschaft und Stillzeit.

Risiken von Medikamenten bestehen in den Nebenwirkungen, die eine Schwangere, aber auch ein ungeborenes Kind erleben kann (bspw. Fehlbildungen), vor allem wenn Medikamente ungeprüft in den ersten drei Schwangerschaftsmonaten eingenommen werden. Es können auch vorübergehende Nebenwirkungen auftreten, die sich wieder zurückbilden.

**Eine wichtige Information an dieser Stelle:** Auch alternative oder pflanzliche Behandlungen mit Schüsslersalzen, Globuli, Beruhigungstees oder Stärkungsmitteln aus Pflanzen wie Ginseng sind in ihren Wirkungen und Nebenwirkungen in der Schwangerschaft nicht geprüft.

Auf folgenden spezialisierten Internetseiten finden Sie hier zusätzliche Informationen:

www.reprotox.de
www.embryotox.de
www.agnp.de

Zum Schluss sind auch die Risiken einer nicht ausreichend behandelten Erkrankung in den Abwägungsprozess mit einzubeziehen. Eine länger dauernde Erkrankung, schlechtere Heilungschancen bei langem Aufschub von Behandlungsschritten, oft frühzeitige Kontaktstörungen mit dem Kind und medizinisch relevante Risiken, wie Frühgeburt und geringeres Kindsgewicht, müssen bedacht werden.

# Arbeitsblatt 4

## Online-Informationen zu Medikamenten in Schwangerschaft und Stillzeit

| Internetadressen | Was ist mir aufgefallen? Was habe ich gefunden? |
|---|---|
| www.reprotox.de | |
| www.embryotox.de | |
| www.agnp.de | |

## Meine Hausapotheke

| Welche Medikamente, ggf. alternativen Mittel, nehme ich ein? | Informationen zu diesen Präparaten in Schwangerschaft und Stillzeit (über die o. g. Internetadressen) |
|---|---|
| | |
| | |
| | |
| | |

# Modul 5

## Zeitmanagement

### Der gesunde Mittelweg

**Inhalte & Ziele**

5.1 Anfangsblitzlicht
5.2 Wiederholung der letzten Stunde und Besprechen der Hausaufgabe
5.3 Überblick über den aktuellen Tages- und Wochenablauf (IST-Wochenplan)
5.4 Den Mittelweg zwischen Sumpf und Klippe finden
5.5 Hilfreiche Tages- und Wochenstrukturierung
5.6 Übung bis zur nächsten Sitzung: SOLL-Wochenplan erstellen
5.7 Abschlussblitzlicht

**Materialien**

- Informationsblatt 5
- Arbeitsblatt 5
- Rote und grüne Filzstifte

## 5.1 Anfangsblitzlicht

Die Teilnehmerinnen werden zu Beginn der Stunde gebeten, ihre aktuelle Befindlichkeit einzuschätzen.

> *Zu Beginn der Stunde möchten wir Sie bitten, kurz Ihre aktuelle Stimmung/ Befindlichkeit zu schildern. Orientieren Sie sich bei Ihrer Einschätzung an den Schulnoten: 1 steht für eine sehr gute, zuversichtliche Stimmung, 3 steht für eine mittelmäßige »so lala«-Stimmung und 6 steht für eine sehr schlechte, deutlich belastete Befindlichkeit.*

## 5.2 Wiederholung der letzten Stunde und Besprechen der Hausaufgabe

Im Anschluss an die Blitzlichtrunde werden die Inhalte der letzten Stunde gemeinsam wiederholt. Die Gruppenleitung gibt dabei aktive Unterstützung und verdeutlicht, dass es nicht um eine detailgetreue Wiederholung einzelner Inhalte geht, sondern vielmehr darum, was den einzelnen Teilnehmerinnen wichtig erscheint und im Gedächtnis geblieben ist. Zur Unterstützung können Flipchart und Arbeitsmaterialien der letzten Stunde verwendet werden.

*Bevor wir uns den Inhalten der heutigen Stunde widmen, möchten wir mit Ihnen gemeinsam die Inhalte der letzten Stunde wiederholen. Was ist Ihnen besonders in Erinnerung geblieben und welche Gedanken und Fragen haben Sie zu den Themen der letzten Stunde?*

Die Besprechung der Hausaufgabe erfolgt mit Unterstützung der Gruppenleitung. Wichtig ist es, die Teilnehmerinnen für das Berichten von eigenen Eindrücken, positive wie negative, zu verstärken, um einen offenen Austausch über Sorgen bezüglich der Medikamente zu erzeugen. Dabei sollen auch alternative Behandlungsmethoden bzw. Medikamente ausreichend Interesse und Raum erhalten.

*Welche Eindrücke haben Sie von den drei Online-Fachspezialisten gewinnen können? Welche Informationen über Medikamente und Antidepressiva in der Schwangerschaft oder Stillzeit haben Sie gefunden? Welche eigenen Erfahrungen haben Sie mit Ihren bisherigen Medikamenten gemacht? Welche Empfehlungen werden von den drei Internetseiten dazu gegeben?*

## 5.3 Überblick über den aktuellen Tages- und Wochenablauf (IST-Wochenplan)

Zuerst werden die Teilnehmerinnen angeleitet, sich einen Überblick über ihren aktuellen Tagesablauf zu verschaffen, um festzustellen, ob bei ihnen ein Gleich- oder Ungleichgewicht an Pflichterfüllung und angenehmen Aktivitäten vorliegt oder ob sie nicht sogar schon so belastet sind, dass sie sich zu keiner der beiden Tätigkeiten mehr aufraffen können.

*Bei dem Thema Zeitmanagement möchten wir von Ihnen erfahren, wie ein typischer Tag bei Ihnen abläuft. Wir teilen Ihnen nun* ***Arbeitsblatt 5*** *aus, auf dem Sie einen IST-Wochenplan finden. Überlegen Sie bitte für ca. 10 Minuten jede für sich, wie ein durchschnittlicher Wochentag bei Ihnen aussieht. Wann stehen Sie auf, wann gehen Sie ins Bett? Welche Aufgaben enthält Ihr Tag und wann tun Sie etwas für sich selbst? Wann erledigen Sie berufliche und häusliche Pflichten und wann treffen Sie sich mit Freundinnen oder verbringen Zeit mit Ihrem Partner? Denken Sie beim Ausfüllen bitte an eine durchschnittliche Woche. Es reicht, wenn Sie zwei bis drei typische Tage ausfüllen.*

**Beispiel für einen Wochenplan einer Schwangeren**

| Uhrzeit | Montag | Dienstag | Mittwoch | Donnerstag | Freitag | Samstag | Sonntag |
|---|---|---|---|---|---|---|---|
| 7–8 | Aufstehen, duschen, frühstücken | Aufstehen, duschen, frühstücken | | | | | |
| 8–9 | Waschmaschine anstellen, Wäsche zusammenlegen und wegräumen, Spülmaschine einräumen und anschalten, Küche aufräumen | Kontrolltermin Gynäkologe/in | | | | | |
| 9–12 | Büro | Büro | | | | | |
| 12–13 | Mittagspause | Mittagspause | | | | | |
| 13–16 | Büro | Büro | | | | | |
| 16–18 | Einkaufen, Einkäufe einräumen, Wäsche aufhängen | Kurs Schwangerschaftsyoga | | | | | |
| 18–19 | Abendessen zubereiten und gemeinsam essen | Abendessen allein vor dem Fernseher | | | | | |

| | Beispiel für einen Wochenplan einer Schwangeren | | | | | | |
|---|---|---|---|---|---|---|---|
| **Uhrzeit** | **Montag** | **Dienstag** | **Mittwoch** | **Donnerstag** | **Freitag** | **Samstag** | **Sonntag** |
| 19–21 | fernsehen | online Kinderwagensuche, Papiermüll rausstellen, Handtücher auswechseln | | | | | |
| 21–22 | Zähne putzen, abschminken, Kleidung rauslegen | Zähne putzen, abschminken, Kleidung rauslegen | | | | | |
| 22 | Müde ins Bett fallen | Müde ins Bett fallen | | | | | |

Am Wochenplan wird häufig deutlich, wie wenig »Zeit für sich« und »Zeit als Paar« die Frauen haben. Eine farbliche Unterscheidung zwischen Pflichten und angenehmen Aktivitäten ist dabei sinnvoll und führt oftmals zu einem »Aha-Effekt«, da die Unausgeglichenheit zwischen Belastung und Entlastung visuell nochmals deutlicher wird. An dieser Stelle taucht meistens der Trugschluss auf, dass Fernsehen, Tablet- oder PC-Nutzung (Serie streamen, Online-Spiele, etc.) zu Erholung und Stressreduzierung beitragen würden. Mittlerweile ist allerdings klar, dass die Entspannung durch diese Mediennutzung nicht lange anhält (siehe Kaluza 2018). Der Gruppenleitung wird empfohlen, die Teilnehmerinnen darauf hinzuweisen, ohne sich in eine Diskussion verwickeln zu lassen. Wenn die Frauen darauf bestehen, dass sie diese Art von passiver »Aktivität« als »angenehm« erachten, kann die Gruppenleitung es mit der Empfehlung für aktivere Möglichkeiten bewenden lassen.

*Nehmen Sie nun bitte einen roten Stift zur Hand und kreisen die Tätigkeiten ein, die wir als Pflichten bezeichnen würden (wie arbeiten, einkaufen, bürokratische Erledigungen, Haushalt, Arzttermin wahrnehmen). Kreisen Sie nun mit einem grünen Stift die Tätigkeiten ein, die wir als angenehme Aktivitäten bezeichnen würden (also Zeit für Entspannung, Sport, zum Lesen oder für Freundinnen oder den Partner). Was fällt Ihnen auf? Können Sie ein Gleichgewicht oder ein Ungleichgewicht in den Tätigkeiten feststellen? Sind Sie vielleicht sogar schon so belastet, dass Sie sich zu keiner der beiden Tätigkeiten mehr aufraffen können?*

## 5.4 Den Mittelweg zwischen Sumpf und Klippe finden

(in Anlehnung an das Weg-Modell, siehe Hammer 2020)

Frauen in der Schwangerschaft und frischgebackene Mütter verlieren oft das Gefühl für den Ausgleich zwischen Belastung und Entlastung. Entweder nehmen sich die Frauen so viel vor, dass keine Pausen und Entspannungsphasen mehr möglich sind (laufen auf eine Klippe zu), oder sie geraten aufgrund von Angst und Überforderung in eine Art »Starre« und werden vollständig inaktiv (bleiben im Sumpf stecken). Unter beiden Umständen kann es zu psychischen Beschwerden kommen, die sich auf die Interaktion zwischen Mutter und Kind, auf die Partnerschaft, auf die körperliche Gesundheit und vieles mehr auswirken können, was wiederum die psychischen Beschwerden verstärkt (Teufelskreis) und zu Chronifizierung führen kann. Ziel dieses Moduls ist es, den Teilnehmerinnen aufzuzeigen, dass man den »gesunden« Mittelweg zwischen Klippe und Sumpf darüber findet, dass man auf eine gleichberechtigte Erfüllung von Pflichten und angenehmen Aktivitäten achtet (Hammer 2020). Zuerst wird nur die **erste Seite des Informationsblatts 5** ausgeteilt. Die zweite Seite, mit Tipps zur Umsetzung eines ausbalancierten Wochenplans, wird am Ende der Stunde mitgegeben.

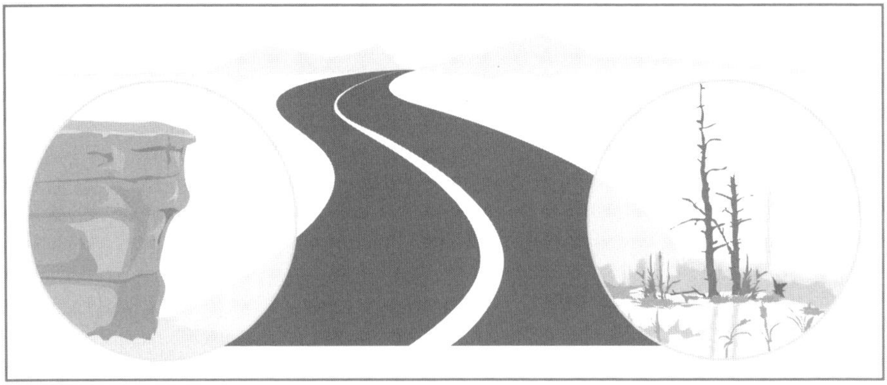

**Abbilduing 5-1**

*Wie Sie sehen, ist es nicht immer so einfach, für sich selbst zu sorgen. Mutter-Sein und Mutter-Werden ist ein Vollzeitjob, der neben der Berufstätigkeit auf den ersten Blick keine Zeit übrig lässt, um etwas Gutes für sich selbst zu tun. Es kann vorkommen, dass der Tag vollständig mit häuslichen oder beruflichen Pflichten und der Versorgung der Familie ausgefüllt ist. Auch kann die Angst vor und das Erleben von Überforderung zu einer Art »Starre« und völliger Inaktivität führen, so dass man nichts mehr schafft.*
*Dieses Dilemma kann mit dem Bild auf* ***Informationsblatt 5*** *veranschaulicht werden, das wir Ihnen nun austeilen. Sowohl das Zusteuern auf eine Klippe (durch zu viele Pflichten) als auch das Steckenbleiben im Sumpf (durch zu wenig Aktivität) führt zu psychischen Beschwerden, die sich auf Ihre körperliche und seelische Gesundheit auswirken können. Dadurch wird wiederum die Interaktion zwischen Ihnen und Ihrem Kind und auch Ihrem/r Partner/in negativ beeinflusst. Um dem vorzubeugen ist es wichtig, den »gesunden Mittelweg« zwischen Klippe und Sumpf zu finden. Zum einen müssen Sie darauf achten, sich genug Erholung und Pausen zu gönnen. Sie müssen bewusst Zeit für sich, für Ihre Freunde und Ihre/n Partner/in einplanen. Zum anderen dürfen Sie Pflichten und Herausforderungen nicht vollständig von sich wegschieben. Auch wenn Sie unter Druck stehen oder sich völlig erschöpft fühlen, sollten Sie Ihre privaten und beruflichen Ziele nicht aus den Augen verlieren.*

## 5.5 Hilfreiche Tages- und Wochenstrukturierung

Im Anschluss daran wird gemeinsam überlegt, wie eine ausgewogene Tages- und Wochenstruktur gefunden werden kann. Die Gruppenleitung sollte hier Denkanstöße geben (siehe Tipps für den gesunden Mittelweg) und Ideen der Teilnehmerinnen an Tafel, Flipchart oder Whiteboard notieren. Wichtig ist es, auf die »Perfektionismusfalle« zu achten und ggf. die Teilnehmerinnen darauf hinzuweisen (siehe auch Modul 11). Häufig ist das Problem eines unausgewogenen Zeitmanagements durch überhöhte eigene Ansprüche erklärbar. Auch passive Schonungstendenzen sollten in den Aussagen der Teilnehmerinnen von der Gruppenleitung bewusst wahrgenommen werden, so dass auf das Risiko »im Sumpf steckenbleiben« hingewiesen werden kann.

*Was ist Ihrer Meinung nach bei der Tages- und Wochenplanung wichtig, um einen gesunden Mittelweg zwischen Über- und Unterforderung zu finden? Was sollte bei der Planung und Umsetzung von Pflichten aus Ihrer Sicht beachtet werden? Was ist hilfreich, um Erholung und angenehme Aktivitäten in die eigene Woche zu integrieren? Nehmen Sie dafür gerne Ihren IST-Wochenplan zur Hand* ***(Arbeitsblatt 5)*** *und überlegen Sie sich dafür konkrete Verbesserungsmöglichkeiten.*

## 5.6 Übung bis zur nächsten Sitzung: SOLL-Wochenplan erstellen

**Tipps für den gesunden Mittelweg**

- Auf eine ausgewogene Verteilung von Belastung (Pflicht) und Entlastung (Freizeit) achten
- Sport, Entspannung, Zeit mit Freunden, etc. konkret planen u. in den Wochenplan eintragen
- *To-Do*-Listen machen
- Zerlegung von Aufgaben in konkrete Teilschritte (z. B. nicht »Haushalt« in die To-Do-Liste eintragen, sondern »Spülmaschine einräumen, Kinderzimmer saugen«)
- Prioritäten setzen (bspw. Wäsche machen aufs Wochenende verschieben)
- Dauer von Tätigkeiten etwas großzügiger einschätzen
- Pausen von mind. 20 Minuten bewusst einplanen
- Realistisch und konkret bleiben (z. B. reichen die Pausen zwischen dem Stillen maximal dafür aus, um in Ruhe zu duschen und sich umzuziehen)
- Aufgaben aufteilen und delegieren (z. B. »Kochen ich, Einkaufen du«), nicht alles selbst machen! Ist vielleicht sogar eine (vorübergehende) Haushaltshilfe sinnvoll?
- Einen synchronisierbaren Kalender für Termine und Aufgaben auf dem Handy mit Partner oder Familie nutzen
- Mindestens eine sportliche Aktivität pro Woche (z. B. Schwangerschaftsyoga, Rückbildungskurs, Aquafitness, Runde mit dem Fahrrad)
- Genug Zeit zum Kochen und Essen einplanen, ggf. Vorkochen und Familie/Freunde als Hilfe dabei einspannen
- Vor dem Fernseher sitzen ist keine längerfristige Erholung: Lieber etwas anderes machen wie stricken, ein Spiel spielen, spazieren gehen, einen Ausflug planen, lesen, Hörbuch hören, einen Kuchen backen, Hobbys nachgehen, in der Badewanne liegen etc.

Den Teilnehmerinnen wird die **Seite 2 von Informationsblatt 5** ausgeteilt (Tipps für den gesunden Mittelweg). Bis zur nächsten Sitzung werden sie gebeten, einen persönlichen Wochenplan zu erstellen, der die Voraussetzungen für einen »gesunden Mittelweg« zwischen Belastung und Entlastung erfüllt.

*Bis zur nächsten Woche wollen wir Sie bitten, auf* ***Arbeitsblatt 5*** *einen SOLL-Wochenplan zu erstellen, in dem Sie sowohl Ihre Pflichten notieren, als auch angenehme Aktivitäten einplanen. Erinnern Sie sich: Sie haben unter »meine Ablaufkanäle« bereits gute Ideen für angenehme und entlastende Aktivitäten gesammelt. Versuchen Sie, in dem SOLL-Wochenplan auch die heute besprochenen Vorschläge umzusetzen. Lesen Sie sich dafür auch die Tipps durch, die wir Ihnen nun austeilen.*

## 5.7 Abschlussblitzlicht

Die Teilnehmerinnen werden gebeten, zum Ende der Stunde ihre aktuelle Befindlichkeit einzuschätzen und eine kurze Aussage darüber zu machen, was sie aus der Stunde für sich mitnehmen konnten.

*Zum Abschluss der Sitzung möchten wir Sie bitten, uns kurz mitzuteilen, mit welcher Stimmung Sie nach Hause gehen. Orientieren Sie sich bei Ihrer Einschätzung bitte wieder an den Schulnoten. Zudem würden wir uns freuen, wenn Sie mit uns teilen würden, was Sie aus der heutigen Stunde für sich mitnehmen konnten.*

# Informationsblatt 5

## Zeitmanagement

### Der gesunde Mittelweg

#### Den Mittelweg zwischen Sumpf und Klippe finden

*(In Anlehnung an das Weg-Modell von Hammer, M. (2020). Stressbewältigungstraining für psychisch kranke Menschen. Ein Handbuch zur Moderation von Gruppen. Köln: Psychiatrie Verlag)*

Frauen in der Schwangerschaft und frischgebackene Mütter verlieren oft das Gefühl für den Ausgleich zwischen täglichen Pflichten und guttuenden, angenehmen Aktivitäten. Es entsteht ein Ungleichgewicht zwischen Belastung und Entlastung, was als Stress erlebt wird. Die meisten Frauen nehmen sich entweder so viel vor, dass keine Pausen und Entspannungsphasen mehr möglich sind (laufen auf eine Klippe zu = Überforderung), oder sie geraten aufgrund von Angst und Hilflosigkeit in eine Art »Starre« und werden vollständig inaktiv (bleiben im Sumpf stecken = Unterforderung). Hält dieser Zustand über einen längeren Zeitraum an, können körperliche und seelische Symptome die Folge sein, die sich dann wiederum auf die Interaktion zwischen Mutter und Kind, auf die Partnerschaft und vieles mehr auswirken können. Im schlechtesten Fall kommt es zu einer Chronifizierung der Symptome.

Um eine Über- und eine Unterforderung zu verhindern, muss der »gesunde Mittelweg« zwischen Klippe und Sumpf gefunden werden, indem auf eine gleichberechtigte Erfüllung von Pflichten und angenehmen Aktivitäten geachtet wird. Eine bewusste und gut strukturierte Tagesplanung ist dafür nötig. Dabei sollten sowohl perfektionistische Ansprüche (Katalysator für das Zulaufen auf die Klippe) als auch passive Schonungstendenzen (Risiko für das Steckenbleiben im Sumpf) bewusst wahrgenommen und kritisch hinterfragt werden.

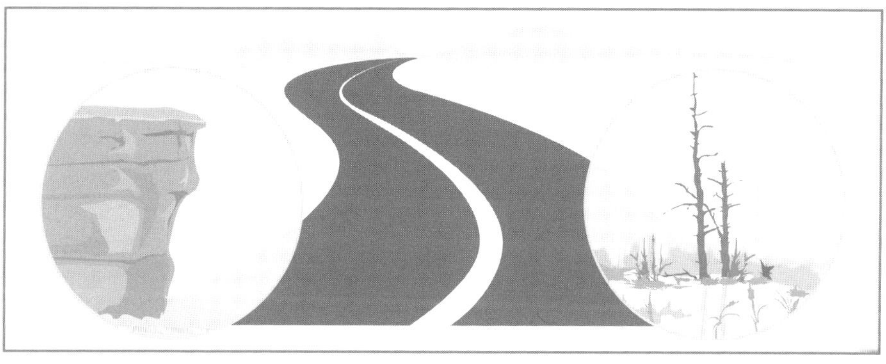

**Abbildung 5-1**

**Tipps für den gesunden Mittelweg**

- Auf eine ausgewogene Verteilung von Belastung (Pflicht) und Entlastung (Freizeit) achten
- Sport, Entspannung, Zeit mit Freunden, etc. konkret planen u. in den Wochenplan eintragen
- *To-Do*-Listen machen
- Zerlegung von Aufgaben in konkrete Teilschritte (z. B. nicht »Haushalt« in die *To-Do*-Liste eintragen, sondern »Spülmaschine einräumen, Kinderzimmer saugen«)
- Prioritäten setzen (bspw. Wäsche machen aufs Wochenende verschieben)
- Dauer von Tätigkeiten etwas großzügiger einschätzen
- Pausen von mind. 20 Minuten bewusst einplanen
- Realistisch und konkret bleiben (z. B. reichen die Pausen zwischen dem Stillen maximal dafür aus, um in Ruhe zu duschen und sich umzuziehen)
- Aufgaben aufteilen und delegieren (z. B. »Kochen ich, Einkaufen du«), nicht alles selbst machen! Ist vielleicht sogar eine (vorübergehende) Haushaltshilfe sinnvoll?
- Am besten einen synchronisierbaren Kalender für Termine und Aufgaben auf dem Handy mit Partner oder Familie nutzen
- Mindestens eine sportliche Aktivität pro Woche (z. B. Schwangerschaftsyoga, Rückbildungskurs, Aquafitness, Runde mit dem Fahrrad)
- Genug Zeit zum Kochen und Essen einplanen, ggf. Vorkochen und Familie/Freunde als Hilfe dabei einspannen
- Vor dem Fernseher sitzen ist keine längerfristige Erholung: lieber etwas anderes machen, wie stricken, ein Spiel spielen, spazieren gehen, einen Ausflug planen, lesen, Hörbuch hören, einen Kuchen backen, Hobbys nachgehen, in der Badewanne liegen etc.

# Arbeitsblatt 5

## Meine Woche (IST)

| Uhrzeit | Montag | Dienstag | Mittwoch | Donnerstag | Freitag | Samstag | Sonntag |
|---|---|---|---|---|---|---|---|
| | | | | | | | |
| | | | | | | | |
| | | | | | | | |
| | | | | | | | |
| | | | | | | | |
| | | | | | | | |
| | | | | | | | |
| | | | | | | | |
| | | | | | | | |
| | | | | | | | |

## Meine Woche (SOLL)

Versuchen Sie, einen Wochenplan für sich zu erstellen, der Sie vor Über- und vor Unterforderung schützt. Notieren Sie Ihre Aufgaben/Pflichten. Überlegen Sie, wie viel Zeit Sie dafür benötigen, setzen Sie Prioritäten und zerlegen Sie sie gegebenenfalls in Teilschritte. Planen Sie mindestens eine sportliche Aktivität und genug Zeit für Pausen ein. Überlegen Sie auch, welche Aufgaben Sie abgeben können. Reservieren Sie vor allem Zeit für sich und geliebte Menschen. Orientieren Sie sich an den Tipps/Empfehlungen auf **Informationsblatt 5.**

## Meine Woche (SOLL)

| Uhrzeit | Montag | Dienstag | Mittwoch | Donnerstag | Freitag | Samstag | Sonntag |
|---|---|---|---|---|---|---|---|
| | | | | | | | |
| | | | | | | | |
| | | | | | | | |
| | | | | | | | |
| | | | | | | | |
| | | | | | | | |
| | | | | | | | |
| | | | | | | | |
| | | | | | | | |
| | | | | | | | |

# Modul 6

## Das Karussell der Depression I

### Sie können aussteigen

**Inhalte & Ziele**



**Materialien**

- Informationsblatt 6
- Arbeitsblatt 6
- Ggf. Arbeitsblatt 3 und 5 um Ergänzungen hinzuzufügen

## 6.1 Anfangsblitzlicht

Die Teilnehmerinnen werden zu Beginn der Stunde gebeten, ihre aktuelle Befindlichkeit einzuschätzen.

*Zu Beginn der Stunde möchten wir Sie bitten, kurz Ihre aktuelle Stimmung/ Befindlichkeit zu schildern. Orientieren Sie sich bei Ihrer Einschätzung an den Schulnoten: 1 steht für eine sehr gute, zuversichtliche Stimmung, 3 steht für eine mittelmäßige »so lala«-Stimmung und 6 steht für eine sehr schlechte, deutlich belastete Befindlichkeit.*

## 6.2 Wiederholen der letzten Stunde und Besprechen der Hausaufgabe

Im Anschluss an die Blitzlichtrunde werden die Inhalte der letzten Stunde gemeinsam wiederholt. Die Gruppenleitung gibt dabei aktive Unterstützung und verdeutlicht, dass es nicht um eine detailgetreue Wiederholung einzelner Inhalte geht, sondern vielmehr darum, was den einzelnen Teilnehmerinnen wichtig erscheint und im Gedächtnis geblieben ist. Zur Unterstützung können Flipchart und Arbeitsmaterialien der letzten Stunde verwendet werden.

*Bevor wir uns den Inhalten der heutigen Stunde widmen, möchten wir mit Ihnen gemeinsam die Inhalte der letzten Stunde wiederholen. Was ist Ihnen besonders in Erinnerung geblieben und welche Gedanken und Fragen haben Sie zu den Themen der letzten Stunde?*

Die Besprechung der Hausaufgabe erfolgt mit Unterstützung der Gruppenleitung. Wichtig ist es, die Teilnehmerinnen für die Mühe der Erstellung ihres SOLL-Wochenplans zu verstärken und die Umsetzungsbereitschaft zu fördern. Mögliche Hürden werden erfragt und gemeinsam nach Lösungen gesucht. Die Inhalte sollten im Idealfall durch den Austausch unter den Teilnehmerinnen entstehen.

*Wie ist es Ihnen beim Erstellen eines – Anstrengung und Erholung ausgleichenden – Wochenplans ergangen? Gab es Schwierigkeiten oder Hürden, die wir hier in der Gruppe besprechen und dafür Lösungen finden können? Wie schaffen Sie es, sich die kommenden Tage und Wochen an diesem SOLL-Wochenplan zu orientieren?*

## 6.3 Das Karussell der Depression

Etwa 10 % aller Schwangeren (Prävalenz ist im 2. und 3. Trimenon höher als im 1. Drittel der Schwangerschaft) und etwa 10–15 % aller Mütter leiden im ersten Jahr nach der Geburt unter einer depressiven Störung (Hofecker-Fallahpour et al. 2005). Leider werden diese selten diagnostiziert und demnach auch nicht behandelt, da viele Beschwerden der Schwangerschaft oder dem »Babyblues« der stattgefundenen Lebens- und Hormonumstellung zugeschrieben werden. Die betroffenen Frauen begeben sich aus eigenem Antrieb selten in fachärztliche Beratung oder psychotherapeutische Behandlung, da sie sich für ihre Gedanken, Gefühle und Reaktionsweisen schämen und sich eher zurückziehen. Die Folgen einer unbehandelten depressiven Störung wirken sich bei Schwangeren und betroffenen Müttern nicht nur auf sie selbst aus, sondern können ernstzunehmende negative Auswirkungen auf die Kinder und die Partnerschaft haben. So kann bspw. das depressive Unvermögen der Mutter, sich dem Kind zuzuwenden, eine tiefgreifende Interaktions- und Entwicklungsstörung beim Kind auslösen, welche wiederum die Schuldgefühle und das mangelnde Hilfesuchverhalten der Mutter verstärkt. Neben Partnerschaftskonflikten und Kindesmisshandlungen kann die postpartale Depression im schlimmsten Fall zu Suizidgedanken und auch zum Suizid bzw. Infantizid führen.

Ziel dieses Moduls ist es, den Frauen den natürlichen Zusammenhang zwischen Denken, Fühlen und Handeln aufzuzeigen und sie dafür zu sensibilisieren, dass ihr depressives Erleben einen wichtigen Einfluss auf ihr Kind und ihr soziales Umfeld hat. Die Teilnehmerinnen sollen erkennen, dass sie das Wohlergehen ihrer Familie fördern, wenn sie sich um sich selbst kümmern.

Den Teilnehmerinnen wird die folgende Fallvignette (**Seite 1 u. 2 von Informationsblatt 6**) ausgeteilt, anhand derer gemeinsam das Karussell der Depression erarbeitet wird. Die Gruppenleitung schreibt die Bereiche »Gedanken/Gefühle/mein Verhalten/Verhalten meines Kindes« an das Whiteboard (o. Ä.) und lässt die Teilnehmerinnen die Inhalte der Fallvignette diesen zuordnen.

*Bitte lesen Sie die vorliegende Fallvignette einmal in Ruhe durch. Ihre Aufgabe ist es, im Anschluss zu sammeln, welche Symptome und Beschwerden Sie bei der Frau und ihrem Kind erkennen können. Versuchen Sie bitte, diese Symptome und Beschwerden den Bereichen Gedanken, Gefühle und Verhalten (der Frau und des Kindes) zuzuordnen.*

**Fallbeispiel**

Die 28-jährige, alleinerziehende Frau A. stellt sich aufgrund von Freudlosigkeit und Traurigkeit, starker Antriebslosigkeit sowie Schlafstörungen in der Ambulanz vor. Seit Wochen gehe es ihr »richtig schlecht«, sie sei mit allem überfordert, fühle sich innerlich leer, aggressiv und habe mit sich und ihrem Kind keine Geduld mehr. Sie habe den Eindruck, »eine schlechte Mutter« zu sein und ihrem Kind nicht die richtige Betreuung bieten zu können. Auch seien ihr Veränderungen an ihrem 1-jährigen Sohn aufgefallen. Er sei sehr wenig aktiv und würde kaum auf sie reagieren. Sie habe beschlossen, ihn so weit wie möglich »in Ruhe zu lassen«, da sie der Meinung sei, er brauche sie offensichtlich nicht. Die meiste Zeit sei sie zu Hause allein mit ihm, Kontakt zu Freunden und Familie habe sie sehr selten. Früher habe sie gerne Sport getrieben, dazu könne sie sich im Moment nicht »aufraffen«.

**Gedanken**
Ich bin eine schlechte Mutter
Ich habe meinem Sohn nichts zu bieten
Mein Sohn braucht mich nicht

**Verhalten meines Kindes**
Passiv
Keine Reaktionen auf Interaktionsversuche der Mutter

**Gefühle**
Keine Freude
Traurigkeit
Innerlich leer und aggressiv
Ungeduldig

**Mein Verhalten**
Rückzug
Kein Sport
Keine Verabredungen mit Freunden/Familie

*Sie haben nun die einzelnen Aspekte der Fallvignette sehr richtig den Bereichen Gedanken, Gefühle und Verhalten zugeordnet. Die klinische Erfahrung hat gezeigt, dass diese Bereiche unseres Erlebens zusammenhängen. Haben Sie eine Idee, wie dieser Zusammenhang aussehen könnte? Wie würden Sie sich zum Beispiel fühlen, wenn Sie denken würden »ich bin eine schlechte Mutter«? Wenn Sie sich traurig und leer fühlen, was tun Sie dann in der Regel?*

*Was passiert, wenn Sie sich zurückziehen mit Ihren Gefühlen und Gedanken?*
*Was glauben Sie, wie Ihr Kind reagiert, wenn Sie sich ihm dauerhaft nicht zuwenden?*

Die Pfeile werden eingezeichnet, wenn die Teilnehmerinnen die Zusammenhänge erschlossen haben. Wichtig ist zu betonen, dass das Karussell an jeder Stelle beginnen kann und jede Richtung möglich ist.

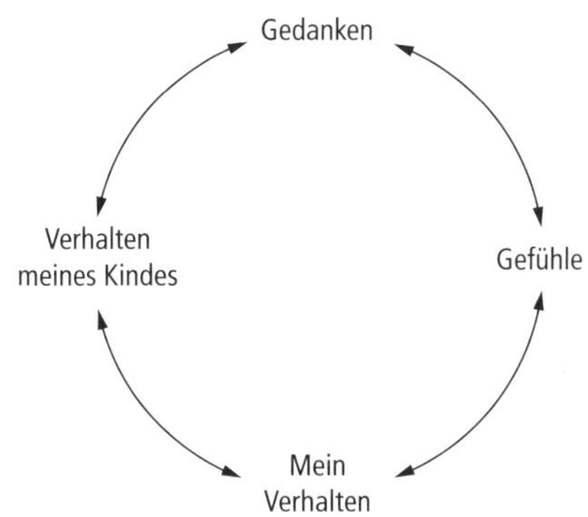


**Abbildung 6-1**

*Können Sie sich nun vorstellen, an welcher Stelle ein Ausstieg aus dem Karussell möglich wäre?*
*Unsere Gefühle sind aus sich heraus nur schwer beeinfluss- und veränderbar. Oder funktioniert bei Ihnen die Aufforderung »hör auf, dich zu ärgern«? Nein, für die Steuerung unserer Gefühle gibt es keinen direkten Knopf. Auch haben wir nur indirekt Einfluss darauf, wie unsere Umwelt reagiert. Was wir jedoch aktiv verändern können, sind unsere Gedanken und unser Verhalten. Diesen beiden Ausstiegsmöglichkeiten aus dem Karussell der Depression wollen wir uns nun und in der folgenden Sitzung widmen.*

## 6.4 Ausstieg aus dem Karussell über das Verhalten

Ein Ausstieg aus dem Karussell der Depression ist zum einen über eine Verhaltensaktivierung und zum anderen über die Veränderung/Umbewertung unserer Gedanken möglich. In diesem Abschnitt soll es um depressionslindernde bzw. -vorbeugende Verhaltensweisen gehen. Im anschließenden Modul (Karussell der Depression II) wird die Modifikation der Gedanken behandelt.

Der Ansatz, angenehme Aktivitäten in den eigenen Tagesablauf einzuplanen, wurde im vorangegangenen Modul (Zeitmanagement) bereits eingeführt. An dieser Stelle soll deshalb nur noch einmal darauf verwiesen werden. Wichtig anzusprechen und zu beachten ist dabei, dass nicht alle vermeintlich positiven Aktivitäten für jeden Menschen »positiv« sind. Ein Beispiel hierfür kann Joggen sein. Manche Menschen joggen, weil es ihnen Spaß macht und sie es genießen. Andere wiederum joggen, um Gewicht zu verlieren und sehen es eher als Pflichtprogramm an. Der Unterschied soll in der Gruppe herausgearbeitet und an die Suche nach persönlichen angenehmen Aktivitäten appelliert werden. Ein Aspekt, der im Zusammenhang mit dem Aufbau angenehmer Aktivitäten häufig auftritt, ist die Frage nach Betreuungsmöglichkeiten für das Baby bzw. ältere Geschwisterkinder. Ideen hierfür sollten gemeinsam in der Gruppe gesammelt werden.

*Wenn wir das depressive Karussell in eine positive Richtung drehen wollen, können wir bei einer Veränderung unseres Verhaltens anfangen. Erinnern Sie sich an die vorherigen Stunden, in denen wir über das Fassmodell und ein ausgewogenes Zeitmanagement gesprochen haben? Dort haben wir uns bereits damit beschäftigt, wie wichtig es ist, Ihren Belastungen positive Aktivitäten entgegenzusetzen, sozusagen »Ablaufkanäle« für Ihren Stress zu finden und die angenehmen Tätigkeiten bewusst einzuplanen. Durch die Fallvignette und den besprochenen Zusammenhang zwischen den einzelnen Komponenten wollten wir Ihnen verdeutlichen, dass Ihr eigenes Erleben auch die Interaktion mit Ihrem Kind beeinflusst bzw. die Interaktion mit anderen wichtigen Menschen in Ihrem Leben. Sie können deshalb aktiv etwas für das Wohlbefinden Ihres Kindes (oder für Ihre Partnerschaft) tun, indem Sie sich um sich selbst kümmern und auf das tägliche Ausführen angenehmer Aktivitäten achten. Beim Finden von angenehmen Aktivitäten kann es hilfreich sein, daran zu denken, was Sie zum Beispiel früher gerne unternommen haben. Wichtig dabei ist, dass es Dinge sind, die Sie an und für sich gerne tun. Nicht alle vermeintlich positiven Aktivitäten sind für jeden Menschen angenehm. Lassen Sie uns gemeinsam überlegen, wer in dieser Zeit Ihr Baby/Ihre Kinder/Ihren Hund o. a. betreuen kann.*

**Positive Aktivitäten – Wer betreut in der Zeit?**

- Familie (Partner, Eltern)
- Freunde
- Babysitter
- Kita
- Nachbarn

## 6.5 Übung bis zur nächsten Sitzung: Kuschelrezept einlösen mit Selbstbeobachtung

Den Teilnehmerinnen wird die Zusammenfassung der heutigen Stunde auf **Informationsblatt 6** (vollständig mit Seite 3) ausgeteilt. Bis zur nächsten Sitzung werden sie gebeten, das auf **Arbeitsblatt 6** verordnete »Kuschelrezept« einzulösen und zu notieren, wie es ihnen dabei ergangen ist.

*Wir teilen Ihnen nun die Zusammenfassung der heutigen Stunde und Ihre Aufgabe bis zur nächsten Woche aus. Wir möchten Sie bitten, das auf* ***Arbeitsblatt 6*** *verordnete »Kuschelrezept« einzulösen. Für diejenigen, die bereits entbunden haben, gilt das Rezept für Sie und Ihr Baby. Für diejenigen, die noch nicht entbunden haben, gilt das Rezept für Ihren Partner bzw. Partnerin oder eine andere Ihnen sehr nahestehende Person. Notieren Sie davor und danach Ihre Erfahrungen damit. Falls Ihnen weitere angenehme Aktivitäten für Ihren Alltag einfallen, ergänzen Sie diese bitte auf Ihrem* ***Arbeitsblatt 3*** *(Fassmodell: meine Ablaufkanäle) und planen Sie sie in Ihrem SOLL-Wochenplan zusätzlich ein (****Arbeitsblatt 5****).*

## 6.6 Abschlussblitzlicht

Die Teilnehmerinnen werden gebeten, zum Ende der Stunde ihre aktuelle Befindlichkeit einzuschätzen und eine kurze Aussage darüber zu machen, was sie aus der Stunde für sich mitnehmen konnten.

*Zum Abschluss der Sitzung möchten wir Sie bitten, uns kurz mitzuteilen, mit welcher Stimmung Sie nach Hause gehen. Orientieren Sie sich bei Ihrer Einschätzung bitte wieder an den Schulnoten. Zudem würden wir uns freuen, wenn Sie mit uns teilen würden, was Sie aus der heutigen Stunde für sich mitnehmen konnten.*

# Informationsblatt 6

## Das Karussell der Depression I

### Sie können aussteigen

**Fallbeispiel**
Die 28-jährige, alleinerziehende Frau A. stellt sich aufgrund von Freudlosigkeit und Traurigkeit, starker Antriebslosigkeit sowie Schlafstörungen in der Ambulanz vor. Seit Wochen gehe es ihr »richtig schlecht«, sie sei mit allem überfordert, fühle sich innerlich leer, aggressiv und habe mit sich und ihrem Kind keine Geduld mehr. Sie habe den Eindruck, »eine schlechte Mutter« zu sein und ihrem Kind nicht die richtige Betreuung bieten zu können. Auch seien ihr Veränderungen an ihrem 1-jährigen Sohn aufgefallen. Er sei wenig aktiv und würde kaum auf sie reagieren. Sie habe beschlossen, ihn so weit wie möglich »in Ruhe zu lassen«, da sie der Meinung sei, er brauche sie offensichtlich nicht. Die meiste Zeit sei sie zu Hause allein mit ihm, Kontakt zu Freunden und Familie habe sie sehr selten. Früher habe sie gerne Sport getrieben, dazu könne sie sich im Moment nicht »aufraffen«.

**Gedanken:**

- 
- 
- 
- 
- 

**Gefühle:**

- 
- 
- 
- 
- 

**Verhalten der Mutter:**

- 
- 
- 
- 
- 

**Verhalten des Kindes:**

- 
- 
- 
- 
- 

## Das Karussell der Depression

Aus wissenschaftlichen Untersuchungen und der klinischen Praxis ist bekannt, dass sich menschliches Fühlen, Denken und Handeln gegenseitig beeinflussen. Häufig führen bestimmte Gedanken, welche in der postpartalen Phase oder auch schon in der Schwangerschaft auftreten können (z. B. »Ich schaffe das alles nicht«, »Ich bin keine gute Mutter«), zu einer Verschlechterung der Stimmung. Die Stimmung wiederum wirkt sich dann auf das Verhalten aus. Ein Mensch, der negative Gedanken und eine niedergeschlagene, deprimierte Stimmung hat, wird sich eher zurückziehen und sich passiv verhalten. Sozialer Rückzug und eine Einschränkung von Aktivitäten haben meist wiederum eine Verschlechterung der Stimmung zur Folge. Daraus kann sich ein regelrechtes depressives Karussell entwickeln, das sich immer weiter dreht und ein Ausstieg unmöglich erscheint. Länger anhaltende depressive Symptome beeinflussen auch den Austausch zwischen Mutter und Kind bzw. zwischen der betroffenen Frau und ihrem sozialen Umfeld. Die Beziehungen leiden und das Depressions-Karussell dreht sich weiter und weiter.

**Beispiel:** Eine Mutter kann aufgrund der eigenen psychischen Belastung die Signale ihres Säuglings nicht mehr richtig wahrnehmen und interpretieren und reagiert gereizt, ängstlich oder unsicher. Das Baby ist sehr sensibel für die Stimmung seiner Mutter und versucht, die Interaktion zu ihr (z. B. durch vermehrtes Schreien) zu beeinflussen. Bleibt dies auf Dauer erfolglos, wird der Säugling irgendwann resignieren, sich zurückziehen und weniger auf seine Umwelt reagieren (z. B. durch Vermeiden von Blickkontakt). Dies kann als eine Art Schutzmechanismus des Kindes angesehen werden. Die Mutter wiederum registriert dies und bildet voraussichtlich eine erneute negative Bewertung (z. B. »Mein Kind mag mich nicht«). Diese Bewertung führt in der Regel zu einer weiteren Stimmungsverschlechterung und das Karussell der Depression dreht sich weiter.

Das Beispiel könnte so ähnlich auch auf die Interaktionsdynamik mit Freundinnen oder dem Partner übertragen werden.

Ein Ausstieg aus dem Depressions-Karussell kann über zwei Ebenen gelingen: Entweder über die **Modifikation der Gedanken** oder über die **Veränderung des eigenen Verhaltens.**

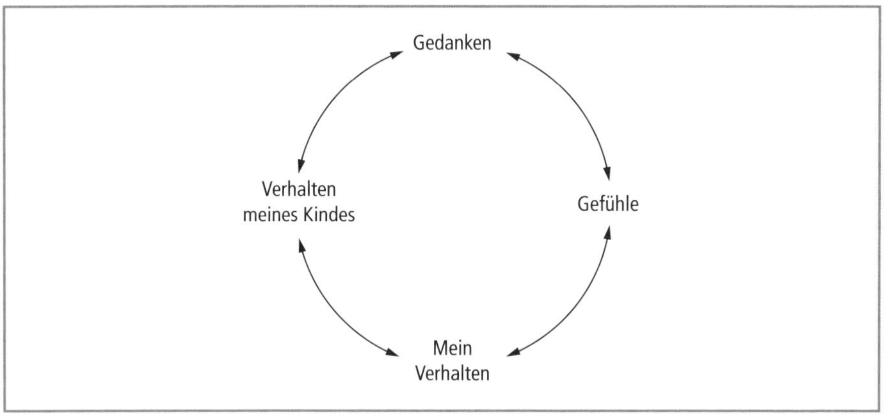


**Abbildung 6-1**

# Arbeitsblatt 6

| Name, Vorname | Geboren am |
|---|---|
| Name meines Kindes/<br>meines Partners/sonstige | Geboren am |

Verordnet am:

| Tag | Monat | Jahr |
|---|---|---|

Eingelöst am:

| Tag | Monat | Jahr |
|---|---|---|
| Tag | Monat | Jahr |
| Tag | Monat | Jahr |
| Tag | Monat | Jahr |

Rezept für:

Kuscheln

1× täglich ca. 10 Minuten

So ging es mir **VOR** Einlösen des Rezepts:

| Gedanken | Gefühle | Verhalten/ Verhaltensimpulse |
|---|---|---|
| •<br>•<br>• | •<br>•<br>• | •<br>•<br>• |
| •<br>•<br>• | •<br>•<br>• | •<br>•<br>• |
| •<br>•<br>• | •<br>•<br>• | •<br>•<br>• |

So ging es mir **NACH** Einlösen des Rezepts:

| Gedanken | Gefühle | Verhalten/ Verhaltensimpulse |
|---|---|---|
| •<br>•<br>• | •<br>•<br>• | •<br>•<br>• |
| •<br>•<br>• | •<br>•<br>• | •<br>•<br>• |
| •<br>•<br>• | •<br>•<br>• | •<br>•<br>• |

# Modul 7

## Das Karussell der Depression II

### Sie können aussteigen

**Inhalte & Ziele**

7.1 Anfangsblitzlicht
7.2 Wiederholung der letzten Stunde und Besprechen der Hausaufgabe
7.3 Negative automatische Gedanken
7.4 Bewusstwerden und Versuch der Distanzierung
7.5 Übung bis zur nächsten Sitzung: Gedankenprotokoll
7.5 Abschlussblitzlicht

**Materialien**

- Mind. 3 verschieden farbige Flipchart-Stifte
- Informationsblatt 7
- Arbeitsblatt 7
- Flipchart aus Modul 6: Zusammenhang Denken, Fühlen, Handeln (Teufelskreis)

## 7.1 Anfangsblitzlicht

Die Teilnehmerinnen werden zu Beginn der Stunde gebeten, ihre aktuelle Befindlichkeit einzuschätzen.

*Zu Beginn der Stunde möchten wir Sie bitten, kurz Ihre aktuelle Stimmung/ Befindlichkeit zu schildern. Orientieren Sie sich bei Ihrer Einschätzung an den Schulnoten: 1 steht für eine sehr gute, zuversichtliche Stimmung, 3 steht für eine mittelmäßige »so lala«-Stimmung und 6 steht für eine sehr schlechte, deutlich belastete Befindlichkeit.*

## 7.2 Wiederholen der letzten Stunde und Besprechen der Hausaufgabe

Im Anschluss an die Blitzlichtrunde werden die Inhalte der letzten Stunde gemeinsam wiederholt. Die Gruppenleitung gibt dabei aktive Unterstützung und verdeutlicht, dass es nicht um eine detailgetreue Wiederholung einzelner Inhalte geht, sondern vielmehr darum, was den einzelnen Teilnehmerinnen wichtig erscheint und im Gedächtnis geblieben ist. Zur Unterstützung können Flipchart und Arbeitsmaterialien der letzten Stunde verwendet werden.

*Bevor wir uns den Inhalten der heutigen Stunde widmen, möchten wir mit Ihnen gemeinsam die Inhalte der letzten Stunde wiederholen. Was ist Ihnen besonders in Erinnerung geblieben und welche Gedanken und Fragen haben Sie zu den Themen der letzten Stunde?*

Im Anschluss daran werden die Teilnehmerinnen gebeten, ihre Erfahrungen mit dem verordneten Kuschelrezept zu berichten. Im Gruppengespräch wird dabei insbesondere auf Schwierigkeiten und Hürden bei der Umsetzung geachtet. Die Leitung unterstützt die Gruppe bei der Suche nach Lösungsmöglichkeiten und verstärkt die Übungsbereitschaft. Wird ein positiver Zusammenhang zwischen Kuscheln und Gedanken/Stimmung berichtet, soll dieser als Ziel der Übung freudig markiert werden. Außerdem wird interessiert nach möglichen neu gefundenen angenehmen Aktivitäten gefragt.

*Die Aufgabe für zu Hause lautete, Ihr Kuschelrezept einzulösen und dabei Ihre Gedanken und Gefühle sowohl vorher als auch nachher zu notieren. Welche Erfahrungen haben Sie damit gemacht? Haben Sie einen Unterschied zwischen vorher und nachher festgestellt? Was war Ihrer Meinung nach eine Hürde, die Sie daran gehindert hat, die Kuschelzeit wahrzunehmen? Hat jemand von Ihnen noch eine angenehme Aktivität gefunden, die wir in der Gruppe noch nicht angesprochen haben? Vielen Dank für Ihre Offenheit und dass Sie Ihre Erfahrungen mit uns geteilt haben.*

## 7.3 Negative automatische Gedanken

Die negativen Gedanken und Denkfehler unterscheiden sich in Schwangerschaft und Stillzeit nicht von negativen Gedanken oder Grübeln in anderen Lebensphasen, jedoch sind die Inhalte sehr spezifisch. In Schwangerschaft und Stillzeit sind die Frauen häufig mit verzerrten Kognitionen konfrontiert, die sich zumeist auf das Kind und die eigene Rolle als Mutter konzentrieren. Meist machen sie sich Vorwürfe und geben sich die Schuld an unvorhersehbaren Situationen. Außerdem liegt ein gewisser Erwartungsdruck auf den Frauen, dass sie gefälligst ihr Glück zu genießen haben und gleichzeitig auch allen anderen Rollenanforderungen (Partnerschaft, Aussehen, Beruf, Freunde, etc.) gerecht werden. Neben Ärger und Aggressionen, Selbstabwertungen und Grübelschleifen finden sich in Schwangerschaft und Stillzeit auch angstvolle Kognitionen, die in Panikattacken münden können. Inhalte sind häufig Sorgen um das Kind, den Partner oder die Zukunft. Weiterhin können Zwangsgedanken auftreten, basierend auf der Befürchtung, Fehler zu machen und dem Kind Schaden zuzufügen.

Die Gruppenleitung sollte die Frauen entlasten, indem hervorgehoben wird, dass die automatischen Gedanken bei Schwangeren und jungen Müttern zu einem gewissen Grad normal sind. Gleichzeitig sollte aber auch zum Ausdruck kommen, dass das Bestehen dieser negativen Kognitionen über mehrere Wochen hinweg ein Hinweis für das Vorliegen einer psychischen Erkrankung sein kann. Aus diesem Grund sollte der Leidensdruck, der bei betroffenen Frauen mit negativen automatischen Gedanken entsteht, immer ernst genommen werden!

> *In der vorherigen Stunde haben wir gesehen, dass unsere Gefühle, Gedanken und unser Verhalten sich wechselseitig beeinflussen (Flipchart der letzten Stunde aufhängen). Ein Ausgang aus dem Karussell der Depression stellt das Verhalten dar, womit wir unsere Stimmung und damit unsere zwischenmenschlichen Interaktionen positiv beeinflussen können.*
> *In der heutigen Sitzung wollen wir uns, auf der Suche nach einem zweiten Ausstieg aus dem Karussell, unsere Gedanken anschauen. Unser Gehirn ist eigentlich permanent mit dem Denken beschäftigt, meistens ist uns das gar nicht bewusst. Unsere Gedanken können einzelne Wörter sein, wie »Typisch!«, oder aus ganzen Sätzen bestehen, wie »Das brauche ich gar nicht erst zu versuchen.« Es können aber auch blitzartig auftauchende Bilder sein, wie Erinnerungen oder eine Vorstellung. Gedanken, die schnell und ununterbrochen ablaufen, nennt man automatische Gedanken. Davon gibt es positive automatische Gedanken (wie z. B. »Super cool!«) und negative automatische Gedanken (wie z. B. »Ich mache alles falsch!«). Da positive automatische Gedanken meist keine Probleme verursachen, brauchen wir sie hier nicht zu besprechen. Wir wollen uns auf die negativen automatischen Gedanken konzentrieren und Ihnen Möglichkeiten an die Hand geben, diese zu verändern.*
> (Hofecker-Fallahpour et al. 2005)

Nun werden alle Kognitionen der Teilnehmerinnen am Flipchart (Whiteboard, o. Ä.) in Tabellenform gesammelt. Um die *Identifikation der automatischen Gedanken* zu erleichtern, werden die Frauen gebeten, sich an Situationen aus den letzten Wochen zu erinnern, in denen sie intensive Gefühle erlebt haben. Um den Zusammenhang zwischen Denken, Fühlen und Handeln erneut zu veranschaulichen, wird auch das darauffolgende Verhalten abgefragt und notiert. Die Gruppenleitung unterteilt die Kognitionen durch unterschiedliche Farben in depressive Gedanken, Ängste/Sorgen und Zwangsgedanken und erklärt wesentliche Unterschiede. Außerdem wird auf die kommenden zwei Gruppensitzungen (zum Thema Angst und Zwang) verwiesen.

> *Lassen Sie uns zuerst versuchen, Ihren negativen, ganz automatisch und unbewusst ablaufenden Gedanken auf die Spur zu kommen. In welcher Situation haben Sie sich zuletzt so richtig geärgert oder geschämt, hatten Angst oder haben sich hilflos gefühlt? Können Sie sich noch erinnern, was Ihnen dabei durch den Kopf ging? Wie haben Sie sich daraufhin verhalten?*

Situation → Gedanken → Gefühle → Verhalten

**Abbildung 7-1**

| | | | |
|---|---|---|---|
| **Beispiel 1:**<br>Ich versuche, mein Baby nachdem es bei mir auf dem Arm eingeschlafen ist vorsichtig ins eigene Bettchen zu legen und stoße dabei seinen Kopf an die hölzerne Bettkante, so dass es aufwacht und schreit. | Depressive Gedanken (z. B. Rot)<br>• Ich bin zu blöd, um eine gute Mutter zu sein<br>• Jetzt geht das Geschrei von vorne los und ich bin selbst schuld<br>• Ich schaffe das alles nicht<br>• Anderen Müttern würde so etwas nicht passieren<br>• Mein Kind wäre woanders besser aufgehoben<br><br>Ängste/Sorgen (z. B. Blau)<br>• Mein Baby hat so einen zarten, verletzlichen Kopf, ich habe es bestimmt für die Zukunft geschädigt<br><br>Zwangsgedanken (z. B. Schwarz):<br>• Was ist, wenn ich mein Kind aus Versehen noch viel schlimmer verletze, das nächste Mal sogar töte? | Ärger und Wut<br>Schuld<br>Minderwertigkeit<br>Hilflosigkeit und Hoffnungslosigkeit<br>Unsicherheit und Angst<br>Verzweiflung | Ich wecke meinen Partner und übergebe ihm das Baby, ohne ihm zu sagen, dass ich schuld bin.<br>Ich lege mich dann völlig erschöpft ins Bett, aber kann lange Zeit nicht einschlafen. |
| **Beispiel 2:**<br>Ich war übers Wochenende mit einer Freundin verreist und als ich nach Hause komme, sehe ich nur Arbeit. Mein Mann hat es noch nicht einmal geschafft, die Berge an leeren Glasflaschen zum Container zu bringen. Anstatt uns über das Wiedersehen zu freuen, streiten wir. | Depressive Gedanken (z. B. Rot)<br>• Alles muss ich alleine machen<br>• Niemand kümmert sich um mich<br>• Ich bin durch das (kommende) Baby abhängig von ihm<br>• Ich bin eine schlechte Ehefrau, weil ich ihn ständig kritisiere<br><br>Ängste/Sorgen (z. B. Blau)<br>• Wie soll das erst werden, wenn das Kind da ist?<br>• Wir werden uns bestimmt scheiden lassen und dann stehe ich als alleinerziehendea Mutter da | Gereiztheit und Ärger<br>Überforderung<br>Einsamkeit<br>Angst<br>Schuld<br>Verzweiflung | Ich ziehe mich weinend zurück, denke lange darüber nach. Irgendwann höre ich meinen Mann, wie er das Wohnzimmer saugt und die leeren Glasflaschen vor die Tür stellt. |

| | | | |
|---|---|---|---|
| **Beispiel 3:**<br>Ich gehe mit dem Kinderwagen spazieren. Als wir gute 20 Minuten von zu Hause entfernt sind, fängt mein Baby an zu schreien und lässt sich durch nichts beruhigen. Viele Passanten gucken. | Depressive Gedanken (z. B. Rot)<br>• Ich bin nicht in der Lage, mein Kind zu beruhigen<br>• Mein Kind akzeptiert mich nicht<br>• Mein Kind schreit, um mich zu ärgern<br>• Als Mutter bin ich eine Versagerin<br>• Alle Leute gucken, weil ich als Mutter doch wissen müsste, was mein Kind braucht, aber ich weiß es nicht<br>• Jetzt bloß keine Ratschläge von Fremden bekommen, die wissen es ja sowieso alle besser<br>• Hätte ich doch nie ein Kind bekommen<br><br>Ängste/Sorgen (z. B. Blau)<br>• Mein Kind könnte krank sein<br>• Wenn meinem Partner heute auf der Autobahn etwas Schlimmes zustößt, bin ich mit diesem Schreibaby alleine, wer soll sich dann um uns kümmern?<br><br>Zwangsgedanken (z. B. Schwarz):<br>• Mein Kind nervt mich so. Ich könnte es mit dem Kinderwagen vor die vorbeifahrenden Autos schubsen. | Ärger, Wut<br>Verzweiflung<br>Hilflosigkeit<br>Scham<br>Selbsthass<br>Angst | Ich gehe so schnell wie möglich nach Hause. Dabei kralle ich meine Hände in den Kinderwagen, um nicht die Kontrolle zu verlieren und blicke niemandem in die Augen.<br>Zu Hause angekommen bin ich schweißnass und mein Kind ist eingeschlafen. |

*Vielen Dank für Ihre Offenheit. Wir haben beim Notieren Ihrer Gedanken unterschiedliche Farben gewählt. Das liegt daran, dass negative automatische Gedanken unterschiedliche Inhalte und Qualitäten haben und deshalb in unterschiedliche Kategorien eingeteilt werden können. Wir unterscheiden zwischen depressiven Gedanken (z. B. Rot), Sorgen und Ängsten (z. B. Blau) und Zwangsgedanken (z. B. Schwarz). Depressive Gedanken beziehen sich auf negative Aspekte der eigenen Person, der Vergangenheit und Zukunft. Sie zeigen sich unter anderem in einer Schwarz/Weiß-Ansicht und einer pauschalisierenden Form und lassen meist durch endlose Grübelschleifen keine Lösung zu. Die einhergehenden Emotionen sind überwiegend Niedergeschlagenheit, Hoffnungslosigkeit, Selbsthass und Schuld. Angstgedanken und Sorgen zeichnen sich durch katastrophisierende Inhalte aus, führen zu Angst und Anspannung und können, ähnlich wie Grübelschleifen, als Sorgenketten auftreten, die keine Lösung oder Beruhigung zulassen. Der Unterschied zwischen Grübeln und Sichsorgen zeigt sich im Inhalt und dem zeitlichen Bezug der Gedanken. Während man sich beim Grübeln mit der »Warum«-Frage bezogen auf vergangene Ereignisse beschäftigt, stellt man beim Sichsorgen »Was ist wenn …«-Fragen, die auf die Zukunft gerichtet sind (Teismann 2014). Zwangsgedanken sind sich aufdrängende, schwer zu kontrollierende, meistens absurd erscheinende Gedanken, die durch ihre überwiegend aggressiven Inhalte Angst, Scham und Schuld bei den betroffenen Personen auslösen. Durch Zwangsgedanken fühlen sich Betroffene zu Verhaltensweisen gezwungen, um eine vermeintliche Gefahr oder Katastrophe zu verhindern (Teismann 2014).*
*In der heutigen Stunde wollen wir uns mit den depressiven Gedanken beschäftigen. In den nächsten beiden Stunden wird der Schwerpunkt auf den Angst- und Zwangsgedanken liegen.*

## 7.4 Bewusstwerden und Versuch der Distanzierung

Die Teilnehmerinnen sollen ein Bewusstsein für ihre dysfunktionalen, automatischen Gedanken entwickeln und verstehen, dass sie dadurch ihr Befinden nur unnötig verschlechtern. Sie sollen lernen, die Gedanken als das wahrzunehmen, was sie sind: nur Gedanken. Sie sollen lernen, diese zu akzeptieren und sich davon zu distanzieren.

*Betrachten wir Ihre Erfahrungen, können wir gut den bereits besprochenen Zusammenhang zwischen Gedanken, Gefühlen und Verhalten wiedererkennen: Der negative, automatische Gedanke von Ihnen, Frau XY (»z. B. andere Mütter kriegen das leichter hin«), hat dazu geführt, dass Sie sich minderwertig und traurig gefühlt haben. Daraufhin haben Sie ein Verhalten passend zu Ihren Gefühlen gezeigt (z. B. Verabredung mit Freundin abgesagt). Haben Sie sich da vielleicht, ohne es zu merken, in ein »Depressions-Karussell« gesetzt? Um aus dem Karussell der Depression auszusteigen ist es nötig, den Automatismus der Gedanken zu stoppen und bewusst die eigenen Gedanken wahr-*

*zunehmen. Wenn Sie das können, sind Sie auch in der Lage, Ihre Gedanken als das, was sie sind, nämlich nur Gedanken, wahrzunehmen, diese zu akzeptieren und davon Abstand zu nehmen.*
*Stellen Sie sich das Gehirn wie einen Bahnhof vor. In einen Bahnhof fahren ständig Züge ein und aus. In welchen Zug steigen Sie ein? Sie steigen natürlich in den Zug ein, in den Sie einsteigen wollen! Ebenso ist es mit unseren Gedanken im Gehirn. Unsere Gedanken sind wie Züge, die ständig ein und ausfahren. Wir können nicht verhindern, dass Gedanken kommen und gehen, so wie wir die Züge nicht am Fahren hindern können, aber wir können bewusst entscheiden, in welchen Gedankenzug wir einsteigen (Wells 2011).*
*Wenn Sie negative Gedanken oder Gefühle bemerken, dann versuchen Sie kurz innezuhalten, achten Sie auf die Auslöser dieser Gedanken und lassen Sie die Gedanken dann bewusst wieder gehen. Versuchen Sie sozusagen, einen Schritt zurückzugehen und Distanz zu Ihren Gedanken und Gefühlen einzunehmen. Es geht dabei nicht um Gedanken unterdrücken, verdrängen oder wegschieben, sondern um eine bewusste Lenkung Ihrer Aufmerksamkeit. Hier bedarf es etwas Übung, die Aufmerksamkeit ist wie ein Muskel, der trainiert werden kann.*

## 7.5 Übung bis zur nächsten Sitzung: Gedankenprotokoll

Die Teilnehmerinnen sollen bis zur nächsten Sitzung üben, sich ihrer dysfunktionalen Kognitionen und deren Auslöser bewusst zu werden und zu üben, sich nicht in diese zu verstricken. Mithilfe eines Gedankenprotokolls können die Patientinnen in der Selbstbeobachtung auslösende Situationen, Gedanken und Konsequenzen dokumentieren. Den Teilnehmerinnen wird **Informationsblatt 7** und **Arbeitsblatt 7** ausgeteilt.

*Versuchen Sie bitte bis zur nächsten Stunde, bewusster auf Ihre automatischen negativen Gedanken und deren Auslöser zu achten. Jedes Mal, wenn Sie einen depressiven Gedanken bei sich bemerken, überlegen Sie, ob Sie in diesen »Gedankenzug« einsteigen wollen. Notieren Sie die auslösende Situation, die Gedanken und die Entscheidung, die Sie bezüglich des »Gedankenzugs« getroffen haben auf* ***Arbeitsblatt 7****. Tragen Sie auch ein, wie Sie sich nach der jeweiligen Entscheidung gefühlt und sich verhalten haben.*
*Wenn Sie sich für das Einsteigen in den Gedankenzug entscheiden, können Sie sich auch eine tägliche Zeit einrichten, zu der Sie sich dann vollends mit diesen Gedanken beschäftigen dürfen, aber bestimmen Sie den Zeitpunkt Ihrer Abfahrt selbst. Wenn Sie wollen, nehmen Sie sich am Abend 10 Minuten Zeit, z. B. von 18:00 bis 18:10 Uhr. Vielleicht merken Sie aber auch, dass Sie gar keine Lust mehr haben, sich am Abend mit diesen Gedanken zu beschäftigen, dann tun Sie es eben nicht. Achten Sie darauf, die Gedanken nicht zu verdrängen oder wegzuschieben, sondern bewusst wahrzunehmen, zu akzeptieren und dann wieder loszulassen.*

## 7.6 Abschlussblitzlicht

Die Teilnehmerinnen werden gebeten, zum Ende der Stunde ihre aktuelle Befindlichkeit einzuschätzen und eine kurze Aussage darüber zu machen, was sie aus der Stunde für sich mitnehmen konnten.

> *Zum Abschluss der Sitzung möchten wir Sie bitten, uns kurz mitzuteilen, mit welcher Stimmung Sie nach Hause gehen. Orientieren Sie sich bei Ihrer Einschätzung wieder an den Schulnoten. Zudem würden wir uns freuen, wenn Sie mit uns teilen würden, was Sie aus der heutigen Stunde für sich mitnehmen konnten.*

# Informationsblatt 7

## Karussell der Depression II

### Sie dürfen aussteigen

#### Gedanken im Gedankenkarussell

In Schwangerschaft und Stillzeit sehen sich sehr viele Frauen mit belastenden Gedanken konfrontiert, die sich zumeist auf das Kind, die Zukunft oder die Rolle als Mutter konzentrieren. Häufig kreisen die Gedanken wie in einem Karussell um das gleiche Thema. Dabei entstehen Selbstvorwürfe, Sorgen, Schuldzuweisungen und eine Abwertung der eigenen Fähigkeiten als Mutter oder Ehefrau. Für Schwangere und junge Mütter sind diese Gedanken äußerst belastend, da sie zusätzlich unter dem Erwartungsdruck stehen, sich gerade in dieser Zeit besonders glücklich fühlen zu müssen. Daraus entstehen Minderwertigkeitsgefühle, Ängste, Hilflosigkeit oder Verzweiflung und das Gedankenkarussell nimmt volle Fahrt auf. Da unser Gehirn permanent mit Denken beschäftigt ist, werden die blitzartig und schnell ablaufenden Gedanken meist gar nicht wahrgenommen.

In den kommenden Stunden beschäftigen wir uns mit folgenden automatischen Gedanken:

- Depressive Gedanken/ Grübeln: beziehen sich auf die negativen Aspekte der eigenen Person, der Vergangenheit und Zukunft. Sie zeigen sich unter anderem in einer Schwarz/Weiß-Ansicht und einer pauschalisierenden Form und lassen durch endlose Grübelschleifen keine Lösung zu. Die einhergehenden Emotionen sind überwiegend Niedergeschlagenheit, Hoffnungslosigkeit, Selbsthass und Schuld. Beim Grübeln beschäftigt man sich mit »Warum?«-Fragen, die sich auf vergangene Ereignisse beziehen.
- Angstgedanken und Sorgen zeichnen sich durch katastrophisierende Inhalte aus, führen zu Angst und Anspannung und lassen in Form von Sorgenketten keine Lösung oder Beruhigung zu. Beim Sichsorgen stellt man sich »Was ist wenn …«-Fragen, die auf die Zukunft gerichtet sind.
- Zwangsgedanken sind sich aufdrängende, schwer zu kontrollierende, meistens absurd erscheinende Gedanken, die durch ihre überwiegend aggressiven Inhalte Angst, Scham und Schuld bei den betroffenen Personen auslösen. Durch Zwangsgedanken fühlen sich Betroffene zu Verhaltensweisen gezwungen, um eine vermeintliche Gefahr oder Katastrophe zu verhindern.

(siehe Teismann, T. (2014). Grübeln. Wie Denkschleifen entstehen und wie man sie löst. Köln: BALANCE buch + medien)

## Negative automatische Gedanken

Negative automatische Gedanken können einzelne Wörter wie »Typisch!« sein, oder aus ganzen Sätzen bestehen wie »Das brauche ich gar nicht erst zu versuchen.« Es können aber auch plötzlich auftauchende Bilder sein, wie Erinnerungen oder eine bildhafte Vorstellung. *(Hofecker-Fallahpour, M. et al. (2005). Was Mütter depressiv macht … und wodurch sie wieder Zuversicht gewinnen. Ein Therapiebuch. Bern: Huber)*

Hier ein paar typische Beispiele für negative automatische Gedanken in Schwangerschaft und Stillzeit:

**Inhalte negativer automatischer Gedanken und Grundannahmen**

- Ich schaffe das alles nicht!
- Ich kann mein Kind nicht beruhigen!
- Ich bin eine schlechte Mutter!
- Ich bin eine schlechte Ehefrau!
- Ich bin eine Versagerin!
- Niemand kümmert sich um mich!
- Alles ist schrecklich!
- Hätte ich doch niemals ein Kind bekommen!
- Mein Kind schreit, um mich zu ärgern!
- Mein Kind akzeptiert mich nicht!
- Warum bin ich nicht glücklich?
- Niemand darf mir anmerken, dass ich es selbst nicht kann!
- Ich bin selbst schuld!
- Andere Frauen würden das hinkriegen!
- Er/sie (mein/e Partner/in) müsste doch merken, dass ich Hilfe brauche!
- Eltern müssen auf eigene Wünsche verzichten!
- …

## Bewusstwerden und Versuch der Distanzierung

Ein wichtiger, erster Schritt besteht darin, dass Sie lernen, Ihre Gedanken und deren Auslöser bewusster wahrzunehmen und zu bemerken, wenn Sie in das Karussell der Depression einsteigen. Dabei geht es zunächst einmal nur um Selbstbeobachtung. Denn nur wenn Sie bemerken, was Sie gerade denken, können Sie damit aufhören.

Stellen Sie sich einen Bahnhof vor. In einen Bahnhof fahren ständig Züge ein und aus. In welchen Zug steigen Sie ein? Sie steigen natürlich in den Zug, in den Sie einsteigen wollen! Stellen Sie sich nun Ihr Gehirn wie einen Bahnhof vor. Ihre Gedanken sind wie Züge, die ständig ein- und ausfahren. Sie können nicht verhindern, dass Gedanken kommen und gehen, so wie Sie die Züge nicht am Fahren hindern können. Aber Sie können entscheiden, in welchen Gedankenzug Sie einsteigen *(Wells, A. (2011). Metakognitive Therapie bei Angststörungen und Depression. Weinheim: Beltz).*

Wenn Sie negative Gedanken oder Gefühle bemerken, dann versuchen Sie kurz innezuhalten, achten Sie auf die Auslöser dieser Gedanken und lassen Sie die Gedanken dann bewusst wieder gehen. Steigen Sie bewusst nicht in diesen Zug ein. Gehen Sie einen Schritt zurück und nehmen ein wenig Distanz zu Ihren Gedanken und Gefühlen ein. Es geht dabei nicht darum, Gedanken zu unterdrücken, verdrängen oder wegzuschieben, sondern um eine bewusste Lenkung Ihrer Aufmerksamkeit. **Hier bedarf es etwas Übung: Die Aufmerksamkeit ist wie ein Muskel, der trainiert werden kann.**

# Arbeitsblatt 7

## Mein Gedankenprotokoll

Versuchen Sie, sich Ihrer belastenden Gedanken und negativen Bewertungen bewusst zu werden. Notieren Sie die Situation, in der solche Gedanken auftauchen und entscheiden Sie sich dann bewusst, ob Sie in den »Gedankenzug« einsteigen wollen. Achten Sie auch darauf, welche Gefühle und Verhaltensweisen mit der jeweiligen Entscheidung einhergehen.

| Situation | Gedanken | In den Gedankenzug einsteigen? | Konsequenz (Gefühle, Verhalten) |
|---|---|---|---|
| | | ☐ ja ☐ nein | |
| | | ☐ ja ☐ nein | |
| | | ☐ ja ☐ nein | |
| | | ☐ ja ☐ nein | |
| | | ☐ ja ☐ nein | |
| | | ☐ ja ☐ nein | |

## Meine Gedankenzeit

Wenn Sie sich für das Einsteigen in den Gedankenzug entscheiden, richten Sie sich bitte eine (tägliche) Zeit ein, zu der Sie sich dann vollends mit diesen Gedanken beschäftigen, ohne etwas nebenbei zu machen. Wenn Sie wollen, nehmen Sie sich am Abend 10 Minuten Zeit, z. B. von 18:00 bis 18:10 Uhr. Tragen Sie dann bitte unter »Konsequenz« in die Tabelle ein, wie Sie sich nach der Gedankenzeit gefühlt und verhalten haben. Vielleicht merken Sie aber auch, dass Sie gar keine Lust mehr haben, sich am Abend mit diesen Gedanken zu beschäftigen, dann tun Sie es eben nicht. Achten Sie darauf, die Gedanken nicht zu verdrängen oder wegzuschieben, sondern bewusst wahrzunehmen, zu akzeptieren und dann wieder loszulassen.

# Modul 8

## Ängste und Sorgen

### Keine Panik!

**Inhalte & Ziele**

8.1 Anfangsblitzlicht
8.2 Wiederholung der letzten Stunde und Besprechen der Hausaufgabe
8.3 Ängste in Schwangerschaft und Stillzeit
8.4 Angemessene oder pathologische Angst?
8.5 Erinnerung an Einflussmöglichkeiten
8.6 Übung bis zur nächsten Sitzung: Interview durchführen und Gegengedanken finden
8.7 Abschlussblitzlicht

**Materialien**

- Sammlung der negativen automatischen Gedanken aus Modul 7
- Informationsblatt 8
- Arbeitsblatt 8

## 8.1 Anfangsblitzlicht

Die Teilnehmerinnen werden zu Beginn der Stunde gebeten, ihre aktuelle Befindlichkeit einzuschätzen.

> *Zu Beginn der Stunde möchten wir Sie bitten, kurz Ihre aktuelle Stimmung/Befindlichkeit zu schildern. Orientieren Sie sich bei Ihrer Einschätzung an den Schulnoten: 1 steht für eine sehr gute, zuversichtliche Stimmung, 3 steht für eine mittelmäßige »so lala«-Stimmung und 6 steht für eine sehr schlechte, deutlich belastete Befindlichkeit.*

## 8.2 Wiederholen der letzten Stunde und Besprechen der Hausaufgabe

Im Anschluss an die Blitzlichtrunde werden die Inhalte der letzten Stunde gemeinsam wiederholt. Die Gruppenleitung gibt dabei aktive Unterstützung und verdeutlicht, dass es nicht um eine detailgetreue Wiederholung einzelner Inhalte geht, sondern vielmehr darum, was den einzelnen Teilnehmerinnen wichtig erscheint und im Gedächtnis geblieben ist.

*Bevor wir uns den Inhalten der heutigen Stunde widmen, möchten wir mit Ihnen gemeinsam die Inhalte der letzten Stunde wiederholen. Was ist Ihnen besonders in Erinnerung geblieben und welche Gedanken und Fragen haben Sie zu den Themen der letzten Stunde?*

Im Anschluss daran werden die Teilnehmerinnen gebeten, ihre Erfahrungen zu schildern, die sie mit der Wahrnehmung und Distanzierung von negativen automatischen Gedanken gemacht haben.

*Die Übung der letzten Stunde lautete, einen bewussten Umgang mit Ihren negativen automatischen Gedanken zu erproben. Welche Erfahrungen haben Sie damit gemacht? Haben Sie eine geplante Zeit in Anspruch genommen, in der Sie sich bewusst mit Ihren Gedanken beschäftigt haben? Wie ist es Ihnen damit ergangen? Vielen Dank für Ihre Offenheit und dass Sie Ihre Erfahrungen mit uns geteilt haben.*

## 8.3 Ängste in Schwangerschaft und Stillzeit

Für viele Schwangere und junge Mütter gehören Ängste und Sorgen zum Alltag. Die Verantwortung für ein Kind zu übernehmen ist immer mit einer gewissen Angst verbunden, das ist ganz normal. Zuerst sollen wieder Ängste und Sorgen der Teilnehmerinnen am Flipchart (o. Ä.) gesammelt und soweit wie möglich entpathologisiert werden. Hilfreich dafür ist es, die Aufzeichnungen der letzten Stunde mitzubringen. Im Anschluss daran erfolgt eine Psychoedukation zu Angst.

*In der heutigen Stunde wollen wir uns dem Thema Sorgen und Ängste widmen. Ein Thema, das in Schwangerschaft und Stillzeit den meisten Frauen gut bekannt ist. Bitte überlegen Sie einen Moment, welche Sorgen und Ängste Sie bei sich kennen. Wir haben hier Ihre Gedanken der letzten Stunde mitgebracht, bei denen ja auch Angstgedanken dabei waren.*

**Typische Sorgen & Ängste in Schwangerschaft und Stillzeit**

- Angst, dass ich die Schmerzen der Geburt nicht aushalte
- Sorge, dass mich mein/e Partner/in durch mein zusätzliches Gewicht und meine geringe Lust auf Sex verlässt oder betrügt
- Meinem Baby könnte während der Geburt etwas passieren (Nabelschnur um den Hals) und dann ist es für immer behindert
- Mein Kind könnte sterben (z. B. am plötzlichen Kindstod)
- Angst zu versagen (ich werde meinem Kind, meinem/r Partner/in, meinen eigenen Vorstellungen nicht gerecht)
- Mein/e Partner/in könnte durch einen Unfall verunglücken
- Mir könnte (unter der Geburt oder später) etwas zustoßen
- Wer kümmert sich um mein Kind, wenn mir etwas passiert?
- Sorgen um die finanzielle Situation (wie soll ich das alles bezahlen?)
- Angst, etwas falsch zu machen (bei der Ernährung, der Erziehung, etc.)
- Sorgen, dass jemand (z. B. in der Fremdbetreuung) meinem Kind schadet
- Sorgen, dass mein Arbeitsplatz verändert/gestrichen wird/die Kollegen kein Verständnis für Krankheiten, Ausfälle etc. haben und ich zur Außenseiterin werde

...

*Vielen Dank für Ihre Offenheit. Die von Ihnen genannten Ängste und Sorgen sind tatsächlich sehr typisch und kommen in Schwangerschaft und Stillzeit bei sehr vielen Frauen vor. Woran merken Sie, dass Sie Angst haben? Wie fühlen Sie sich, wenn Ihnen diese besorgniserregenden Gedanken durch den Kopf gehen?*

**Typische Reaktionen bei Angst**

- Unruhe
- Herzklopfen, Herzrasen
- Fokus nur darauf, kaum bis keine Ablenkung möglich
- Druck auf der Brust
- »Kloß im Hals«-Gefühl
- Schwindelgefühl
- Zittern in den Beinen
- Schwitzen
- Übelkeit/Völlegefühl
- Flache Atmung bis hin zu Panik
- Gedanken »ich drehe durch« oder »ich werde verrückt« oder »ich kippe gleich in Ohnmacht«

...

## 8.4 Angemessene oder pathologische Angst?

Die Teilnehmerinnen sollen ein Verständnis für die Differenzierung zwischen Angst als sinnvoller Reaktion und krankmachender Angst entwickeln. Angst ermöglicht uns, in Gefahrensituationen schnell zu reagieren, sie bereitet uns auf »Kampf« oder »Flucht« vor. Sie versetzt uns in einen Zustand erhöhter Handlungsbereitschaft und ist damit nützlich und sinnvoll. Kein Mensch wird aus Angst verrückt oder fällt um (ausgenommen: Ohnmachtsanfälle im Rahmen einer Blut-, Verletzungs- und Spritzenphobie).

Halten die Ängste allerdings sehr lange an, treten mehrmals am Tag auf, sind der Situation nicht mehr angemessen (übersteigert) und erzeugen einen Leidensdruck, dann kann von der Entwicklung einer Angststörung, einer Depression oder eines sogenannten Mischzustandes aus Angst und Depression ausgegangen werden. Bei diesen Erkrankungen beschäftigen sich Mütter beispielsweise dauernd mit dem Wohl des Kindes, dem des/r Partners/in und/oder der eigenen Gesundheit. Das Sichsorgen kann dabei als mentaler Versuch zur Bewältigung antizipierter Probleme verstanden werden, bei dem sich die betroffenen Frauen aber in ihren Sorgen »verlieren«. Mütter mit Depression, Angst- oder Panikstörung werden deswegen häufig beim Kinderarzt und anderen medizinischen Einrichtungen vorstellig.

*Angst ist ebenso wie Freude, Trauer und Wut eine Grundemotion. Lassen Sie uns nun überlegen, wie unser Körper Angst erzeugt und wozu wir dieses Gefühl überhaupt brauchen.*
*Sobald wir Gefahr wahrnehmen (über unsere Sinne oder unsere Gedanken), wird an unser Gehirn ein Alarmsignal gemeldet. Unser Gehirn veranlasst daraufhin die Nebenniere, die Hormone Adrenalin und Cortisol auszuschütten. Diese Hormone wappnen den Körper gegen die bevorstehende Bedrohung, da sie ihn in die Lage versetzen entweder zu kämpfen oder zu fliehen. Durch folgende körperliche Veränderungen wird dies möglich: Die Beschleunigung des Herzschlags gewährleistet eine bessere Durchblutung der Muskulatur, die wir bei einem Kampf oder beim Fliehen benötigen. Um mehr Luft zum Weglaufen zu haben, beschleunigt sich die Atmung. Dadurch kann es zu einem Schwindelgefühl kommen. Unsere Muskulatur wird angespannt, um den Körper auf Bewegung vorzubereiten. Dadurch fangen wir an zu zittern. Die Magen-Darm-Tätigkeit wird gehemmt, weil wir diese zum Kämpfen oder Fliehen nicht brauchen. Aus demselben Grund verspüren wir auch Mundtrockenheit, wenn wir Angst haben oder nervös sind. Damit unser Körper durch die Anspannung und Energiebereitstellung nicht überhitzt, schwitzen wir vermehrt. Ganz bleich vor Angst werden wir, weil das ganze Blut an anderen Stellen im Körper benötigt wird, zum Beispiel in den Beinen.*
*Sie merken also: Die von Ihnen genannten Symptome weisen darauf hin, dass Sie völlig gesund sind und Ihr Körper einwandfrei so funktioniert, wie die Natur es vorgesehen hat. Die »Alarmanlage Angst« hat eine wichtige Funktion als Schutz- und Überlebensmechanismus. Unser Körper bereitet uns aufs*

*Kämpfen oder Weglaufen vor, Sie können also gar nicht in Ohnmacht fallen oder verrückt werden, denn das ist nicht die Funktion von Angst!*
*Nun kann es bisweilen sein, dass unser Alarmsystem »zu sensibel« eingestellt ist und unser Gehirn Gefahr wahrnimmt, wo es gar keine Gefahr gibt. Ist Ihnen schon einmal aufgefallen, dass einige körperliche Reaktionen in der Schwangerschaft denen bei Angst ähneln?*

**Körperliche Veränderungen in der Schwangerschaft**

- Herzrasen durch beschleunigten und kräftigeren Herzschlag, Bereitstellung einer größeren Blutmenge
- Schwindel durch Kurzatmigkeit, aufgrund der Gewichtszunahme und der eingeschränkten Bewegungsfähigkeit
- Muskelkrämpfe durch vermehrten Magnesiumbedarf des Fötus
- Verstopfung, da Schwangerschaftshormone die Darmtätigkeit ruhigstellen
- Schwitzen, generell höhere Körpertemperatur

*Manchmal werden die körperlichen Veränderungen in der Schwangerschaft fehlinterpretiert und es bildet sich ein Kreislauf aus Sorgen, Ängsten und körperlicher Übererregung. Es kann aber auch sein, dass Sie bereits vor der Schwangerschaft ein »ängstlicher Typ« waren und sich Ihre Ängste und Sorgen nach der Geburt noch potenziert haben. Hält die Unruhe, Anspannung und das Sichsorgen sehr lange an oder treten diese mehrmals am Tag auf und sind in der Intensität nicht mehr angemessen (übersteigert), entsteht ein Leidensdruck, den man einer Angststörung zuordnen kann. Die Unterscheidung zwischen »normaler« Angst und »krank machender« Angst finden Sie auf dem Schaubild auf Ihrem **Informationsblatt 8**, das wir Ihnen nun austeilen.*

**Angst als Grundemotion**

| **Angemessene Angst** | **Pathologische Angst** |
|---|---|
| Erhöhte Aufmerksamkeit<br>Handlungsbereitschaft<br>Schnelles Reagieren<br>Anpassung an Situation<br>↓ | Sehr oft<br>Hält zu lange an<br>Der Situation nicht angemessen<br>↓ |
| **Abklingen der Angst & Entspannung** | **Leidensdruck & Einschränkungen im Leben** |
| | Ständige Arztbesuche<br>Kind niemandem anvertrauen<br>Sorgenketten<br>Alles selbst machen<br>Keine Zeit für sich<br>Angst vor der Angst |

## 8.5 Erinnerung an Einflussmöglichkeiten

Den Teilnehmerinnen wird der Zusammenhang zwischen Gedanken, Gefühlen und Verhalten aus den letzten beiden Stunden in Erinnerung gerufen. Dabei soll darauf eingegangen werden, dass sie die Möglichkeit haben, über ihr Verhalten und über ihre Gedanken Einfluss auf die Gefühle (also ihre Angst) zu nehmen, so dass es gar nicht erst zur Entwicklung einer psychischen Erkrankung kommt. Wenn noch Zeit ist, wird in 2er-Gruppen eine Übung durchgeführt, die die Teilnehmerinnen unterstützen soll, Gegengedanken für ihre Angstkognitionen zu entwickeln.

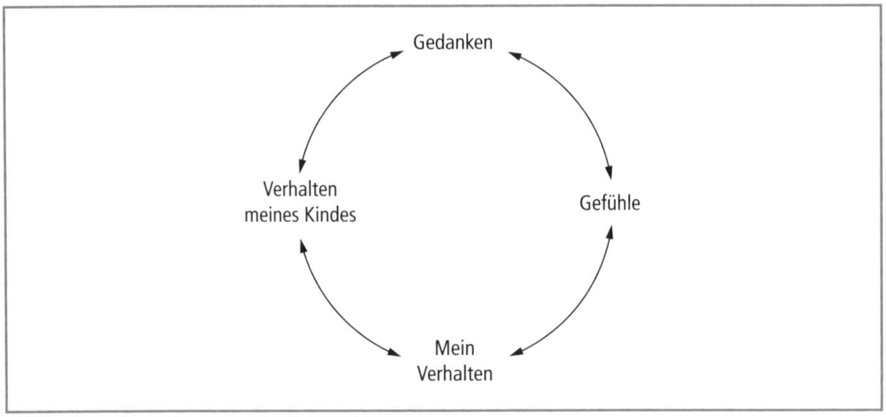


**Abbildung 8-1**

*Erinnern Sie sich bitte an die letzten beiden Stunden. Wir haben uns angeschaut, welche Einflussmöglichkeiten wir auf Gefühle bzw. unsere Stimmung haben. Neben dem Verhalten können wir über unsere Gedanken unsere Gefühlswelt, also auch unsere Ängste, beeinflussen. Wenn Sie merken, dass sich Ihre Angst übertrieben oft oder übertrieben stark zeigt, sollten Sie Ihr Verhalten ändern oder Ihre Gedanken genauer unter die Lupe nehmen.*
*Bei einer Verhaltensänderung könnten Sie etwas tun, das zeigt, dass Sie sich Ihrer Angst stellen. Sie könnten beispielsweise ein Testament schreiben, wenn Sie Angst haben, dass nach Ihrem Tod nichts für Ihr Kind oder Ihren Partner geregelt ist. Oder Sie könnten mutig sein und die häufigen Arztbesuche auf einen Besuch pro Halbjahr reduzieren.*
*Bei einem anderen Umgang mit Ihren Gedanken könnten Sie versuchen, diese zu entkräftigen oder sich selbst Mut zuzusprechen. Da es immer leichter ist, jemand anderem zu helfen als sich selbst, wollen wir abschließend noch eine Übung mit Ihnen durchführen: Finden Sie sich bitte mit der Nachbarin links von Ihnen im Team zusammen und »beichten« Sie sich nacheinander Ihre Angstgedanken. Überlegen Sie als Zuhörerin, was Sie einer guten Freundin mit den geschilderten Ängsten und Sorgen raten und empfehlen würden. Wie würden Sie ihr Mut, Schutz und Beruhigung vermitteln?*

Sollte für die Übung keine Zeit mehr sein, kann die Gruppenleitung folgende Ideen zum Umgang mit Angstgedanken äußern:

*Bei einem anderen Umgang mit Ihren Gedanken könnten Sie – wie bei den depressiven Gedanken – versuchen, gar nicht erst in den »Gedankenzug einzusteigen« und sich in Distanz zu Ihren Gedanken zu bringen. Sie haben aber auch die Möglichkeit, Ihren Angstgedanken »die Luft aus den Segeln zu nehmen«, indem Sie diese entkräftigen oder sich selbst Mut zusprechen. Haben Sie bspw. starke Angst vor Komplikationen unter der Geburt, könnten Sie die Wahrscheinlichkeit dafür nachlesen (verschwindend gering) und sich bewusstmachen, dass die heutige Medizin sehr weit fortgeschritten ist und Sie in Deutschland überversorgt sind. Wenn Sie körperliche Symptome bemerken und Sie sich Sorgen darüber machen, können Sie sich daran erinnern, dass Sie heute gelernt haben, diese körperlichen Veränderungen nicht auf eine Bedrohung oder Gefahr zurückzuführen, sondern auf die normalen körperlichen Veränderungen in Schwangerschaft und Stillzeit. So beruhigen Sie Ihre Angstgedanken und können hoffentlich feststellen, dass sich damit auch die Intensität Ihrer Angstgefühle reduziert.*

## 8.6 Übung bis zur nächsten Sitzung: Interview durchführen und Gegengedanken finden

Die Teilnehmerinnen sollen bis zur nächsten Stunde durch ein Verhaltensexperiment realisieren, dass Ängste und Sorgen in Schwanger- und Mutterschaft zum Alltag gehören und sie nicht allein mit ihren belastenden Gedanken sind. Mit der (bevorstehenden) Geburt eines Kindes ergeben sich zwangsläufig Umstände, welche nicht vollständig kontrollierbar sind – und das löst Angst aus. Im Anschluss daran, sollen die Teilnehmerinnen Gegengedanken für ihre Angstkognitionen entwickeln. **Arbeitsblatt 8** wird dafür an dieser Stelle ausgeteilt.

*Wir möchten Sie bitten, bis zur nächsten Stunde ein kleines Interview mit schwangeren Frauen oder Müttern in Ihrem Umfeld durchzuführen. Fragen Sie sie bitte nach ihren Ängsten und Sorgen und ihrem Umgang damit. Notieren Sie Ihre Umfrageergebnisse bitte auf* ***Arbeitsblatt 8****.*
*Außerdem möchten wir Sie bitten, in der nachfolgenden Tabelle auf* ***Arbeitsblatt 8*** *Ihre stärksten persönlichen Ängste und Sorgen zu notieren und sich dafür Gegenargumente zu überlegen. Was könnten Sie anstelle Ihrer Befürchtungen denken? Was würde Sie beruhigen?*

## 8.7 Abschlussblitzlicht

Die Teilnehmerinnen werden gebeten, zum Ende der Stunde ihre aktuelle Befindlichkeit einzuschätzen und eine kurze Aussage darüber zu machen, was sie aus der Stunde für sich mitnehmen konnten.

*Zum Abschluss der Sitzung möchten wir Sie bitten, uns kurz mitzuteilen, mit welcher Stimmung Sie nach Hause gehen. Orientieren Sie sich bei Ihrer Einschätzung wieder an den Schulnoten. Zudem würden wir uns freuen, wenn Sie mit uns teilen würden, was Sie aus der heutigen Stunde für sich mitnehmen konnten.*

# Informationsblatt 8

## Ängste und Sorgen

### Keine Panik!

Für viele Schwangere und junge Mütter gehören Ängste und Sorgen zum Alltag. Die Verantwortung für ein Kind zu übernehmen ist immer mit einer gewissen Angst verbunden, das ist ganz normal.

**Typische Sorgen & Ängste in Schwangerschaft und Stillzeit**

- Angst, dass ich die Schmerzen der Geburt nicht aushalte
- Sorge, dass mich mein/e Partner/in durch mein zusätzliches Gewicht und meine geringe Lust auf Sex verlässt oder betrügt
- Meinem Baby könnte während der Geburt etwas passieren (z. B. Nabelschnur um den Hals) und dann ist es für immer behindert
- Mein Kind könnte sterben (z. B. am plötzlichen Kindstod)
- Angst zu versagen (ich werde meinem Kind, meinem/r Partner/in, meinen eigenen Vorstellungen nicht gerecht)
- Mein/e Partner/in könnte durch einen Unfall verunglücken
- Mir könnte (unter der Geburt oder später) etwas zustoßen
- Wer kümmert sich um mein Kind, wenn mir etwas passiert?
- Sorgen um die finanzielle Situation (wie soll ich das alles bezahlen?)
- Angst, etwas falsch zu machen (bei der Ernährung, der Erziehung, etc.)
- Sorgen, dass jemand (z. B. in der Fremdbetreuung) meinem Kind schadet
- Sorgen, dass mein Arbeitsplatz verändert/gestrichen wird/die Kollegen kein Verständnis für Krankheiten, Ausfälle etc. haben und ich zur Außenseiterin werde

...

**Typische Reaktionen bei Angst**

- Unruhe
- Herzklopfen, Herzrasen
- Fokus nur darauf/kaum bis keine Ablenkung möglich
- Druck auf der Brust
- »Kloß im Hals«-Gefühl
- Schwindelgefühl
- Zittern in den Beinen
- Schwitzen
- Übelkeit, Völlegefühl im Bauch
- Flache Atmung
- Gedanke »ich drehe durch« oder »ich werde verrückt« oder »ich kippe gleich in Ohnmacht«

...

## Angemessene oder pathologische Angst?

Ängste und Sorgen treten bei allen Menschen auf und sind durchaus nützlich. Angst ermöglicht es uns, in Gefahrensituationen schnell zu reagieren und ist damit in ihrer Schutzfunktion sehr sinnvoll. Konkret bedeutet dies eine Vorbereitung auf »Kampf« oder »Flucht«. Treten die Ängste jedoch zu häufig auf, halten zu lange an, sind der Situation nicht mehr angemessen und erzeugen einen Leidensdruck, besteht (psychotherapeutischer) Behandlungsbedarf!

| **Angst als Grundemotion** | |
|---|---|
| **Angemessene Angst** | **Pathologische Angst** |
| Erhöhte Aufmerksamkeit<br>Handlungsbereitschaft<br>Schnelles Reagieren<br>Anpassung an Situation | Zu häufig<br>Hält zu lange an<br>Der Situation nicht angemessen |
| ↓ | ↓ |
| **Abklingen der Angst & Entspannung** | **Leidensdruck & Einschränkungen im Leben**<br>Ständige Arztbesuche<br>Kind niemandem anvertrauen<br>Sorgenketten<br>Alles selbst machen<br>Keine Zeit für sich<br>Angst vor der Angst |

| **Körperliche Veränderungen in der Schwangerschaft** |
|---|
| • Herzrasen durch beschleunigten und kräftigeren Herzschlag, Bereitstellung einer größeren Blutmenge<br>• Schwindel durch Kurzatmigkeit, aufgrund der Gewichtszunahme und der eingeschränkten Bewegungsfähigkeit<br>• Muskelkrämpfe durch vermehrten Magnesiumbedarf des Fötus<br>• Verstopfung, da Schwangerschaftshormone die Darmtätigkeit ruhigstellen<br>• Schwitzen, generell höhere Körpertemperatur |

## Erinnerung an Einflussmöglichkeiten

Wir haben die Möglichkeit, über unser Verhalten und über unsere Gedanken Einfluss auf die die Angst zu nehmen!

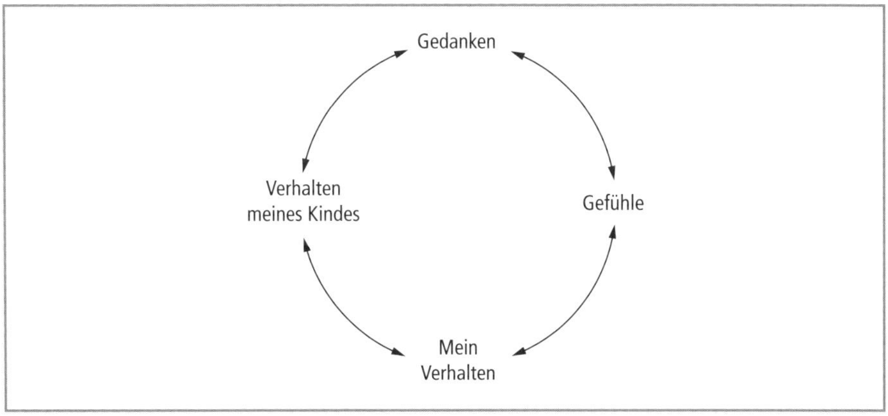


**Abbildung 8-1**

Bei einer **Verhaltensänderung** würden Sie etwas tun, das zeigt, dass Sie sich Ihrer Angst stellen. Sie könnten beispielsweise ein Testament schreiben, wenn Sie Angst haben, dass nach Ihrem Tod nichts für Ihr Kind oder Ihren Partner geregelt ist. Oder Sie könnten mutig sein und die häufigen Arztbesuche auf einen Besuch pro Halbjahr reduzieren.

Bei einem anderen Umgang mit Ihren **Gedanken** könnten Sie versuchen, diese zu entkräftigen oder sich selbst Mut zuzusprechen. Haben Sie bspw. starke Angst vor Komplikationen unter der Geburt, könnten Sie die Wahrscheinlichkeit dafür nachlesen (verschwindend gering) und sich bewusstmachen, dass die heutige Medizin sehr weit fortgeschritten ist und Sie in Deutschland überversorgt sind. Wenn Sie körperliche Symptome bemerken und sich Sorgen machen, können Sie sich daran erinnern, dass Sie gelernt haben, diese körperlichen Veränderungen nicht auf eine Bedrohung oder Gefahr zurückzuführen, sondern auf die normalen körperlichen Veränderungen in Schwangerschaft und Stillzeit.

# Arbeitsblatt 8

## Eine kleine Umfrage

Bitte befragen Sie Mütter oder schwangere Frauen in Ihrem Umfeld bezüglich ihrer Sorgen und Ängste. Tragen Sie bitte die Antworten in die folgende Tabelle ein.

| | Machst du dir manchmal Sorgen oder hast du vor etwas große Angst? Zum Beispiel um dein Kind? | Wie oft machst du dir Sorgen bzw. wie oft erlebst du die Angst? | Kannst du auch wieder aufhören, dir Sorgen zu machen? | Wie schaffst du es, mit den Sorgen aufzuhören bzw. wie bewältigst du deine Angst? |
|---|---|---|---|---|
| Person 1 | | | | |
| Person 2 | | | | |
| Person 3 | | | | |
| Person 4 | | | | |

## Meine Angstgedanken beruhigen

Bitte überlegen Sie sich »Gegengedanken« für Ihre Ängste und Sorgen. Zwei Beispiele finden Sie in der folgenden Tabelle. Tragen Sie Ihre persönlichen Angstgedanken bitte darunter ein und suchen Sie nach Argumenten, die *gegen* Ihre Ängste sprechen. Fragen Sie gerne auch die Frauen in Ihrer Umgebung nach Ideen. Sie können auch überlegen, was Sie einer Freundin raten würden, wenn diese Ihnen von ihren Ängsten und Sorgen erzählen würde.

| **Mein Angstgedanke/ Meine Sorge** | **Meine Beruhigung/Mein Gegenmittel** |
|---|---|
| z. B. »Ich werde den schrecklichen Schmerz unter der Geburt nicht aushalten« | • Das sind die sinnvollsten Schmerzen meines Lebens, ich werde reich dafür belohnt<br>• Das haben schon Millionen Frauen vor mir geschafft<br>• Jede Wehe/Welle bringt mich meinem Baby ein Stück näher<br>• Nur 8 Zentimeter muss mein Baby zurücklegen und die Natur hat es so vorgesehen, dass mein Baby intuitiv weiß, wie es diesen Weg schafft |
| z. B. »Mein Kind könnte am plötzlichen Kindstod sterben (SIDS)« | Ich reduziere beeinflussbare Risikofaktoren (genetische Veranlagung, Entwicklungsverzögerungen oder Frühgeburt sind nicht beeinflussbar) und stelle sicher, dass mein Baby:<br>• auf dem Rücken schläft<br>• im eigenen Bettchen in meiner Nähe schläft<br>• nicht überhitzt<br>• in einem guten Raumklima schläft (gut durchlüftet zwischen 16–18 Grad)<br>• nicht durch Rauchen/Alkohol/Drogen in der Schwangerschaft gefährdet wird<br>• nicht durch Passivrauchen gefährdet wird |

| **Mein Angstgedanke/ Meine Sorge** | **Meine Beruhigung/Mein Gegenmittel** |
|---|---|
| | |

| Mein Angstgedanke/<br>Meine Sorge | Meine Beruhigung/Mein Gegenmittel |
|---|---|
| | |
| | |
| | |
| | |

# Modul 9

## Zwangsgedanken

### Sie dürfen Ihr Kopfkino verlassen

**Inhalte & Ziele**



**Materialien**

- Flipchart aus Modul 7 mit der Sammlung der negativen automatischen Gedanken
- Informationsblatt 9
- Arbeitsblatt 9

## 9.1 Anfangsblitzlicht

Die Teilnehmerinnen werden zu Beginn der Stunde gebeten, ihre aktuelle Befindlichkeit einzuschätzen.

*Zu Beginn der Stunde möchten wir Sie bitten, kurz Ihre aktuelle Stimmung/Befindlichkeit zu schildern. Orientieren Sie sich bei Ihrer Einschätzung an den Schulnoten: 1 steht für eine sehr gute, zuversichtliche Stimmung, 3 steht für eine mittelmäßige »so lala«-Stimmung und 6 steht für eine sehr schlechte, deutlich belastete Befindlichkeit.*

## 9.2 Wiederholen der letzten Stunde und Besprechen der Hausaufgabe

Im Anschluss an die Blitzlichtrunde werden die Inhalte der letzten Stunde gemeinsam wiederholt. Die Gruppenleitung gibt dabei aktive Unterstützung und verdeutlicht, dass es nicht um eine detailgetreue Wiederholung einzelner Inhalte geht, sondern vielmehr darum, was den einzelnen Teilnehmerinnen wichtig erscheint und im Gedächtnis geblieben ist.

*Bevor wir uns den Inhalten der heutigen Stunde widmen, möchten wir mit Ihnen gemeinsam die Inhalte der letzten Stunde wiederholen. Was ist Ihnen besonders in Erinnerung geblieben und welche Gedanken und Fragen haben Sie zu den Themen der letzten Stunde?*

Im Anschluss daran werden die Teilnehmerinnen gebeten, ihre Erfahrungen zu schildern, die sie mit der Durchführung des Interviews gemacht haben. Außerdem werden alle berichteten Ideen zur Beruhigung der Angstgedanken am Flipchart (o. Ä.) gesammelt, damit anderen Teilnehmerinnen die positiven Veränderungsansätze zur Verfügung gestellt werden. Die Gruppenleitung verstärkt dabei aktiv die verschiedenen Ideen der Teilnehmerinnen.

*Eine der Übungen der letzten Stunde lautete, ein Interview mit schwangeren Frauen und Müttern in Ihrem Umfeld durchzuführen und diese zu eigenen Ängsten und Sorgen zu befragen. Zu welchen Umfrageergebnissen sind Sie gekommen? Wie gehen andere Frauen mit Ängsten und Sorgen um? Konnten Sie aus den Interview-Antworten Ideen entwickeln, um Ihre eigenen Angstgedanken zu beruhigen oder zu stoppen? Welche Gegengedanken haben Sie für sich finden können? Vielen Dank für Ihre Offenheit und dass Sie Ihre Erfahrungen mit uns geteilt haben.*

## 9.3 Psychoedukation zu Zwangsgedanken

Etwa 90 % aller Menschen haben hin und wieder Gedanken, die sie als unsinnig und lästig empfinden. Sie gehören zum normalen Gedankenablauf dazu. Junge Mütter und schwangere Frauen erleben häufig Zwangsgedanken, die sich um die Angst drehen, das Kind zu verletzen oder zu töten. Das Risiko, Symptome einer Zwangserkrankung in der Peripartalzeit zu entwickeln, ist bei Frauen mit vorbestehender psychischer Erkrankung höher (Zambaldi 2009). Bei Frauen mit depressiver Symptomatik in der postpartalen Phase finden sich zudem häufiger Zwangsgedanken als bei gesunden Frauen in der postpartalen Phase (Jennings et al. 1999). Berichtet werden Gedanken und Bilder, in denen die Mütter ihre Kinder erstechen, mit einem Kissen ersticken, in der Badewanne ertränken, aus dem Fenster werfen oder sexuell missbrauchen. Die aggressiven, sexuellen oder blasphemischen Inhalte dieser intrusiven Gedanken sindwidersprüchlich zum eigenen Wertesystem, wodurch automatisch eine ablehnende Bewertung der Kognitionen und damit der eigenen Person erfolgt. Dies führt wiederum zu unangenehmen Gefühlen (vor allem Angst und Entsetzen), die dann durch »Neutralisieren« (z. B. Denkverbot, Ablenkung/Vermeidung, Gegengedanken) reduziert werden sollen. Die Betroffenen beschreiben die Zwangsgedanken sehr oft als eine Art Film, der im Kopf abläuft und nicht gestoppt werden kann. Aufgrund der meist aggressiven oder sexuellen Inhalte der Zwangsgedanken ist das Thema äußerst schambesetzt und die Betroffenen versuchen es zu verheimlichen. Interessanterweise treten Zwangsgedanken nicht nur bei belasteten Müttern, sondern mit einer ähnlichen Prävalenz auch bei Vätern auf (Abramowitz 2003).

### 9.3.1 Inhalte der Zwangsgedanken

Da viele Frauen Hemmungen haben, ihre Zwangsgedanken offen auszusprechen, ist es hier sinnvoll, wenn die Gruppenleitung einige Beispiele nennt und am Flipchart (o. Ä.) anschreibt. Die Teilnehmerinnen werden ermutigt, eigene Gedanken und Bilder zu ergänzen. Ggf. wurden beim Sammeln automatischer negativer Gedanken (Modul 7) bereits Zwangsgedanken geäußert, die nun wieder aufgegriffen werden können. Die Stunde wird je nach Bereitschaft der Teilnehmerinnen als Psychoedukation mit Diskussion und Gruppengespräch gestaltet.

*In der heutigen Stunde wollen wir uns dem Thema Zwangsgedanken widmen. Fast alle Menschen haben von Zeit zu Zeit Gedanken, die sie als unsinnig und störend erleben und die sie nicht so einfach loswerden. Das können Gedanken, Bilder oder Impulse sein, die sich aufdrängen und die, wie die Melodie eines lästigen Ohrwurms, als schwer kontrollierbar erlebt werden. Im Vergleich zu Zwangsgedanken veranlassen diese sogenannten »Störgedanken« aber nicht dazu, etwas zu tun. Zwangsgedanken hingegen lösen starke Angst und Scham aus und den Druck, etwas dagegen tun zu müssen. Im Kopfkino von Zwangspatienten laufen immer Inhalte ab, die genau dem widersprechen, was die Person eigentlich an Werten, Normen und moralischen Vorstellungen vertritt (Hoffmann, Hofmann 2011). Deshalb fällt es den meisten Menschen auch so schwer, darüber zu sprechen, was sehr verständlich ist. Gerade in Schwangerschaft und Stillzeit treten solche Gedanken vermehrt auf, was damit zu tun hat, dass bei Stress und emotionaler Anspannung die Wahrscheinlichkeit für solche aufdringlichen Gedanken steigt. Meistens beziehen sich die Gedanken auf das Kind. Viele Frauen berichten von Gedanken, ihr Kind verletzen zu können oder einen Fehler zu machen, wodurch sie dem Kind Schaden zufügen könnten. Wenn diese Gedanken keine starken negativen Gefühle und keinen Zwang zum Handeln auslösen, besteht kein Behandlungsbedarf. Für viele Frauen ist es schon ausreichend entlastend, über diese Dinge zu sprechen, da sie dann feststellen, dass es anderen Müttern genauso geht. Häufig haben auch die Väter derartige Gedanken, aber sie trauen sich genauso wenig darüber zu sprechen. Bitte überlegen Sie einen Moment, welche der folgenden sich aufdrängenden Gedanken Sie bei sich kennen. Haben Sie so etwas Ähnliches bereits gedacht oder »gesehen«?*

**Beispiele für Zwangsgedanken**

- Ich könnte mein Kind verletzen
- Ich könnte mein Kind runterfallen lassen
- Ich könnte mein Kind aus dem Fenster oder großer Höhe werfen
- Ich könnte mein Kind ersticken
- Ich könnte mein Kind unsittlich berühren
- Ich könnte mein Kind beim Baden ertränken

### 9.3.2 Erklärungsmodell

Eine Mutter denkt zum Beispiel, dass sie das Trommelfell ihres Kindes nachhaltig schädigen könnte, weil sie plötzlich und ungewollt zu laut schreit. Der Zwangsgedanke widerspricht ihrer eigenen Norm, denn sie will ja ihr Kind nicht verletzen. Sie bewertet den eigenen Gedanken als »katastrophal« und bekommt Angst, Schuldgefühle und Selbstzweifel (Hoffmann & Hofmann 2011). Aus diesem Grund versucht sie, den Gedanken wegzubekommen, aber schafft es nicht. Durch den Versuch der Unterdrückung verstärkt sie nur noch mehr das wiederkehrende, unkontrollierbare Auftreten des Gedankens.

Die Gruppenleitung notiert das unten aufgeführte Erklärungsmodell (Salkovskis & Kirk 1996) am Flipchart (o. Ä.) und erläutert es anhand des Beispiels »ich könnte mein Kind ersticken«. Dabei ist wichtig herauszuarbeiten, dass solche aufdringlichen Gedanken bei allen Menschen vorkommen, diese aber im Vergleich zu psychisch belasteten Menschen anders damit umgehen können. Bei gesunden Menschen gehen die Bilder und Gedanken im Strom der anderen Gedanken unter, ihnen wird sozusagen keine Aufmerksamkeit geschenkt, wodurch auch keine unangenehmen Emotionen und kein Drang zum Handeln ausgelöst werden. Bei Menschen, die gestresst und überlastet sind, findet eine negative Bewertung der Gedanken statt, was wiederum negative Gefühle auslöst. Daraufhin wird vergeblich versucht, diese Gefühle durch Unterdrückung, Neutralisierung oder Vermeidung zu bewältigen. Allerdings werden die Zwangsgedanken dadurch aufrechterhalten (Oelkers & Hautzinger 2013).

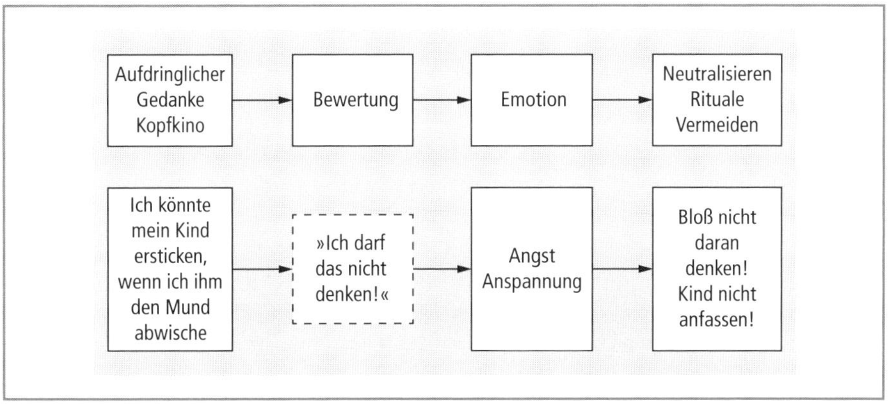


**Abbildung 9-1**

*Schauen wir uns einmal an, wie das Kopfkino abläuft und was dann passiert: Stellen Sie sich vor, eine Mutter denkt plötzlich »ich könnte mein Kind ersticken, wenn ich ihm den Mund abwische«. Das ist ein aufdringlicher Gedanke, der in der Ausführung katastrophale Konsequenzen hätte und genau das Gegenteil davon ist, was eine Mutter eigentlich möchte. Deshalb erlebt die Mutter diesen Gedanken als absurd, aber auch als »sehr schlimm«. Sie bewertet den Gedanken negativ i. S. von »ich darf so etwas nicht denken« oder »was bin ich für eine Mutter, wenn ich sowas denke?«. Das löst Angst, Unruhe, Anspannung aus. Auch Schuldgefühle und Schamgefühle entstehen. Je stärker die unangenehmen Gefühle sind, desto stärker wird die Mutter versuchen, etwas dagegen zu unternehmen. Sie wird vielleicht versuchen, an etwas anderes zu denken oder den Gedanken zu unterdrücken. Oder sie versucht durch Vermeidung (Kind nicht anfassen), die befürchtete Katastrophe zu verhindern. Der Sinn dieser Versuche liegt in dem Wunsch der Mutter, die mit dem Gedanken einhergehenden Ängste und die einsetzende Unruhe zu reduzieren und Sicherheit herzustellen.*

*Sie fragen sich, warum so etwas ausgerechnet jetzt abläuft und ausgerechnet Sie trifft? Zwangsgedanken treten besonders bei Menschen auf, die sehr darauf bedacht sind, keine Fehler zu machen, die hohe moralische Ansprüche haben und sich stets bemühen, keine Schuld auf sich zu laden. Außerdem ist die Zeit der Schwangerschaft und Stillzeit eine besonders »stressige«. Von einigen Menschen wird dieser Stress als bewältigbar erlebt, von anderen als unkontrollierbar. Ist letzteres der Fall, geraten unser Körper und unser Gehirn in Alarmzustand. Unser präfrontaler Kortex, der normalerweise für sinnvolle Entscheidungen und Handlungen zuständig ist, kann nicht mehr zwischen relevanten und irrelevanten Inhalten unterscheiden. Absurde Katastrophengedanken werden nicht mehr »aussortiert« und es kommt zu einer starken emotionalen Aktivierung mit fehlerhaften Bewältigungsversuchen.*

### 9.3.3 Strategien im Umgang mit Zwangsgedanken

Im folgenden Teil der Stunde soll den Teilnehmerinnen demonstriert werden, dass der Versuch, einen Gedanken zu unterdrücken, in der Regel einen gegenteiligen Effekt erzielt, nämlich ein vermehrtes Denken an diesen »verbotenen« Gedanken. In der Psychologie wurden sogenannte *Ironische Prozesse* erstmals von Daniel Wegner 1994 beschrieben (https://de.wikipedia.org/wiki/Ironische_Prozesse). Ziel ist es deshalb, den Teilnehmerinnen zu vermitteln, dass sie die aufkommenden Zwangsgedanken akzeptieren und nicht unterdrücken oder vermeiden sollten. Dafür wird ein Verhaltensexperiment durchgeführt.

**Verhaltensexperiment**

**Teil 1**
*Bitte schließen Sie die Augen und versuchen Sie, drei Minuten lang nicht an einen weißen Bären zu denken. Tun Sie bitte alles dafür, damit Sie in diesen drei Minuten nicht an den weißen Bären denken. Sie dürfen auf gar keinen Fall an ihn denken. Bitte beginnen Sie jetzt damit.*

*Wie ist es Ihnen mit dieser Übung ergangen? Wie oft haben Sie an den weißen Bären gedacht? Wozu hat die Bewertung »ich darf nicht an den weißen Bären denken« geführt?*

**Teil 2**
*Bitte schließen Sie nun erneut die Augen und denken Sie drei Minuten lang an all das, was Sie gerade denken möchten. Unterdrücken Sie keine Gedanken, alles darf sein. Alles darf kommen und gehen. Bitte beginnen Sie jetzt damit.*

*Wie ist es Ihnen mit dieser Übung ergangen? Wie oft haben Sie an den weißen Bären gedacht?*

*Sie haben nun gesehen, dass beim Versuch, einen Gedanken zu unterdrücken, ein gegenteiliger Effekt erzielt wird, nämlich ein vermehrtes Denken an den »verbotenen Gedanken«. Das liegt an der Funktionsweise unseres Gehirns. Wenn wir denken »ich darf nicht an den weißen Bären denken«, haben wir bereits »weißer Bär« gedacht und somit die mentalen Repräsentationen des Gedankens in unserem Gehirn aktiviert. Dies erhöht zwangsläufig die Auftretenswahrscheinlichkeit des Gedankens. Ziel ist es deshalb nicht, aufdringliche Gedanken zu beseitigen oder zu unterdrücken, sondern damit gelassen umzugehen.*
*Stellen Sie sich vor, Sie würden versuchen, einen prall aufgeblasenen Luftballon unter Wasser zu drücken. Was passiert, wenn Sie ihn loslassen? Genau, er schießt mit voller Kraft nach oben. So funktioniert es auch mit der Gedankenunterdrückung. Drücken wir den Gedanken nach unten weg, wird er irgendwann wieder mit voller Wucht nach oben schießen. Sie sollten also akzeptieren, dass Sie ab und zu einen Luftballon im Pool schwimmen haben, dass dieser aber nichts über Sie als Person oder Mutter aussagt, sondern vorbei schwimmt und schließlich vom Wind weggetragen wird.*

Neben dem Versuch, angstauslösende Gedanken zu unterdrücken, machen Menschen, die unter Zwangsgedanken leiden, u. a. den Fehler, das Eintreten befürchteter Gefahren zu überschätzen. Sie neigen dazu, sich nur auf die befürchtete Konsequenz zu konzentrieren (z. B. »mein Kind stirbt«), als den dafür nötigen Vorgang realistisch zu Ende zu denken (z. B. »was muss alles passieren, bis es so weit kommt?«). Deshalb hat sich in der verhaltenstherapeutischen Behandlung von Zwangsgedanken das konkrete Einschätzen lassen von Wahrscheinlichkeiten einzelner Teilschritte als sinnvoll erwiesen (Oelkers & Hautzinger 2013). Diese Übung bekommen die Teilnehmerinnen als Hausaufgabe auf.

**CAVE:** Schätzt eine Teilnehmerin die Wahrscheinlichkeiten für das Ausführen aggressiver Impulse bis zum letzten Teilschritt als hoch ein, sollte die Gruppenleitung alarmiert sein! Dann liegen vermutlich keine schambesetzten Zwangsgedanken, sondern vielmehr depressive (Suizid/Infantizid-)Gedanken und/oder persönlichkeitsbedingte Gewaltphantasien vor, die ernst genommen werden sollten. Die Gruppenleitung muss an dieser Stelle einen möglichen Suizid und Infantizid in Erwägung ziehen und ist nach § 203 Strafgesetzbuch (StGB) und § 8 der Berufsordnung für Psychologische Psychotherapeuten und Kinder- und Jugendlichenpsychotherapeuten verpflichtet, die eigene Schweigepflicht zu brechen. Die Benachrichtigung von Angehörigen, dem Jugendamt und/oder der örtlichen Polizei ist in solchen Fällen zulässig. Ist sich die Gruppenleitung nicht sicher, ob ein »rechtfertigender Notstand«, das heißt eine Gefahr für Leben, Leib, Freiheit, Ehre und Eigentum oder ein anderes Rechtsgut besteht, dann sollte sie sich beraten lassen (z. B. von KollegInnen, vom Berufsverband oder einem/r Rechtsanwalt/in).
(https://www.aerzteblatt.de/archiv/63334/Ethik-in-der-Psychotherapie-Schweigepflicht-Unterschiedliche-Auslegungen)

## 9.4 Übung bis zur nächsten Sitzung

Die Teilnehmerinnen sollen bis zur nächsten Sitzung einen Zwangsgedanken auswählen und aufschreiben, welche Schritte passieren müssten, damit es zur befürchteten Katastrophe kommt. Für jeden einzelnen Schritt soll eine Wahrscheinlichkeitseinschätzung erfolgen. Dafür wird an dieser Stelle **Arbeitsblatt 9** ausgeteilt. Außerdem werden die Teilnehmerinnen motiviert, die »Tipps im Umgang mit Zwangsgedanken« auf **Informationsblatt 9** zu lesen, was ebenfalls an dieser Stelle ausgehändigt wird.

*Neben der Tendenz, aufdringlichen Gedanken zu viel Aufmerksamkeit und Bedeutung beizumessen, überschätzen Menschen, die unter Zwangsgedanken leiden, meistens auch die Wahrscheinlichkeit für das Eintreten befürchteter Katastrophen. Eine Mutter, die unter dem Zwangsgedanken leidet »ich könnte mein Kind ersticken«, neigt dazu, sich nur auf die befürchtete Konsequenz zu konzentrieren (»ich habe nicht aufgepasst und damit mein Kind umgebracht«),*

*statt den dafür nötigen Vorgang realistisch zu Ende zu denken, z. B. »was muss alles passieren, bis es so weit kommt?«*
*Damit Sie lernen, die von Ihnen befürchteten Risiken realistisch zu hinterfragen, möchten wir Sie bitten, bis zur nächsten Woche folgende Übung durchzuführen:*
*Bitte wählen Sie einen Zwangsgedanken aus, den Sie bereits gedacht haben oder den Sie sich vorstellen können, der belastend für Sie wäre, wenn Sie ihn plötzlich denken würden. Schreiben Sie dann auf, welche einzelnen Schritte passieren müssten, damit es zur befürchteten Katastrophe kommt. Schätzen Sie für jeden Schritt dann die Wahrscheinlichkeit ein, mit der dieser eintreten könnte. Ein Beispiel dafür finden Sie auf* ***Arbeitsblatt 9****.*
*Wir empfehlen Ihnen auch, die »Tipps im Umgang mit Zwangsgedanken« auf* ***Informationsblatt 9*** *durchzulesen.*

## 9.5 Abschlussblitzlicht

Die Teilnehmerinnen werden gebeten, zum Ende der Stunde ihre aktuelle Befindlichkeit einzuschätzen und eine kurze Aussage darüber zu machen, was sie aus der Stunde für sich mitnehmen konnten.

*Zum Abschluss der Sitzung möchten wir Sie bitten, uns kurz mitzuteilen, mit welcher Stimmung Sie nach Hause gehen. Orientieren Sie sich bei Ihrer Einschätzung wieder an den Schulnoten. Zudem würden wir uns freuen, wenn Sie mit uns teilen würden, was Sie aus der heutigen Stunde für sich mitnehmen konnten.*

# Informationsblatt 9

## Zwangsgedanken

### Sie dürfen Ihr Kopfkino verlassen

#### Zwangsgedanken

Fast alle Menschen haben von Zeit zu Zeit Gedanken, die sie als unsinnig empfinden und die sie als schwer kontrollierbar erleben. Das können Gedanken, Bilder oder Impulse sein, die sich – wie die Melodie eines lästigen Ohrwurms – aufdrängen und die man eigentlich nicht haben will. Zumeist enthält dieses Kopfkino Inhalte, die Angst machen können und auch schambesetzt sind. Es sind immer Inhalte, die genau dem widersprechen, was die Person eigentlich an Werten, Normen und moralischen Vorstellungen vertritt *(Hoffmann, N., Hofmann, B. (2011). Wenn Zwänge das Leben einengen. 13. Auflage. Berlin, Heidelberg: Springer).* Deshalb fällt es den meisten Menschen auch so schwer darüber zu sprechen. Gerade in Schwangerschaft und Stillzeit treten solche Gedanken vermehrt auf, was damit zu tun hat, dass bei Stress und emotionaler Anspannung die Wahrscheinlichkeit für solche aufdringlichen Gedanken steigt. Meistens beziehen sich die Gedanken auf das Kind. Viele Frauen berichten von Gedanken, ihr Kind verletzen zu können oder einen Fehler zu machen, wodurch sie dem Kind Schaden zufügen könnten. Häufig haben auch die Väter derartige Gedanken, aber sie trauen sich genauso wenig darüber zu sprechen.

**Beispiele für Zwangsgedanken**

- Ich könnte mein Kind verletzen
- Ich könnte mein Kind runterfallen lassen
- Ich könnte mein Kind aus dem Fenster oder großer Höhe werfen
- Ich könnte mein Kind ersticken
- Ich könnte mein Kind unsittlich berühren
- Ich könnte mein Kind beim Baden ertränken

## Erklärungsmodell

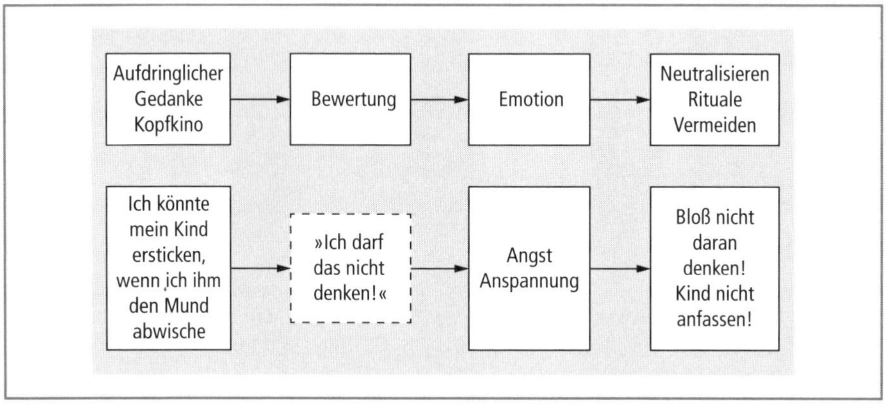


**Abbildung 9-1**

Aufdringliche Gedanken wie »ich könnte mein Kind ersticken« haben in der Ausführung katastrophale Konsequenzen und sind genau das Gegenteil, was eine Mutter eigentlich möchte. Deshalb wird der Gedanke als »sehr schlimm« bewertet und es entsteht eine erschrockene Reaktion über einen selbst, im Sinne von »ich darf so etwas nicht denken!« oder »was bin ich für eine Mutter, wenn ich sowas denke?« Das löst Angst, Unruhe, Anspannung aus. Auch Schuldgefühle und Schamgefühle entstehen. Je stärker die unangenehmen Gefühle sind, desto stärker ist der Versuch, etwas dagegen zu unternehmen. Oft wird versucht, an etwas anderes zu denken und den »schlimmen« Gedanken zu unterdrücken. Oder es wird versucht, durch Vermeidung (z. B. Kind nicht anfassen) die befürchtete Katastrophe zu verhindern. Der Sinn dieser Versuche liegt in dem Wunsch der betroffenen Person, die mit dem Gedanken einhergehenden Ängste und die einsetzende Unruhe zu reduzieren und Sicherheit herzustellen. Allerdings führt genau das dazu, dass die Gedanken mehr Wichtigkeit bekommen und sich immer häufiger aufdrängen. Je mehr wir versuchen, einen Gedanken zu unterdrücken, desto öfter denken wir ihn (https://de.wikipedia.org/wiki/Ironische_Prozesse).

## Warum ausgerechnet jetzt und warum ausgerechnet ich?

Zwangsgedanken treten besonders bei Menschen auf, die sehr darauf bedacht sind, keine Fehler zu machen, die hohe moralische Ansprüche haben und sich stets bemühen, keine Schuld auf sich zu laden. Außerdem ist die Zeit der Schwangerschaft und Stillzeit eine besonders »stressige«. Von einigen Menschen wird dieser Stress als bewältigbar erlebt, von anderen als unkontrollierbar. Ist letzteres der Fall, geraten unser Körper und unser Gehirn in Alarmzustand. Unser präfrontaler Kortex, der normalerweise für sinnvolle Entscheidungen und Handlungen zuständig ist, kann nicht mehr zwischen relevanten und irrelevanten Inhalten unterscheiden. Absurde Katastrophengedanken werden nicht mehr

»aussortiert« und es kommt zu einer starken emotionalen Aktivierung mit fehlerhaften Bewältigungsversuchen.

## Strategien im Umgang mit Zwangsgedanken

Aufdringliche Gedanken oder Bilder kommen bei allen Menschen vor. Allerdings können gesunde Menschen im Vergleich zu psychisch belasteten Menschen anders damit umgehen. Bei gesunden Menschen gehen die Bilder und Gedanken im Strom der anderen Gedanken unter, ihnen wird sozusagen keine Aufmerksamkeit geschenkt, wodurch auch keine unangenehmen Emotionen ausgelöst werden. Dadurch werden auch keine Versuche unternommen, die Gedanken zu unterdrücken oder zu »neutralisieren«, was dazu führt, dass die Gedanken ohne Einfluss und Konsequenz wieder verschwinden.

Neben dem Versuch, angstauslösende Gedanken zu unterdrücken, machen Menschen, die unter Zwangsgedanken leiden, u. a. den Fehler, das Eintreten befürchteter Gefahren zu überschätzen. Sie neigen dazu, sich nur auf die Konsequenz zu konzentrieren (z. B. »mein Kind erstickt«), statt den dafür nötigen Vorgang realistisch zu Ende zu denken (z. B. »was muss alles passieren, dass es so weit kommt?«).

### Tipps zum Umgang mit Zwangsgedanken

- Auch wenn Sie einen Gedanken ganz oft denken, macht es ihn nicht wichtiger als andere Gedanken
- Bloß weil Sie etwas *denken*, heißt das nicht, dass Sie es auch *tun*
- Sie dürfen alles denken, was Sie wollen: Gedanken sind frei! Bewerten Sie Ihre Gedanken nicht, bewerten Sie sich nicht
- Prüfen Sie Ihre Gedanken und laufen nicht davor weg: Wenn Sie sie für unsinnig erachten, lassen Sie sie liegen und beachten Sie sie nicht weiter
- Versuchen Sie nicht aktiv Ihre Gedanken zu unterdrücken
- Aufdringliche Gedanken drücken nicht Ihre Einstellungen, Werte und Absichten aus, sondern spiegeln genau das Gegenteil davon wider
- Zwangsgedanken sind nicht wahr. Es sind nur Gedanken, keine Tatsachen
- Menschen haben die eigenartigsten Gedanken, das ist völlig ok. Sie sind nicht für jeden Gedanken verantwortlich, der kommt
- Gedanken haben keine Konsequenzen, nur Verhalten hat Konsequenzen
- Versuchen Sie, Ihren Zwangsgedanken den Eindruck zu vermitteln, dass Sie Ihnen gleichgültig sind, wie z. B. »Ach das, das ist nur ein Zwangsgedanke. Den habe ich, weil ich mein Kind sehr liebe und eine gute Mutter sein möchte«
- Wenn ein Zwangsgedanke Sie oft besucht: Schreiben Sie ihn auf, sprechen Sie ihn laut aus und machen Sie jedes Mal einen Strich dahinter, wenn er sich wieder in Ihren Kopf geschlichen hat

(in Anlehnung an: Hoffmann, N., Hofmann, B. (2011). Wenn Zwänge das Leben einengen. 13. Auflage. Berlin, Heidelberg: Springer)

# Arbeitsblatt 9

## Überprüfung irrationaler Befürchtungen

Bitte wählen Sie einen Zwangsgedanken aus, den Sie bereits gedacht haben oder den Sie sich als belastend vorstellen, wenn Sie ihn plötzlich denken würden. Überlegen Sie dann, welche einzelnen Schritte passieren müssten, damit es tatsächlich zur befürchteten Katastrophe kommt. Schätzen Sie für jeden Schritt die Wahrscheinlichkeit ein.

| **Beispiel: »Ich könnte mein Kind ersticken, wenn ich ihm den Mund abwische«** | | **Beispiel für die Wahrscheinlichkeit, diesen Schritt tatsächlich auszuführen** |
|---|---|---|
| **Schritt 1** | Ich nehme ein Feuchttuch und berühre damit seinen Mund. | 100 % |
| **Schritt 2** | Ich schiebe das Feuchttuch aus Unaufmerksamkeit in den Mund meines Kindes. | 50 % |
| **Schritt 3** | Ich forme das Feuchttuch im Mund meines Kindes zu einem Ball. | 10 % |
| **Schritt 4** | Ich stopfe den Feuchttuchball in den Rachen meines Kindes und verschließe damit seine Luftröhre. | 0 % |
| **Schritt 5** | Da mein Kind heftig mit dem Kopf wackeln wird, um sich Luft zu verschaffen, halte ich mit der einen Hand seinen Kopf fest und drücke mit der anderen Hand weiterhin den Feuchttuchball vor seine Luftröhre, bis es erstickt. | 0 % |

| Mein Zwangsgedanke: | | Wahrscheinlichkeit, dass ich diesen Schritt tatsächlich ausführe (0–100 %) |
|---|---|---|
| Schritt 1 | | |
| Schritt 2 | | |
| Schritt 3 | | |
| Schritt 4 | | |
| Schritt 5 | | |

# Modul 10

## Schlafstörungen

### Familien-Schlaf ist Teamwork

**Inhalte & Ziele**

10.1 Anfangsblitzlicht
10.2 Wiederholen der letzten Stunde und Besprechen der Hausaufgabe
10.3 Sammeln von persönlichen Schlafschwierigkeiten
10.4 Zehn Tipps zur Schlafverbesserung
10.5 Übung bis zur nächsten Sitzung: Mind. 2 der schlaffördernden Maßnahmen ausprobieren
10.6 Abschlussblitzlicht

**Materialien**

- Informationsblatt 10
- Arbeitsblatt 10
- Karten mit Filzstiften

## 10.1 Anfangsblitzlicht

Die Teilnehmerinnen werden zu Beginn der Stunde gebeten, ihre aktuelle Befindlichkeit einzuschätzen.

*Zu Beginn der Stunde möchten wir Sie bitten, kurz Ihre aktuelle Stimmung/ Befindlichkeit zu schildern. Orientieren Sie sich bei Ihrer Einschätzung an den Schulnoten: 1 steht für eine sehr gute, zuversichtliche Stimmung, 3 steht für eine mittelmäßige »so lala«-Stimmung und 6 steht für eine sehr schlechte, deutlich belastete Befindlichkeit.*

## 10.2 Wiederholen der letzten Stunde und Besprechen der Hausaufgabe

Im Anschluss an die Blitzlichtrunde werden die Inhalte der letzten Stunde gemeinsam wiederholt. Die Gruppenleitung gibt dabei aktive Unterstützung und verdeutlicht, dass es nicht um eine detailgetreue Wiederholung einzelner Inhalte geht, sondern vielmehr darum, was den einzelnen Teilnehmerinnen wichtig erscheint und im Gedächtnis geblieben ist. Zur Unterstützung können Flipchart und Arbeitsmaterialien der letzten Stunde verwendet werden.

*Bevor wir uns den Inhalten der heutigen Stunde widmen, möchten wir mit Ihnen gemeinsam die Inhalte der letzten Stunde wiederholen. Was ist Ihnen besonders in Erinnerung geblieben und welche Gedanken und Fragen haben Sie zu den Themen der letzten Stunde?*

Die Besprechung der Hausaufgabe erfolgt mit Unterstützung der Gruppenleitung. Wichtig ist es, die Teilnehmerinnen für ihre Offenheit bzgl. der eigenen Zwangsgedanken zu verstärken. Wenn eine Teilnehmerin bereit ist, die einzelnen Schritte des befürchteten Zwangsgedankens und die eingeschätzten Wahrscheinlichkeiten im Plenum mitzuteilen, kann es hilfreich sein, die Absurdität der befürchteten Handlungen humorvoll hervorzuheben. Dabei sollte darauf geachtet werden, den Zwangsgedanken zu belächeln, nicht die Ängste und Gefühle der betroffenen Frauen! Im Gruppensetting erleben die Teilnehmerinnen hier idealerweise Entlastung und eine Entpathologisierung ihrer Gedanken.

*Die Aufgabe bis zur heutigen Stunde lautete, einen Zwangsgedanken herauszugreifen und ihn in für die Umsetzung nötige einzelne Schritte aufzuteilen. Dazu sollten Sie überlegen, mit welcher Wahrscheinlichkeit Sie diese Handlungen umsetzen würden. Wer wäre bereit, uns seine Überlegungen mitzuteilen? Wie wir wissen, sind Zwangsgedanken schambesetzt, aber schon durch das Sprechen darüber reduzieren wir die negativen Wirkungen dieser Gedanken. Wer möchte etwas für sich tun und seine Übung vorstellen? Vielen Dank für Ihre Offenheit und Ihren Mut, sich diesem Thema zu stellen!*

## 10.3 Sammeln von persönlichen Schlafschwierigkeiten

Schlafstörungen gehören zu den häufigsten Frühwarnzeichen psychischer Erkrankungen im Wochenbett. Bei einer *postpartalen Psychose* schlafen Betroffene kaum bis gar nicht und wirken im Gespräch nicht zugänglich. Sie wiederholen immer wieder ihre Problematik, zeigen aber keine Reaktion auf ihr Gegenüber. Je größer der Schlafmangel ist, desto ausgeprägter werden die Symptome, bis hin zu Stimmenhören oder Bedrohungserleben. Diese Patientinnen sollten rasch stationär-psychiatrisch behandelt werden, da das Risiko eines Suizids oder Infantizids mit der Dauer der unbehandelten postpartalen Psychose steigt. Bei einer *postpartalen Depression* sind Betroffene meist so unglücklich, ängstlich und besorgt, dass sie schwer einschlafen können bzw. nach dem Stillen stundenlang wach im Bett liegen. Manchmal ist die psychische Belastung so stark, dass die Betroffenen ihr Leben oder das ihrer Familie beenden wollen (Riemann, D, 2016). Auch hier ist die Schlafstörung eins der Kardinalsymptome.

Im Folgenden werden die persönlichen Schlafprobleme der Teilnehmerinnen (am Flipchart o. Ä.) gesammelt.

*In der heutigen Stunde soll es um den Schlaf gehen. Leider gehören Schwierigkeiten ein- oder durchzuschlafen genauso zur Schwangerschaft, wie ein dicker Bauch. Das liegt vor allem an der Umstellung des Körpers und seines Hormonhaushaltes, aber auch an der mentalen Herausforderung im Umgang mit dem Neuen und Unbekannten. Ebenso verhält es sich mit der Stillzeit: Ist das Neugeborene erst einmal da, ist an tiefen und erholsamen Schlaf nicht mehr zu denken. Welche konkreten Schlafprobleme kennen Sie? Was raubt Ihnen den Schlaf?*

| In der Schwangerschaft | In der Stillzeit |
|---|---|
| • Schwierigkeit, die »eigene« Schlafposition einzunehmen aufgrund des immer größer werdenden Bauches<br>• Wirre Träume bis hin zu Alpträumen<br>• Schmerzen (Steißbein, Rücken, u. a.)<br>• »Reißen« der Beine (evtl. durch Magnesiummangel)<br>• Auftretende Ängste, Sorgen, die (Wieder-)Einschlafen verhindern<br>• Vermehrte Toilettengänge, die den Schlaf unterbrechen<br>• Verstopfte Nase (durch die erhöhte Produktion von Östrogen und Progesteron wird die Blutzirkulation angekurbelt, woraufhin die Nasenschleimhaut anschwillt)<br>• … | • Häufige Schlafunterbrechungen durch Füttern/Stillen/Wickeln des Babys<br>• Wenig bis kein Schlaf durch Weinen des Säuglings (z. B. aufgrund von Koliken)<br>• Bei stillenden Frauen: Spannung und Druck in der Brust<br>• Schmerzen (Rücken, Schultern, Brust, Geburtsnarben, u. a.)<br>• Sorgen/Ängste um das Neugeborene (z. B. vor plötzlichem Kindstod, Impfreaktionen, Krankheiten)<br>• »Leichter« Schlaf, der zu schnellem Aufwachen führt (z. B. durch Kindsbewegungen, Kindsgeräusche, etc.)<br>• … |

*Vielen Dank für Ihre Offenheit. Sie sehen, dass es viele Störungen des Schlafs gibt, die in Schwangerschaft und Stillzeit üblich sind, weil Sie sie alle kennen und erleben. Trotzdem ist der Schlaf essentiell wichtig für die körperliche und psychische Gesundheit. Schlaf dient der »Generalüberholung«. Aus der Schlafmedizin wissen wir, dass die tiefen Schlafstadien insbesondere für die körperliche Erholung zuständig sind, während im REM-Schlaf die geistige und emotionale sowie die Regenerierung der Gedächtnisfunktionen ablaufen (Riemann 2016). Ein guter Schlaf hilft also dabei, gesund zu bleiben. Die unangenehmen Folgen von Schlafmangel sind schnelle Reizbarkeit, Aggressivität, Stimmungsschwankungen, Müdigkeit und Erschöpfung, Kopf- und Gliederschmerzen sowie Konzentrations- und Gedächtnisstörungen. Nicht umsonst war Schlafentzug früher eine gängige Foltermethode. Wie viel Schlaf der Mensch braucht, um körperlich und psychisch fit zu sein, ist aus wissenschaftlicher Sicht noch nicht geklärt. Es gibt Menschen, denen 5–6 Stunden Schlaf pro Nacht reichen, aber auch Menschen, die 9–10 Stunden Schlaf benötigen, um sich ausgeruht und leistungsfähig zu fühlen (Riemann 2016).*

## 10.4 Zehn Tipps zur Schlafverbesserung

Ziel im folgenden Abschnitt ist es, die Motivation und das Zutrauen der Frauen zu steigern, selbst aktiv für einen besseren Schlaf zu sorgen. Durch das rechtzeitige Abfangen von Schlafstörungen können psychische Erkrankungen sowie negative Auswirkungen auf die Kinder verhindert werden. Der medizinische Ausschluss einer körperlichen Ursache für die Schlafstörungen wird dabei vorausgesetzt (z. B. Hyperthyreose, Erkrankungen der Atemwege oder des Herzens, Eisenmangel). Das Syndrom der nächtlichen Beinunruhe (»restless legs«) tritt nicht selten im letzten Drittel der Schwangerschaft auf. Hier kann eine Therapie mit Magnesium oder Eisen hilfreich sein. Da dieses Syndrom aber auch infolge einer Nierenerkrankung auftreten kann, sollte es medizinisch abgeklärt werden (Riemann 2016). Wichtig für die Gruppenleitung ist zu beachten, dass pflanzliche oder homöopathische Präparate (z. B. Schlaftee, Baldrian, etc.) nicht »Nichts« sind. Auf der Seite https://www.embryotox.de/ kann man sich über Wirkungen und Nebenwirkungen von Arzneimitteln auf das Un- oder Neugeborene informieren, worauf die Teilnehmerinnen bei Bedarf hingewiesen werden sollten. Eine behandlungsbedürftige Schlafstörung liegt dann vor, wenn Probleme ein- oder durchzuschlafen »mehr als 4 Wochen lang und häufiger als dreimal pro Woche auftreten und damit Einschränkungen der Leistungsfähigkeit während des Tages verbunden sind« (Riemann 2016). Sollten die hier empfohlenen schlaffördernden Maßnahmen auch nach mehrfacher Wiederholung nicht greifen, muss den Teilnehmerinnen demzufolge empfohlen werden, eine/n Facharzt/Fachärztin für Psychiatrie und Psychotherapie aufzusuchen.

Damit die Teilnehmerinnen aktiv nach Möglichkeiten der Schlafverbesserung suchen, werden sie entweder in Kleingruppen eingeteilt (1, 2, 3 durchzählen lassen und dann finden sich die 1en, 2en, 3en zusammen) oder arbeiten in Tandems (bspw. mit der Sitznachbarin links) zusammen. Sie werden aufgefordert, zu den genannten Schlafschwierigkeiten Gegenmaßnahmen zu überlegen. Bis dahin nicht erwähnte, persönliche Schlafprobleme sollen dann spätestens in der Teamarbeit offen angesprochen und Möglichkeiten zur Schlafverbesserung gemeinsam überlegt werden. Am Ende soll jedes Team seine Ideen im Plenum vorstellen. Alle Empfehlungen (auf einzelnen Karteikarten), die die Teilnehmerinnen für einen besseren Schlaf beisteuern, werden vorn (an Tafel, Whiteboard oder Flipchart) gesammelt. Als Zusammenfassung wird das **Informationsblatt 10** ausgeteilt. Den Teilnehmerinnen wird die zeitliche Möglichkeit gegeben, die in der Gruppe geäußerten Vorschläge auf dem Informationsblatt zu ergänzen.

*Wir wollen uns nun gemeinsam anschauen, welche Möglichkeiten Sie haben, um sich aktiv um einen erholsamen Schlaf zu kümmern. Finden Sie sich dafür bitte in kleinen Teams zusammen. Ihre Aufgabe ist es jetzt zu überlegen, welche Möglichkeiten es gibt, die bereits angesprochenen Schlafprobleme zu reduzieren oder zu beheben. Haben Sie vielleicht bereits hilfreiche Erfahrungen mit bestimmten Methoden gemacht? Gibt es persönliche Schlafprobleme, die Sie noch nicht in der großen Gruppe angesprochen haben, die jetzt also nicht auf dem Flipchart stehen, für die Sie aber nun in der Teamarbeit eine Lösung überlegen könnten? Sie haben 20 Minuten Zeit. Bitte schreiben Sie Ihre Ideen jeweils einzeln auf Karteikarten. Am Ende soll jedes Team seine Ideen im Plenum vorstellen, in dem eine von Ihnen die Karteikarten hier vorn anbringt und vorliest.*

**10 Tipps zur Schlafverbesserung** (in Anlehnung an Riemann 2016)

**Tipp 1: Schaffen Sie die richtigen Rahmenbedingungen**

- Licht- und Geräuschquellen so gut wie möglich reduzieren
- Die Temperatur im Schlafzimmer sollte zwischen 16 und 18 Grad liegen
- Nutzen Sie Ihr Bett nur zum Schlafen (Ausnahme: sexuelle Aktivitäten)
- Verzichten Sie auf Fernsehen, Handy, Laptop oder Tablet im Bett (durch Licht wird die Ausschüttung des Schlafhormons Melatonin unterdrückt)
- Schalten Sie zur Not beim Benutzen der Geräte in den »Nachtmodus«, da dies den Blauanteil im Licht reduziert
- Jeden Tag zur gleichen Zeit aufstehen und ins Bett gehen (auch am Wochenende, im Mutterschutz und in der Elternzeit)
- Schauen Sie nachts nicht auf den Wecker oder die Armbanduhr
- Versuchen Sie, Ihr Baby in der Nacht nicht zu wickeln, so schläft es beim Trinken wieder ein und Sie kommen schneller zurück ins Bett
- Den Einschlafprozess über das Abspielen einer Kinderspieluhr (z. B. La-Le-Lu) ritualisieren, das lernt auch Ihr (ungeborenes) Baby

**Tipp 2: Wenn Sie nicht schlafen können**

- Stehen Sie auf und versuchen Sie, die Zeit für sich zu nutzen und zu genießen, z. B. etwas lesen, ruhige Musik oder ein Hörbuch hören
- Gehen Sie erst wieder ins Bett, wenn sich Müdigkeit bemerkbar macht
- Wenn Sie aufwühlende Themen oder wichtige Entscheidungen vom Schlafen abhalten, schreiben Sie diese auf und vertagen Sie die Auseinandersetzung damit auf den nächsten Tag

**Tipp 3: Kümmern Sie sich um Ihre körperliche Gesundheit**

- Maximal 2 koffeinhaltige Getränke (mehr sollten Sie in Schwangerschaft und Stillzeit sowieso nicht konsumieren) bis zum Mittagessen
- Keine schweren Mahlzeiten unmittelbar vor dem Schlafengehen
- Auf eine gesunde, ausgewogene Ernährung achten (viel Obst, Gemüse und Vollkornprodukte), da diese die Aktivität am Tag in Schwung bringt, was dann zu einem besseren Nachtschlaf führt
- NehmenSie Nahrungsergänzungsmittel, die Ihren erhöhten Bedarf an Mineralien und Vitaminen (z. B. Folsäure, Eisen, Magnesium u. a.) in der Schwangerschaft und Stillzeit decken (fragen Sie bei Bedarf Ihre/n Frauenarzt/in oder in der Apotheke nach)
- Kochen Sie in der Schwangerschaft vor (Gerichte ohne Zwiebeln, Lauch, Knoblauch) und frieren Sie diese ein, damit Sie in der Stillzeit schnell, aber dennoch gesund und warm essen können
- Legen Sie sich einen Müsli- und Körner-Nüsse-Vorrat zu
- Bleiben Sie in Bewegung und tanken Sie so oft es geht frische Luft (z. B. spazieren gehen, kleine Einkäufe erledigen, Treppen gehen, tanzen), das regt den Kreislauf am Tag an und sorgt für Müdigkeit am Abend
- Meersalz-Nasenspray oder Nasendusche mit Salzwasser gegen verstopfte Nase

**Tipp 4: Ruhen Sie sich aus**

- Frisch gebackene Mamas: Nutzen Sie die Schlafphasen Ihres Babys und legen Sie sich dazu, ignorieren Sie die dreckige Wäsche und den Haushalt
- Schwangere: Tagsüber für ca. 20 Minuten ein »Nickerchen« oder eine Pause machen (Wecker stellen), Beine hochlegen und den Bauch auf der Seitenlage durch ein Stillkissen abstützen
- Dies ist eine Empfehlung, die nur für Schwangere/Mütter gilt, deren Nacht durch das (ungeborene) Baby gestört wird; Menschen mit diagnostizierten Schlafstörungen sollten darauf verzichten, weil es den »Schlafdruck« abends reduziert!

**Tipp 5: Lernen Sie, abzugeben und um Hilfe zu bitten: Das ist Teamwork!**

- Anrecht auf Schlaf: Der »berühmte« zweite, ausgelagerte Schlafplatz in einem anderen Zimmer, den sich Väter gerne einrichten, darf abwechselnd auch von Ihnen genutzt werden, während sich der Papa den nächtlichen Anforderungen stellt
- Bei Berufstätigkeit für Entlastung sorgen: ein paar Tage frei nehmen, Aufgaben an Kollegen abgeben, eine längere Mittagspause einplanen
- Die eigene Mutter oder eine andere Vertraute für ein paar Tage/Wochen einziehen lassen und diese für Kochen, Haushalt, Einkaufen und Kinderwagenschieben einspannen
- Abpumpen und Muttermilch in den Kühlschrank/Gefrierschrank geben, damit andere die Versorgung Ihres Babys übernehmen können, während Sie schlafen
- Nächte vereinbaren, an denen Sie durchschlafen können, weil sich jemand anderes um Ihr Baby kümmert
- Stunden vereinbaren, in denen Sie sich ohne Ihr Baby eine Massage oder einen Saunabesuch gönnen, zum Sport oder zur Rückbildung gehen oder sonstige Dinge machen, die Entspannung und Abschalten versprechen
- Besprechen Sie mit Ihrem/r Partner/in, dass er/sie nicht jeden Abend erst um 20 Uhr nach Hause kommt; machen Sie einen gemeinsamen Wochenplan, der auch Ihre Erholung berücksichtigt
- Haushaltshilfe zulegen oder Hausarbeit und Einkäufe an Familie, Partner/in, Freunde delegieren, Bringdienst eines Supermarktes/Gemüsehändlers nutzen

**Tipp 6: Lernen Sie, Nein zu sagen**

- In Schwangerschaft und Stillzeit sind Sie körperlich und psychisch nicht mehr die Gleiche, reduzieren Sie berufliche Verpflichtungen, schrauben Sie Ihre Ziele und Ansprüche an sich selbst runter
- Im Krankenhaus für »Reizabschirmung« sorgen, bspw. durch Besuchsverbot für Familienangehörige, gönnen Sie sich ein Einzel- bzw. Familienzimmer
- Besuche, Verabredungen und Babykurse kosten Kraft: gut dosieren und ruhig mal absagen

**Tipp 7: Bleiben Sie bei sich**

- Vergleichen Sie sich nicht (mit anderen Schwangeren oder Müttern); Sie und Ihr Baby werden sich aufeinander einstellen und einen gemeinsamen Weg finden – und dieser wird so sein, wie Sie es beide brauchen
- Nicht von Berichten über durchschlafende Babys neidisch machen lassen, jedes Kind ist anders und durchläuft verschiedene Entwicklungsphasen
- Gehen Sie es locker im neuen Freundeskreis von Müttern und Familien an: kein Leistungsstress an neuen Beziehungsfronten!

**Tipp 8: Seien Sie zuversichtlich**

- Diese Zeit ist einmalig! Sie kommt so wie sie jetzt ist, mit dem Baby, das Sie jetzt haben, nie wieder

- Diese schlafraubende Zeit geht vorüber! Sagen Sie sich, dass jedes Baby auf der Welt den Tag-Nacht-Rhythmus gelernt hat, Ihr Baby wird das auch!
- Sagen Sie sich, dass noch kein Baby im Bauch geblieben ist – Sie werden wieder in Ihrer präferierten Position schlafen können
- Sie tun das Richtige! Manchmal beruhigen sich Babys auch dann nicht, wenn wir uns ihnen liebevoll zuwenden und es ist unklar, wie dem Kind geholfen werden kann. In solchen Fällen sollten Sie geduldig bleiben und nicht an sich zweifeln

**Tipp 9: Nehmen Sie Ihre Schlafstörungen ernst**

- Schlafstörungen sind u. a. die wichtigsten Frühwarnsymptome für sich anbahnende (psychische) Erkrankungen. Nehmen Sie sie ernst und lassen Sie sich helfen! Dazu gehört auch, »herunterspielende« Bemerkungen von Partner/in, Freunden oder Fach-Personal zu überhören und sich weiter Hilfe zu suchen
- Wenn Sie bereits an einer psychischen Erkrankung leiden bzw. gelitten haben, sollten Sie in enger und regelmäßiger Absprache mit Ihrem/r behandelnden Psychiater/-in sein und die Nachtversorgung des Säuglings durch andere Personen abdecken (Partner/in, Eltern, Fachpersonal), damit Sie (mit Hilfe von Medikamenten) durchschlafen können

**Tipp 10: Entspannen Sie sich**

- Hören Sie klassische Musik, sie senkt den Blutdruck und den Cortisolspiegel, was Angst und Schmerzen reduziert (auch Babys lieben diese Musik)
- Am Abend ein Bad nehmen, wärmende Körperöle benutzen, die Füße mit Socken oder einer Wärmflasche warmhalten
- Entspannungs- oder Imaginationsübungen hören, am besten morgens und abends

---

*Vielen Dank für Ihre hilfreichen Tipps und Überlegungen. Wir möchten an dieser Stelle noch darauf hinweisen, dass eine Familie ein Team ist. Ein Team, wie wir es auch im Sport finden. Eine Mannschaft gewinnt nur dann, wenn eine gute Kommunikation unter den Mitgliedern besteht, jeder seine Position und Aufgabe im Spiel kennt und kooperativ das gleiche Ziel verfolgt wird. Ein Fußballspiel kann keiner allein gewinnen und so verhält es sich auch in der Familie. Es ist wichtig, dass die einzelnen Mitglieder Verantwortung übernehmen, abgeben, teilen und sich helfen.*
*Sie brauchen als (werdende) Mutter für Ihre Schlafgesundheit Unterstützung und sollten nicht allein durch diese »schlafgestörte Zeit« gehen! Mit Ihrem/r Partner/in, Familienmitgliedern oder guten Freundinnen sollten Absprachen getroffen werden, die helfen, auf etwa 6 Stunden Schlaf am Stück zu kommen. Wie oft dies verwirklicht werden kann, hängt von einer guten Teamwork ab. Bitten Sie um Hilfe und nehmen Sie angebotene Hilfe an!*

## 10.5 Übung bis zur nächsten Sitzung: Mind. 2 der schlaffördernden Maßnahmen ausprobieren

Die Teilnehmerinnen sollen bis zur nächsten Sitzung mindestens zwei der Schlafhygienetipps ausprobieren, die für sie passend und umsetzbar erscheinen. Ihnen wird auch empfohlen, die Imaginationsübung zum Ort der Ruhe durchzuführen. Den Teilnehmerinnen wird **Arbeitsblatt 10** ausgeteilt.

*Bis zur nächsten Stunde wollen wir Sie bitten, zwei der schlaffördernden Maßnahmen auszuprobieren. Zudem wäre es schön, wenn Sie die Imaginationsübung auf* ***Arbeitsblatt 10*** *für sich ausprobieren.*
*Wann immer Sie in den nächsten Tagen eine kleine Auszeit und ein paar Minuten für sich brauchen, können Sie die Imagination anhören und sich in Gedanken an diesen Ort der Ruhe begeben.*

## 10.6 Abschlussblitzlicht

Die Teilnehmerinnen werden gebeten, zum Ende der Stunde ihre aktuelle Befindlichkeit einzuschätzen und eine kurze Aussage darüber zu machen, was sie aus der Stunde für sich mitnehmen konnten.

*Zum Abschluss der Sitzung möchten wir Sie bitten, uns kurz mitzuteilen, mit welcher Stimmung Sie nach Hause gehen. Orientieren Sie sich bei Ihrer Einschätzung wieder an den Schulnoten. Zudem würden wir uns freuen, wenn Sie mit uns teilen würden, was Sie aus der heutigen Stunde für sich mitnehmen konnten.*

# Informationsblatt 10

## Schlafstörungen

### Familien-Schlaf ist Teamwork

Eine Familie ist ein Team, wie wir es auch im Sport finden. Eine Mannschaft gewinnt meistens dann, wenn eine gute Kommunikation unter den Mitgliedern besteht, jeder seine Position und Aufgabe im Spiel kennt und kooperativ das gleiche Ziel verfolgt wird. Ein Fußballspiel kann keiner allein gewinnen und so verhält es sich auch in der Familie. Es ist wichtig, dass die einzelnen Mitglieder Verantwortung übernehmen, abgeben, teilen und sich helfen.

Sie brauchen als (werdende) Mutter für Ihre Schlafgesundheit Unterstützung und sollten nicht alleine durch diese »schlafgestörte Zeit« gehen! Mit dem/r Partner/in, Familienmitgliedern oder guten Freundinnen sollten Absprachen getroffen werden, die Ihnen helfen, auf die Stunden Schlaf zu kommen, mit denen Sie sich ausgeruht und leistungsfähig fühlen. Wie oft dies verwirklicht werden kann, hängt von einer guten Teamwork ab. Bitten Sie um Hilfe und nehmen Sie angebotene Hilfe an!

**10 Tipps zur Schlafverbesserung**
(in Anlehnung an Riemann, D. (2016). Ratgeber Schlafstörungen. Informationen für Betroffene und Angehörige. 2. Auflage. Göttingen: Hogrefe.)

**Tipp 1: Schaffen Sie die richtigen Rahmenbedingungen**

- Licht- und Geräuschquellen so gut wie möglich reduzieren
- Die Temperatur im Schlafzimmer sollte zwischen 16 und 18 Grad liegen
- Nutzen Sie Ihr Bett nur zum Schlafen (Ausnahme: sexuelle Aktivitäten)
- Verzichten Sie auf Fernsehen, Handy, Laptop oder Tablet im Bett (durch Licht wird die Ausschüttung des Schlafhormons Melatonin unterdrückt)
- Schalten Sie zur Not beim Benutzen der Geräte in den »Nachtmodus«, da dies den Blauanteil im Licht reduziert
- Jeden Tag zur gleichen Zeit aufstehen und ins Bett gehen (auch am Wochenende, im Mutterschutz und der Elternzeit)
- Schauen Sie nachts nicht auf den Wecker oder die Armbanduhr
- Versuchen Sie, Ihr Baby in der Nacht nicht zu wickeln, so schläft es beim Trinken wieder ein und Sie kommen schneller zurück ins Bett
- Den Einschlafprozess über das Abspielen einer Kinderspieluhr (z. B. La-Le-Lu) ritualisieren, das lernt auch Ihr (ungeborenes) Baby

**Tipp 2: Wenn Sie nicht schlafen können**

- Stehen Sie auf und versuchen Sie, die Zeit für sich zu nutzen und zu genießen, z. B. etwas lesen, ruhige Musik oder ein Hörbuch hören
- Gehen Sie erst wieder ins Bett, wenn sich Müdigkeit bemerkbar macht

- Wenn Sie aufwühlende Themen oder wichtige Entscheidungen vom Schlafen abhalten, schreiben Sie diese auf und vertagen Sie die Auseinandersetzung damit auf den nächsten Tag

**Tipp 3: Kümmern Sie sich um Ihre körperliche Gesundheit**
- Maximal 2 koffeinhaltige Getränke (mehr sollten Sie in Schwangerschaft und Stillzeit sowieso nicht konsumieren) bis zum Mittagessen
- Keine schweren Mahlzeiten unmittelbar vor dem Schlafengehen
- Auf eine gesunde, ausgewogene Ernährung achten (viel Obst, Gemüse und Vollkornprodukte), da diese die Aktivität am Tag in Schwung bringt, was dann zu einem besseren Nachtschlaf führt
- Nehmen Sie Nahrungsergänzungsmittel, die Ihren erhöhten Bedarf an Mineralien und Vitaminen (z. B. Folsäure, Eisen, Magnesium u. a.) in der Schwangerschaft und Stillzeit decken (fragen Sie bei Bedarf Ihre/n Frauenarzt/in oder in der Apotheke nach)
- Kochen Sie in der Schwangerschaft vor (Gerichte ohne Zwiebeln, Lauch, Knoblauch) und frieren Sie diese ein, damit Sie in der Stillzeit schnell, aber dennoch gesund und warm essen können
- Legen Sie sich einen Müsli- und Körner-Nüsse-Vorrat zu
- Bleiben Sie in Bewegung und tanken Sie so oft es geht frische Luft (z. B. spazieren gehen, kleine Einkäufe erledigen, Treppen gehen, tanzen), das regt den Kreislauf am Tag an und sorgt für Müdigkeit am Abend
- Meersalz-Nasenspray oder Nasendusche mit Salzwasser gegen verstopfte Nase

**Tipp 4: Ruhen Sie sich aus**
- Frisch gebackene Mamas: Nutzen Sie die Schlafphasen Ihres Babys und legen Sie sich dazu, ignorieren Sie die dreckige Wäsche und den Haushalt
- Schwangere: Tagsüber für ca. 20 Minuten ein »Nickerchen« oder eine Pause machen (Wecker stellen)
- Beine hochlegen und den Bauch auf der Seitenlage durch ein Stillkissen abstützen
  Dies ist eine Empfehlung, die nur für Schwangere/Mütter gilt, deren Nacht durch das (ungeborene) Baby gestört wird; Menschen mit diagnostizierten Schlafstörungen sollten darauf verzichten, weil es den »Schlafdruck« abends reduziert!

**Tipp 5: Lernen Sie abzugeben und um Hilfe zu bitten: Das ist Teamwork!**
- Anrecht auf Schlaf: Der »berühmte« zweite, ausgelagerte Schlafplatz in einem anderen Zimmer, den sich Väter gerne einrichten, darf abwechselnd auch von Ihnen genutzt werden, während sich der Papa den nächtlichen Anforderungen stellt
- Bei Berufstätigkeit für Entlastung sorgen: ein paar Tage frei nehmen, Aufgaben an Kollegen abgeben, eine längere Mittagspause einplanen
- Die eigene Mutter oder eine andere Vertraute für ein paar Tage/Wochen einziehen lassen und diese für Kochen, Haushalt, Einkaufen und Kinderwagenschieben einspannen
- Abpumpen und Muttermilch in den Kühlschrank/Gefrierschrank geben, damit andere die Versorgung Ihres Babys übernehmen können, während Sie schlafen
- Nächte vereinbaren, an denen Sie durchschlafen können, weil sich jemand anderes um Ihr Baby kümmert
- Stunden vereinbaren, in denen Sie sich ohne Ihr Baby eine Massage oder einen Saunabesuch gönnen, zum Sport oder zur Rückbildung gehen oder sonstige Dinge machen, die Entspannung und Abschalten versprechen
- Besprechen Sie mit Ihrem/r Partner/in, dass er/sie nicht jeden Abend erst um 20 Uhr nach Hause kommt; machen Sie einen gemeinsamen Wochenplan, der auch Ihre Erholung berücksichtigt

**Tipp 6: Lernen Sie, Nein zu sagen**

- In Schwangerschaft und Stillzeit sind Sie körperlich und psychisch nicht mehr die Gleiche, reduzieren Sie berufliche Verpflichtungen, schrauben Sie Ihre Ziele und Ansprüche an sich selbst runter
- Im Krankenhaus für »Reizabschirmung« sorgen, bspw. durch Besuchsverbot für Familienangehörige, gönnen Sie sich ein Einzel- bzw. Familienzimmer
- Besuche, Verabredungen und Babykurse kosten Kraft: gut dosieren und ruhig mal absagen

**Tipp 7: Bleiben Sie bei sich**

- Vergleichen Sie sich nicht (mit anderen Schwangeren oder Müttern); Sie und Ihr Baby werden sich aufeinander einstellen und einen gemeinsamen Weg finden – und dieser wird so sein, wie Sie es beide brauchen
- Nicht von Berichten über durchschlafende Babys neidisch machen lassen, jedes Kind ist anders und durchläuft verschiedene Entwicklungsphasen
- Gehen Sie es locker im neuen Freundeskreis von Müttern und Familien an: kein Leistungsstress an neuen Beziehungsfronten!

**Tipp 8: Seien Sie zuversichtlich**

- Diese Zeit ist einmalig! Sie kommt so wie sie jetzt ist, mit dem Baby, das Sie jetzt haben, nie wieder
- Diese schlafraubende Zeit geht vorüber! Sagen Sie sich, dass jedes Baby auf der Welt den Tag-Nacht-Rhythmus gelernt hat, Ihr Baby wird das auch!
- Sagen Sie sich, dass noch kein Baby im Bauch geblieben ist – Sie werden wieder in Ihrer präferierten Position schlafen können
- Sie tun das Richtige! Manchmal beruhigen sich Babys auch dann nicht, wenn wir uns ihnen liebevoll zuwenden und es ist unklar, wie dem Kind geholfen werden kann. In solchen Fällen sollten Sie geduldig bleiben und nicht an sich zweifeln

**Tipp 9: Nehmen Sie Ihre Schlafstörungen ernst**

- Schlafstörungen sind u. a. die wichtigsten Frühwarnsymptome für sich anbahnende (psychische) Erkrankungen. Nehmen Sie sie ernst und lassen Sie sich helfen! Dazu gehört auch, »herunterspielende« Bemerkungen von Partner/in, Freunden oder Fach-Personal zu überhören und sich weiter Hilfe zu suchen
- Wenn Sie bereits an einer psychischen Erkrankung leiden bzw. gelitten haben, sollten Sie in enger und regelmäßiger Absprache mit Ihrem/r behandelnden Psychiater/-in sein und die Nachtversorgung des Säuglings durch andere Personen abdecken (Partner/in, Eltern, Fachpersonal), damit Sie (mit Hilfe von Medikamenten) durchschlafen können

**Tipp 10: Entspannen Sie sich**

- Hören Sie klassische Musik, sie senkt den Blutdruck und den Cortisolspiegel, was Angst und Schmerzen reduziert (auch Babys lieben diese Musik)
- Am Abend ein Bad nehmen, wärmende Körperöle benutzen, die Füße mit Socken oder einer Wärmflasche warmhalten
- Entspannungs- oder Imaginationsübungen hören, am besten morgens und abends

# Arbeitsblatt 10

## Imaginationsübung

Imaginative Verfahren haben eine positive Wirkung auf unseren Körper und unsere Gefühle. Die Anspannung in unserer Muskulatur wird verringert. Außerdem werden Stresshormone, wie Adrenalin oder Cortisol, die vor allem mit Gefühlen wie Angst oder Ärger einhergehen, reduziert. Die regelmäßige Anwendung von imaginativen Verfahren, wie z. B. Phantasiereisen, kann uns helfen, schneller ein- und auch besser durchzuschlafen. Zu Beginn der Anwendung solcher Übungen ist es einfacher, fachkundig besprochene Audiodateien zu besorgen und zu hören. Mit ein bisschen Routine können Sie sich auch einen eigenen Ort Ihrer Phantasie aussuchen. Wichtig ist, dass die Vorstellung dieses Ortes bei Ihnen etwas Positives auslöst, ein Gefühl der Sicherheit und Entspannung, und nicht mit negativen Erinnerungen oder Emotionen verbunden ist. Sollten Ihre Gedanken während dieser Imaginationen abschweifen, versuchen Sie, Ihre Aufmerksamkeit sanft zurückzuholen. Versuchen Sie nicht, Ihre Gedanken zu unterdrücken. Es ist ganz normal, dass unsere Gedanken abschweifen, Gedanken dürfen kommen und gehen.

### Ort der Ruhe

Bitte nimm nun eine für dich angenehme Sitzhaltung ein, stelle die Füße locker und bequem auf dem Boden ab und lege deine Arme entspannt und leicht auf deine Oberschenkel. Mache es dir bequem.

Wenn du möchtest, schließ deine Augen. Wenn es dir unangenehm ist, richte deinen Blick auf einen Punkt kurz vor dir auf dem Boden.

Atme nun tief ein und wieder aus.

Atme ganz gleichmäßig nach deinem eigenen Tempo. Atme ein – und atme wieder aus.

Spüre, wie der Atem kalt in deine Nase hineinströmt und angewärmt wieder hinauskommt.

Deine Schultern und dein Nacken entspannen sich und werden ganz locker.

Dein Kopf wird ganz frei und leer.

Deine Arme und Beine fühlen sich ganz entspannt an.

Stellen dir nun vor, du sitzt an einem sonnigen, warmen Herbsttag auf einer Bank in einem wunderschönen Park. Dein Baby liegt schlafend in seinem Wagen, eingekuschelt in eine wollige Decke, und sieht friedlich und gesund aus. Ruhe und Entspannung gehen von dem kleinen Wesen aus, es fühlt sich geborgen und wohl.

Ganz entspannt lässt du deinen Blick von deinem Kind in die Umgebung schweifen.
Du betrachtest die großen, alten Bäume, deren Blätter in goldgelb und rot in der Sonne farbenfroh leuchten.

Haushaltshilfe zulegen oder Hausarbeit und Einkäufe an Familie, Partner/in, Freunde delegieren, Bringdienst eines Supermarktes/Gemüsehändlers nutzen

Neben den Bäumen siehst du die herabgefallenen bunten Blätter und das moosige, schon herbstliche Grün einer großen, weiten Wiese. Ein leichter Wind, der die Blätter tanzen lässt, streicht dir über die Haut. Achte auf das Rascheln, das der Wind beim Spiel mit den Blättern entstehen lässt.

Du siehst in einiger Entfernung einen kleinen Bach, der hinter einer Baumreihe entlang fließt und sich über kleine und große Steine seinen Weg bahnt. Du kannst beobachten, wie das Wasser ein paar kleine herabgefallene Blätter mit sich treibt. Hör nur, wie das kühle, klare Wasser vor sich hinplätschert.

Die Sonne scheint. Im Gesicht spürst du die angenehm warmen Sonnenstrahlen.

Du schließt deine Augen und streckst dein Gesicht der Sonne entgegen. Du lauschst den Geräuschen der Umgebung: dem Plätschern des Baches, dem Rascheln der Blätter, dem leichten Wehen des Windes.

Genieß den Moment und atme tief durch.

Ein- und ausatmen. Atme ruhig weiter. Ein- und aus.

Verweile nun einige Momente an diesem Ort und nimm ihn in deinem eigenen Tempo wahr. Wenn du dich hier wohlfühlst, dann speichere dir diesen sonnigen, grünen Fleck in deinem Gedächtnis, damit du jederzeit hierhin zurückkehren kannst, wenn du einen Moment der Ruhe und Erholung brauchst.

Steh nun langsam von der Parkbank auf, nimm deinen Kinderwagen und komm in deinem Tempo zurück in diesen Raum. Öffne ganz langsam die Augen, blick dich um und komme wieder im Hier und Jetzt an. Strecke deine Arme und Beine, wie am Morgen, nach einem erholsamen Schlaf.

# Modul 11

## Die Rolle als Mutter

### Raus aus der Perfektionismusfalle

**Inhalte & Ziele**

11.1 Anfangsblitzlicht
11.2 Wiederholen der letzten Stunde und Besprechen der Hausaufgabe
11.3 Die gute Mutter
11.4 Raus aus der Perfektionismusfalle
11.5 Übung bis zur nächsten Sitzung: Warum bin ich die beste Mutter für mein Kind?
11.6 Abschlussblitzlicht

**Materialien**

- Informationsblatt 11
- Arbeitsblatt 11

## 11.1 Anfangsblitzlicht

Die Teilnehmerinnen werden zu Beginn der Stunde gebeten, ihre aktuelle Befindlichkeit einzuschätzen.

> *Zu Beginn der Stunde möchten wir Sie bitten, kurz Ihre aktuelle Stimmung/Befindlichkeit zu schildern. Orientieren Sie sich bei Ihrer Einschätzung an den Schulnoten: 1 steht für eine sehr gute, zuversichtliche Stimmung, 3 steht für eine mittelmäßige »so lala«-Stimmung und 6 steht für eine sehr schlechte, deutlich belastete Befindlichkeit.*

## 11.2 Wiederholen der letzten Stunde und Besprechen der Hausaufgabe

Im Anschluss an die Blitzlichtrunde werden die Inhalte der letzten Stunde gemeinsam wiederholt. Die Gruppenleitung gibt dabei aktive Unterstützung und verdeutlicht, dass es nicht um eine detailgetreue Wiederholung einzelner Inhalte geht, sondern vielmehr darum, was den einzelnen Teilnehmerinnen wichtig erscheint und im Gedächtnis geblieben ist. Zur Unterstützung können Flipchart und Arbeitsmaterialien der letzten Stunde verwendet werden.

*Bevor wir uns den Inhalten der heutigen Stunde widmen, möchten wir mit Ihnen gemeinsam die Inhalte der letzten Stunde wiederholen. Was ist Ihnen besonders in Erinnerung geblieben und welche Gedanken und Fragen haben Sie zu den Themen der letzten Stunde?*

Im Anschluss daran werden die Teilnehmerinnen gebeten, ihre Erfahrungen mit der Übung aus der letzten Stunde zu berichten. Die Gruppenleitung achtet dabei insbesondere auf Schwierigkeiten bei der Umsetzung, gibt Unterstützung und verstärkt aktiv die Beiträge der Teilnehmerinnen.

*Die Übung der letzten Stunde lautete, mindestens zwei schlaffördernde Maßnahmen auszuprobieren. Außerdem hatten wir Ihnen empfohlen, die Imaginationsübung auf Arbeitsblatt 10 auszuprobieren. Welche Erfahrungen haben Sie damit gemacht? Vielen Dank für Ihre Offenheit und dass Sie Ihre Erfahrungen mit uns geteilt haben.*

## 11.3 Die gute Mutter

Viele Schwangere und junge Mütter haben starke perfektionistische Ansprüche an sich selbst. Das kostet viel Zeit und Energie. Sobald etwas geschieht, das das Bild der »guten Mutter« ankratzt (das Kinderzimmer ist noch nicht vollständig eingerichtet, die Babykrabbeldecke wurde gekauft und nicht selbst gehäkelt, das Baby kann etwas nicht, das andere Babys bereits können, das Stillen klappt nicht, usw.), beziehen es die Frauen auf sich und ihr Versagen in der Mutterrolle. Besonders problematisch ist dies immer dann, wenn sich die Frauen für etwas verantwortlich machen, das nicht in ihrer Macht steht. Häufig bestehen neben der perfektionistischen Anspruchshaltung auch Ängste, etwas falsch zu machen. Die Kombination aus Perfektionismus und Versagensängsten erzeugt Stress und kann sich auf das psychische Wohlbefinden auswirken. Wenn die inneren Ansprüche nicht korrigiert und das Leben als Mutter nicht an eigenen Bedürfnissen ausgerichtet wird, ist bald der »Akku leer«, worunter schließlich die Kinder und die Beziehung leiden. Ziel dieses Moduls ist es, die Teilnehmerinnen dafür zu sensibilisieren, dass es ihren Kindern nur gut geht, wenn es ihnen selbst gut geht und dass sie perfekt sind, so wie sie sind. Im Modul 12 werden die Teilnehmerinnen dann ergänzend dazu angeleitet, ein realistisches Selbstbild von sich zu erstellen und Veränderungsziele zur Verbesserung ihres Selbstbildes zu verfolgen.

*In der heutigen Stunde wollen wir uns mit der Mutterrolle und den damit verbundenen, eigenen Ansprüchen beschäftigen. Was bedeutet es für Sie, eine »gute Mutter« zu sein? Welche Vorsätze kommen Ihnen in den Sinn, wenn Sie daran denken, eine »gute Mutter« sein zu wollen?*

**Glaubenssätze über eine »gute Mutter«**

Eine gute Mutter:
- geht gut vorbereitet in die Elternzeit (Kinderzimmer fertig, Anträge eingereicht, Ratgeber gelesen)
- macht keine Fehler
- opfert sich für ihre Kinder auf
- ist immer für ihre Kinder da (voller Hingabe)
- verliert nie die Nerven
- spielt ganz viel mit ihren Kindern (jeden Tag rausgehen, ausgiebig basteln)
- ist kreativ, handwerklich begabt, ökologisch ausgerichtet
- ist immer ein gutes Vorbild für ihre Kinder
- ist ein Organisationstalent
- kocht gesund, frisch und ausgewogen
- hat den Haushalt im Griff
- ist immer ausgeglichen, geduldig und hilfsbereit
- weiß, was das Beste für ihre Kinder ist

*Vielen Dank für Ihre Gedanken. Wenn Sie nun auf die gesammelten Vorsätze schauen: Erfüllen Sie alle genannten Kriterien? Haben Sie sich auch schon gefragt, ob Sie überhaupt eine »gute Mutter« sind? Wann nagt das schlechte Gewissen an Ihnen, weil Sie etwas falsch gemacht haben oder etwas hätten noch besser machen können? … Aha, also wenn Sie merken, dass Sie keine »Allround-Maschine« sind? Wenn Sie im Vergleich mit anderen Müttern oder Frauen schlechter abschneiden? Wenn Sie denken, »ich hätte (nicht), ich sollte (nicht), ich muss …«?*

## 11.4 Raus aus der Perfektionismusfalle

In Zeiten, in denen die »after baby bodys« der Stars nur wenige Wochen nach der Geburt mit beeindruckend straffem und schlankem Bauch überall in den Medien zu finden sind, haben es Frauen noch schwerer, ihre eigenen Erwartungen realistisch und gesund zu definieren. Der gesellschaftliche Druck hat sich aber nicht nur mit der überall zugänglichen und anscheinend dauerglücklichen Welt des Internets geändert. Heutzutage reicht ein Einkommen meist nicht mehr aus, um das Leben einer Familie in der Stadt zu finanzieren, so dass sich Frauen gezwungen sehen, in die Berufstätigkeit zurückzukehren. Aber: Geben sie ihr Kind in die Fremdbetreuung ab, werden sie hinter vorgehaltener Hand als »karrieregeil« bewertet. Bleibt eine Frau zu Hause, übernimmt die Betreuung ihres Kindes selbst, sieht sie sich mit Bewertungen wie »faul«, »minderbelastbar« oder »unemanzipiert« konfrontiert. Außerdem sind die Erziehungs- und Rollenvorstellungen im ständigen Wandel (erst autoritär, dann laissez-faire, nun bedürfnisorientiert), so dass sich Frauen und junge Mütter in einer permanenten Vergleichs- und Rechtfertigungssituation wiederfinden und Mühe haben, all diesen vermeintlichen »Fallen« auszuweichen und ihren eigenen Weg zu finden. Frauen und Mütter fühlen sich permanent zuständig und hadern mit allem, was ihnen nicht gelingt. Den größten Fehler, den sie machen können, ist zu viel zu wollen und dabei eigene Bedürfnisse zurückzustellen. Um einen ausbalancierten und damit gesunden Weg zu finden, wird im Folgenden die Empfehlung gegeben, sich an eigenen Werten und Bedürfnissen zu orientieren und sich selbst Fehler zuzugestehen.

*Wer von Ihnen kann die Sicherheitsansage im Flugzeug wiedergeben, falls es zu einem Druckabfall kommt?*

(Junker 2015, S. 174–175)

*»Im unwahrscheinlichen Falle eines Druckverlustes fallen automatisch Sauerstoffmasken aus der Kabinendecke. Bitte ziehen Sie diese mit dem Gummiband vollständig über Mund und Nase und atmen ruhig weiter. Helfen Sie erst dann Kindern und Mitreisenden.«*
*Weshalb sollen wir uns zuerst die Sauerstoffmaske aufsetzen und uns nicht erst um unsere Kinder kümmern? Ist das nicht ziemlich egoistisch?*
*Ja, genau! Wenn wir erst anderen helfen, sind wir spätestens nach 15–18 Sekunden mit Sauerstoff unterversorgt und fallen in die Bewusstlosigkeit. Wenn das passiert, sind wir ein Totalausfall und dann auch nicht mehr für unsere Kinder oder andere zu gebrauchen.*
*Genauso verhält es sich mit Ihren Bedürfnissen im Familienalltag. Befriedigen Sie immer erst die der anderen, geht Ihnen über kurz oder lang die Puste aus und Sie fallen komplett aus! Den größten Fehler, den Sie also machen können, ist zu viel zu wollen und dabei eigene Bedürfnisse zurückzustellen.*
*Damit Sie Ihre Bedürfnisse in Zukunft besser wahrnehmen und erfüllen, möchten wir eine Übung mit Ihnen durchführen: die 1-2-3-4-Übung. Nutzen Sie dafür das* ***Arbeits- und Informationsblatt 11,*** *das wir Ihnen nun austeilen.*

*Überlegen und notieren Sie:*
*1 – Eine Situation, in der Sie sich als »schlechte Mutter« empfunden haben. Beschreiben Sie die Situation ohne Wertung, nur was passiert ist, was beobachtbar war.*
*2 – Zwei Gefühle, die Sie in der Situation bzw. danach gefühlt haben. Gefühle, die mit dem Eindruck, eine »schlechte Mutter« zu sein, zusammenhängen.*
*3 – Drei Ihrer Bedürfnisse, die in der Situation verletzt/ frustriert wurden. Beispiele für Bedürfnisse finden Sie auf* ***Informationsblatt 11****.*
*4 – Vier Strategien, um Ihre frustrierten Bedürfnisse zu heilen/zu erfüllen. Diese Strategien sind dafür da, damit Sie im Anschluss an die Situation für Ihre Bedürfnisse sorgen können, oder es sind Strategien dafür, wie Sie das nächste Mal mit mehr Fokus auf sich selbst reagieren können. Beispiele für Strategien finden Sie ebenfalls auf Ihrem* ***Informationsblatt 11****.*

Für die 1-2-3-4-Übung sollten den Teilnehmerinnen etwa 20 Minuten Zeit gegeben werden. Um die Auswertung interaktiv zu gestalten und den Frauen (durch den Austausch in der Gruppe) mehr Ideen und gegenseitiges Verständnis zu ermöglichen, werden die Inhalte in einzelnen Schritten »abgefragt«. Eine (freiwillige) Teilnehmerin wird gebeten, ihre Situation vorzulesen. Daraufhin wird die Gruppe gefragt, welche zwei Gefühle entstanden sein könnten. Sodann wird in der Gruppe nach drei potenziell frustrierten Bedürfnissen gefragt und im Anschluss mögliche Strategien zur Erfüllung der frustrierten Bedürfnisse gesammelt. Die Teilnehmerin, die ihre Situation zur Verfügung gestellt hat, wird zuletzt gebeten mitzuteilen, ob sie für sich ähnliche Inhalte gefunden hatte und was sie aus der Gruppe an zusätzlichen Ideen mitnehmen konnte. Wenn noch Zeit ist, kann eine weitere Teilnehmerin ihre Situation vorlesen und das Vorgehen in der Gruppe wird wiederholt.

*Wir machen jetzt eine »Pop-up«-Besprechung der Übung. Eine von Ihnen liest Ihre Situation laut vor. Daraufhin versucht die Gruppe zu erraten, welche zwei Gefühle in der Situation entstanden sein könnten. Dann sind alle gefragt, welche drei Bedürfnisse wahrscheinlich in der Situation frustriert wurden. Und schließlich sollen gemeinsam mögliche Strategien zur Erfüllung der frustrierten Bedürfnisse gesammelt werden. Sie dürfen Ihre Ideen einfach einwerfen, also »aufpoppen« lassen. Die Frau, die ihre Situation zur Verfügung gestellt hat, wird im Anschluss daran gebeten mitzuteilen, ob sie für sich ähnliche Inhalte gefunden hatte und was sie aus der Gruppe an zusätzlichen Ideen mitnehmen konnte. Wenn noch Zeit ist, kann eine weitere Teilnehmerin ihre Situation vorlesen und wir wiederholen das Vorgehen.*
*Wer möchte seine Situation vorlesen und mögliche Strategien von der Gruppe für die Erfüllung ihrer Bedürfnisse vorgeschlagen bekommen?*

## 11.5 Übung bis zur nächsten Sitzung: Warum bin ich die beste Mutter für mein Kind?

Die Teilnehmerinnen werden gebeten, sich bis zur nächsten Stunde zu überlegen, was sie in ihrer Mutterrolle auszeichnet. Wichtig bei der Hausaufgabe ist zu betonen, dass jede Mutter die beste Mama für ihr Kind ist bzw. sein wird. Je unvollständiger oder fehlerakzeptierender der eigene Anspruch an das Mutterdasein ist, desto ausgeglichener und zufriedener sind die Mütter und desto glücklicher sind die Kinder. Kinder brauchen authentische Vorbilder, keine Schauspieler.

*Bitte überlegen Sie sich bis zur nächsten Stunde, warum Sie die beste Mutter für Ihr Kind sind bzw. sein werden. Was können Sie gut? Welche positiven Eigenschaften zeichnen Sie aus? Was können und werden Sie Ihrem Kind Hilfreiches beibringen und mitgeben? Warum ist das, was Sie an Fähigkeiten mitbringen, vielleicht nicht für jedes Kind passend, aber für Ihr eigenes schon? Weshalb sind Sie perfekt, so wie Sie sind? Ziehen Sie dafür gerne Ihre/n Partner/in, Ihre Familie und Freunde zu Rate. Notieren Sie bitte Ihre Ergebnisse auf **Arbeitsblatt 11**.*

## 11.6 Abschlussblitzlicht

Die Teilnehmerinnen werden gebeten, zum Ende der Stunde ihre aktuelle Befindlichkeit einzuschätzen und eine kurze Aussage darüber zu machen, was sie aus der Stunde für sich mitnehmen konnten.

*Zum Abschluss der Sitzung möchten wir Sie bitten, uns kurz mitzuteilen, mit welcher Stimmung Sie nach Hause gehen. Orientieren Sie sich bei Ihrer Einschätzung wieder an den Schulnoten. Zudem würden wir uns freuen, wenn Sie mit uns teilen würden, was Sie aus der heutigen Stunde für sich mitnehmen konnten.*

# Informationblatt 11

## Die Rolle als Mutter

### Raus aus der Perfektionismusfalle

### Die gute Mutter

**Eine »gute Mutter« ...**

- geht perfekt vorbereitet in die Elternzeit (Kinderzimmer fertig, Anträge eingereicht, Ratgeber gelesen)
- macht keine Fehler
- opfert sich für ihre Kinder auf
- ist immer für ihre Kinder da (voller Hingabe)
- verliert nie die Nerven
- spielt ganz viel mit ihren Kindern (jeden Tag raus gehen, ausgiebig basteln)
- ist kreativ, handwerklich begabt, ökologisch ausgerichtet
- ist immer ein gutes Vorbild für ihre Kinder
- ist ein Organisationstalent
- kocht gesund, ausgewogen und frisch
- hat den Haushalt im Griff
- ist immer ausgeglichen, geduldig und hilfsbereit
- weiß, was das Beste für ihre Kinder ist

  ...

Viele Schwangere und junge Mütter haben starke perfektionistische Ansprüche an sich selbst.

Das kostet viel Zeit und Energie. Sobald etwas geschieht, das das Bild der »guten Mutter« ankratzt (das Kinderzimmer ist noch nicht vollständig eingerichtet, die Babykrabbeldecke wurde gekauft und nicht selbst gehäkelt, das Baby kann etwas nicht, das andere Babys bereits können, das Stillen klappt nicht, usw.), beziehen es die Frauen auf sich und ihr Versagen in der Mutterrolle. Besonders problematisch ist dies immer dann, wenn sich die Frauen für etwas verantwortlich fühlen, das nicht in ihrer Macht steht. Häufig bestehen neben der perfektionistischen Anspruchshaltung auch Ängste, etwas falsch zu machen. Die Kombination aus Perfektionismus und Versagensängsten erzeugt Stress und kann sich auf das psychische Wohlbefinden auswirken. Wenn die inneren Ansprüche nicht korrigiert und das Leben als Mutter nicht an eigenen Bedürfnissen ausgerichtet wird, ist bald der »Akku leer«, worunter schließlich die Kinder und auch die Beziehung leiden.

**Sie sollten sich bewusst werden, dass es Ihren Kindern nur gut geht, wenn es Ihnen gut geht – und dass Sie perfekt sind, so wie Sie sind!**

## Beispiele für Bedürfnisse

**Selbstverwirklichung**
Selbstbestimmung, Freiheit und Unabhängigkeit, Freiwilligkeit, Authentizität, Selbstausdruck, Bedeutung haben (wichtig sein), Sinnhaftigkeit, Selbstwirksamkeit (Einfluss haben)

**Individualbedürfnisse**
Anerkennung, Wertschätzung, Privatsphäre, Würde, Kreativität, Effektivität, Leichtigkeit und Lebendigkeit, Spaß und Vergnügen, Abwechslung, Erleben und Entdecken

**Soziale Bedürfnisse**
Gemeinschaft, Zugehörigkeit, Liebe, Aufmerksamkeit, Geborgenheit, Nähe, Gemeinsamkeit, Austausch, Respekt, Rücksichtnahme, Freundschaft, Zusammenarbeit, Toleranz, Vertrauen, Harmonie, Gegenseitigkeit, Gleichwertigkeit, Gerechtigkeit, Verbindung und Kontakt, Entlastung und Unterstützung, Wiedergutmachung

**Sicherheit**
Unterkunft, Arbeit und Einkommen, Schutz, Kontinuität, Loyalität, Beständigkeit, Zuverlässigkeit, Distanz, Ordnung und Struktur (Klarheit), Frieden, Orientierung, Kontrolle

**Grund- und Existenzbedürfnisse**
Überleben, Essen, Trinken, Schlaf, Sexualität, Ruhe und Erholung, Wärme und Kühle

(in Anlehnung an die Bedürfnispyramide von Maslow, A. H. (1943). A theory of human motivation. Psychological Review, 50(4). Sowie aus Fritsch, G. R. (2012). Der Gefühls- und Bedürfnisnavigator. Paderborn: Junfermann)

## Beispiele für Strategien zur Bedürfniserfüllung

(teilweise übernommen aus Fritsch, G.R. (2012). Der Gefühls- und Bedürfnisnavigator. Paderborn: Junfermann.)

Kreuzen Sie an, welche Strategien zu Ihnen passen bzw. welche Sie sich vorstellen können, einmal auszuprobieren:

- Vergleiche mit anderen stoppen
- Täglich einen positiven Tagesrückblick halten (= Positivtagebuch): Was habe ich heute gut gemacht? Was ist mir gelungen? Was ist mir Gutes widerfahren? Wofür bin ich dankbar?
- Mich hinsetzen, etwas lesen, anstatt die Wäsche zu machen
- Gedanken mit »sollte«, »müsste«, könnte« verändern in: »möchte«, »entscheide mich für …« und »will«
- Eigene Ansprüche runterschrauben, z.B. einfachen Marmorkuchen backen, anstatt eine aufwändige, glitzernde Einhorntorte
- Mich nicht für Fehler abwerten, sondern denken »kann jedem passieren«, »shit happens«
- Bewusst auf Perfektion & Vollständigkeit verzichten, z.B. nicht aufräumen, wenn sich Besuch angekündigt hat
- Meine eigene Mittelmäßigkeit anerkennen und annehmen: Es geht darum, etwas gern zu tun und nicht darum, etwas perfekt zu tun (»Done is better than perfect«)
- Eine sich aufopfernde Mutter ist ein schlechtes Vorbild für die Kinder
- Aufgaben an andere abgeben oder gänzlich aufgeben
- Die Verantwortung nicht nur bei mir sehen: Ich bin nicht allein für alles zuständig!
- Ausgedehntes Bad nehmen, Sauna, Massage oder Kinobesuch
- Zu meiner Unvollkommenheit stehen: anderen Müttern erzählen, dass ich mein Kind eine Stunde vors Handy gesetzt habe, weil ich in Ruhe baden und Haare färben wollte
- Fehler als Möglichkeit des Fortschritts, der Veränderung und der persönlichen Weiterentwicklung ansehen
- Sichtweise einnehmen: Meine Fehler ermöglichen meinen Kindern erst, selbst nach besseren Lösungen zu suchen
- Andere Mütter/Menschen loben: das schweißt zusammen und erzeugt ein Echo
- Etwas auf der To-Do-Liste abhaken und mich danach selbst belohnen
- Mich mit Menschen umgeben, die ich gern habe
- Mich mit Menschen austauschen, denen ich vertraue oder die in einer ähnlichen Lebensphase sind
- Vergnügen zulassen: Essen, Trinken, Spielen, Sport, Reisen, Musik, Tanzen, Lesen, etc.
- Ich sorge für ausreichend Schlaf
- Für mich einstehen: meine Wünsche, Gefühle und Vorstellungen äußern, nicht abwarten, bis der andere sie errät

- Mich abgrenzen: nichts für jemanden tun, das er für sich selbst tun kann
- Andere um Rat oder Hilfe bitten
- Lob & Anerkennung von anderen zulassen, mich dafür bedanken und in mir aufnehmen
- Jemanden umarmen
- Mich für mein Fehlverhalten beim anderen entschuldigen, ohne mich zu rechtfertigen
- Mich geben, wie ich bin: unverstellt (auch mit meinen Schwächen), authentisch (Einklang zwischen meinen Worten und meinen Taten)
- Verantwortung für mich übernehmen, meine Opferhaltung verlassen
- Finanzielle Sicherheit und Unabhängigkeit anstreben
- Akzeptanz üben: Krisen gehören in bestimmten Lebensphase dazu und zeigen nicht mein eigenes Versagen oder meine Schuld auf
- Aktivitäten nachgehen, die mir Freude bereiten und auf die ich stolz bin
- Meine Kinder und Partner nicht als Eigentum betrachten, sondern als eigenständig und von mir verschieden
- Meine Gefühle wahrnehmen, ohne mich von ihnen bestimmen zu lassen
- Mich selbst trösten und beruhigen lernen (Lieblingstee kochen, Postkarten mit positiven Sprüchen lesen, Lieblingsmusik hören, …)
- Verantwortung von anderen übernehmen lassen, nicht alles allein machen wollen
- Mir das Recht geben, »nein« zu sagen
- Verschiedenartigkeit und Einzigartigkeit von mir und anderen akzeptieren und bejahen
- Konkrete, machbare Bitten äußern
- Meinen Partner daran erinnern, dass er Vater ist und eine wichtige Rolle im Leben seiner Kinder spielen sollte – Familie ist keine »One woman show«!
- Klare Absprachen treffen, gemeinsamen Terminkalender führen
- Inneren Leitsatz wiederholen: »Mein Ziel ist es, glücklich zu sein, nicht perfekt!«
- Ausdrücklich um eine Reaktion oder Rückmeldung zu meiner Person bitten (»was magst du an mir?«)
- »Eigenlob stinkt« nicht! Mir meiner Stärken & positiven Eigenschaften bewusst werden
- Shoppen gehen, mir oder anderen etwas Schönes kaufen
- Kraftvolle Selbstinstruktion nutzen: »Ich habe ein Recht auf meine Gefühle und Bedürfnisse« und »ich habe ein Recht auf eine andere Meinung«
- Etwas reparieren, das mir wichtig ist oder das ich oft benutze
- Alles-oder-Nichts-Denken aufgeben: Ich schaue nicht nur auf das Ergebnis, sondern schätze meine Anstrengungen und Bemühungen
- Selbstinstruktion in Bezug auf meine Kinder: »Ich bin nicht da, um perfekt zu sein, ich bin da, um da zu sein!«
- Ich mache mir klar: Wenn die Natur mit perfekten Eltern gerechnet hätte, wären wir bereits ausgestorben

# Arbeitsblatt 11

## Die 1-2-3-4-Übung

**1 Situation,** in der Sie sich als »schlechte Mutter« empfunden haben. Beschreiben Sie die Situation ohne Wertung, nur was passiert ist, was beobachtbar war.

______________________________

______________________________

______________________________

**2 Gefühle,** die Sie in der Situation bzw. danach gefühlt haben. Gefühle, die mit dem Eindruck, eine »schlechte Mutter« zu sein, zusammenhängen.

______________________________

______________________________

______________________________

**3 Bedürfnisse,** die in der Situation verletzt/frustriert wurden.
(Beispiele für Bedürfnisse finden Sie auf **Informationsblatt 11**)

______________________________

______________________________

______________________________

**4 Strategien,** um Ihre frustrierten Bedürfnisse zu heilen/zu erfüllen. Diese sollen Ideen sein, wie Sie im Anschluss an die Situation für Ihre Bedürfnisse sorgen können, oder wie Sie das nächste Mal mit mehr Fokus auf sich selbst reagieren können.
(Beispiele zur Bedürfniserfüllung finden Sie ebenfalls auf **Informationsblatt 11**)

______________________________

______________________________

______________________________

## Warum ich für mein Kind die beste Mama bin, die es gibt

Je unvollständiger oder fehlerakzeptierender der eigene Anspruch an das Mutterdasein ist, desto ausgeglichener und zufriedener sind die Mütter und desto glücklicher sind die Kinder. Kinder brauchen authentische Vorbilder, keine perfekten Schauspieler.

**Aufgabe:** Was kann ich gut? Welche positiven Eigenschaften zeichnen mich aus? Was kann und werde ich meinem Kind Hilfreiches beibringen und mitgeben? Warum ist das, was ich an Fähigkeiten mitbringe, vielleicht nicht für jedes Kind passend, aber für mein eigenes Kind schon? Weshalb bin ich perfekt, so wie ich bin? Ziehen Sie dabei gerne Ihre/n Partner/in, Ihre Familie und Freunde zu Rate.

- ______________________________
- ______________________________
- ______________________________
- ______________________________
- ______________________________
- ______________________________
- ______________________________
- ______________________________
- ______________________________
- ______________________________

Hängen Sie dieses Blatt gerne an den Kühlschrank, Ihren Badezimmerspiegel oder an Ihre Kleiderschranktür, damit Sie sich so oft wie möglich Ihrer Qualitäten als Mutter bewusst werden.

# Modul 12

## Mein Inneres Kind

### Wie geht es eigentlich meinem Inneren Kind?

**Inhalte & Ziele**



**Materialien**

- Informationsblatt 12
- Arbeitsblatt 12

## 12.1 Anfangsblitzlicht

Die Teilnehmerinnen werden zu Beginn der Stunde gebeten, ihre aktuelle Befindlichkeit einzuschätzen.

*Zu Beginn der Stunde möchten wir Sie bitten, kurz Ihre aktuelle Stimmung/Befindlichkeit zu schildern. Orientieren Sie sich bei Ihrer Einschätzung an den Schulnoten: 1 steht für eine sehr gute, zuversichtliche Stimmung, 3 steht für eine mittelmäßige »so lala«-Stimmung und 6 steht für eine sehr schlechte, deutlich belastete Befindlichkeit.*

## 12.2 Wiederholen der letzten Stunde und Besprechen der Hausaufgabe

Im Anschluss an die Blitzlichtrunde werden die Inhalte der letzten Stunde gemeinsam wiederholt. Die Gruppenleitung gibt dabei aktive Unterstützung und verdeutlicht, dass es nicht um eine detailgetreue Wiederholung einzelner Inhalte geht, sondern vielmehr darum, was den einzelnen Teilnehmerinnen wichtig erscheint und im Gedächtnis geblieben ist. Zur Unterstützung können Flipchart und Arbeitsmaterialien der letzten Stunde verwendet werden.

*Bevor wir uns den Inhalten der heutigen Stunde widmen, möchten wir mit Ihnen gemeinsam die Inhalte der letzten Stunde wiederholen. Was ist Ihnen besonders in Erinnerung geblieben und welche Gedanken und Fragen haben Sie zu den Themen der letzten Stunde?*

Die Teilnehmerinnen berichten im Anschluss von ihren Stärken und positiven Eigenschaften als Mutter und warum gerade sie für ihr Kind die beste Mutter sind. Ziel der Besprechung der Hausaufgabe ist es, die Teilnehmerinnen darin zu fördern, die Aufmerksamkeit auf ihre Stärken zu richten, das »Eigenlob« in der Gruppe auszusprechen und dazu zu stehen (es nicht zu relativieren) und damit wohlwollend die eigenen (perfektionistischen) Ansprüche abzulegen. Ist es Teilnehmerinnen nicht gelungen, einen positiven Blick auf sich als Mutter zu werfen, kann es hilfreich sein, die Frauen zu fragen, was aus Sicht ihrer Kinder (Perspektivwechsel) an ihnen liebenswert und einzigartig ist und was die Kinder von ihnen brauchen.

*Die Übung der letzten Stunde lautete, sich zu überlegen, warum Sie die beste Mutter für Ihr Kind sind bzw. sein werden. Welche positiven Eigenschaften und Fähigkeiten haben Sie als (werdende) Mutter? Was empfinden Ihr/e Partner/in, Ihre Familie oder Ihre Freunde als Stärken, die Sie als Mutter mitbringen? Hat sich jemand das Blatt aufgehangen (an den Schrank, die Badtür, o. Ä.)? Vielen Dank für Ihre Offenheit und dass Sie Ihre Erfahrungen mit uns geteilt haben.*

## 12.3 Das Innere Kind kennenlernen

Wir alle kennen unangenehme emotionale Zustände wie Traurigkeit, Einsamkeit, Angst, Verzweiflung oder Wut, die uns regelrecht überschwemmen können. Manchmal fühlen wir uns in diesen Momenten tatsächlich wieder wie ein Kind. In der Schematherapie wird dieser Zustand als *verletzter* oder *wütender Kindmodus* bezeichnet. Gleiches gilt auch für positive Empfindungen und Gefühlslagen, wie z. B. Freude, Spaß und Spontaneität. Auch hier können wir uns fühlen und freuen wie ein Kind. Wir befinden uns dann im *glücklichen Kindmodus*. Sowohl in der Schwangerschaft als auch im Umgang mit den eigenen Kindern werden Frauen sehr häufig in derartige Gefühlslagen oder sogenannte Kindmodi versetzt. Menschen mit psychischen Belastungen und Erkrankungen regulieren diese intensiven Gefühle dann oft ungünstig, zum Beispiel durch Verdrängen, Vermeiden oder Betäuben der Gefühle oder indem sie »über das Ziel hinausschießen«. Ziel dieses Moduls ist es, den Teilnehmerinnen über das Wahrnehmen, Beobachten und Versorgen ihrer »Inneren Kind-Zustände« zu einer funktionalen Art der Emotionsregulation zu verhelfen (vgl. Faßbinder et al. 2016).

*Wir alle kennen unangenehme Gefühle wie Traurigkeit, Einsamkeit, Angst, Verzweiflung oder Wut, die uns regelrecht überschwemmen können. Manchmal fühlen wir uns in diesen Momenten tatsächlich wieder wie ein Kind. In der*

*Schematherapie wird dieser Zustand als »verletzter« oder »wütender Kindmodus« bezeichnet. Gleiches gilt auch für positive Empfindungen und Gefühlslagen, wie Freude, Spaß und Spontanität. Auch hier können wir uns fühlen und freuen wie ein glückliches Kind. Wir befinden uns dann laut Schematherapie im »glücklichen Kindmodus«.*
*Sowohl in der Schwangerschaft als auch im Umgang mit dem eigenen Kind werden wir sehr häufig in derartige Gefühlslagen oder sogenannte Kindmodi versetzt. Stellen Sie sich zum Beispiel vor, Ihr Baby hört einfach nicht auf zu schreien und Sie fühlen sich irgendwann hilflos oder wütend. Sie reagieren vielleicht auch bockig oder werden traurig, weil Ihr Baby sich nicht beruhigen lässt. Solche intensiven negativen Gefühle werden von Menschen mit psychischen Belastungen oft auf ungünstige Weise reguliert. Zum Beispiel durch Verdrängen, Vermeiden oder Betäuben der Gefühle oder indem sie »über das Ziel hinausschießen«.*
*Es ist aber für unser psychisches Wohlbefinden – vor allem in Schwangerschaft und Stillzeit – wichtig, einen gesunden und flexiblen Umgang mit unseren Gefühlen und »Inneren Kindern« zu haben. Denn unsere Gefühle haben Informationscharakter. Aus ihnen können wir ablesen, was wir gerade brauchen. Das bedeutet, nur über das Wahrnehmen, Verstehen und Annehmen unserer Gefühle können wir unsere dahinterliegenden Bedürfnisse erkennen und diese auch erfüllen.*
*Aus diesem Grund wollen wir uns in dieser Stunde mit Ihren »Inneren-Kind-Zuständen« beschäftigen. Wir wollen herausfinden, welche individuellen Gefühle, Gedanken und Verhaltensimpulse bei Ihnen mit Ihrem wütenden, verletzten und Ihrem glücklichen Kindmodus verbunden sind. Ziel ist es, dass Sie Ihre verschiedenen »Kindmodi« wahrnehmen und benennen können, sie annehmen und verstehen – und im Verlauf dann auch gut versorgen können. Das ist das gleiche, wie Sie es bei Ihrem Baby auch schon tun: Sie beobachten es, Sie versuchen herauszufinden, wie es Ihrem Baby geht, was es gerade braucht – und dann kümmern Sie sich darum, Tag für Tag. Heute kümmern wir uns um Ihre »Inneren Kinder«.*

Nach dieser Einführung werden die Teilnehmerinnen an die Wahrnehmung und Differenzierung Innerer Kindmodi herangeführt. Dafür sollen sie sich an vergangene Situationen erinnern, in denen sie, im Nachgang betrachtet, kindlich und vielleicht unangemessen reagiert haben.

*Nehmen Sie sich nun einige Minuten Zeit und versuchen Sie, sich an eine Situation zu erinnern, in welcher Sie starke Gefühle wahrgenommen haben. Das können starke unangenehme Gefühle gewesen sein, die auf den aktivierten »verletzten« oder »wütenden Kindmodus« hinweisen. Haben Sie möglicherweise in einer Situation geweint oder sich bockig verhalten, in der Sie dies gar nicht wollten, es unpassend war und Sie lieber »erwachsen« reagiert hätten? Es können aber auch starke positive Gefühle gewesen sein, die widerspiegeln, dass Sie sich in Ihrem »glücklichen Kindmodus« befunden haben. Fällt Ihnen viel-*

*leicht sogar auf, dass es typische Auslöser und wiederkehrende Situationen gibt, die Ihre »Inneren Kinder« zum Vorschein bringen?*

Nachdem die Teilnehmerinnen ca. 10 Minuten Zeit hatten, um sich an »Kindmodus-Situationen« zu erinnern, werden die Eigenschaften der drei Kindmodi »verletztes Kind«, »trauriges Kind« und glückliches Kind« vorn am Flipchart (o. Ä.) gesammelt. Diese Übung soll die Wahrnehmung und Benennung von Kindmodi und den assoziierten Gefühlen verbessern und stellt die Grundlage für den nächsten Schritt dar: das Versorgen der einzelnen Kindmodi. An dieser Stelle sollte **Arbeitsblatt 12** ausgeteilt werden.

**Steckbrief meiner Inneren Kindmodi**

| **Wie zeigt sich mein Inneres Kind?** | **Modus verletztes Kind** | **Modus wütendes Kind** | **Modus glückliches Kind** |
|---|---|---|---|
| Diese **Gefühle** sind damit verbunden: | | | |
| Diese **Gedanken** gehen mir durch den Kopf: | | | |
| So fühlt sich das in meinem **Körper** an: | | | |
| So **reagiere** ich: | | | |
| Diese typischen **Auslöser/Situationen** gibt es: | | | |

## 12.4 Das Innere Kind gut versorgen

Im nächsten Schritt soll es darum gehen, die Kindmodi besser versorgen zu lernen. Dafür wird innerhalb einer Imaginationsübung mit einem der Inneren Kindmodi Kontakt aufgenommen und in der Vorstellung erfragt, was jede Teilnehmerin individuell tun kann, um den verletzten oder wütenden Kindmodus zu trösten oder zu beruhigen und den glücklichen Kindmodus zu fördern.

*Vielen Dank für Ihre Beiträge. Nachdem Sie nun ein Gespür dafür bekommen haben, was Ihre Inneren Kindmodi auslöst und wie diese sich anfühlen, wollen wir nun gemeinsam überlegen, was Sie tun können, um sie gut zu versorgen und sich um sie zu kümmern.*
*Dazu möchten wir Sie bitten, eine kleine Imaginationsreise mit uns zu machen. Wenn Sie mögen, schließen Sie die Augen. Wenn das für Sie unangenehm ist, dann fixieren Sie einen Punkt im Raum. Versuchen Sie sich nun eine Situation vorzustellen, in der ein verletzter oder wütender Kindmodus aktiv war. Spüren Sie nochmal in sich hinein: Welche Gefühle waren präsent, wie hat sich Ihr Körper angefühlt? Von diesem Gefühl ausgehend stellen Sie sich Ihr Inneres Kind so bildlich wie möglich vor. Vielleicht haben Sie eine Erinnerung an sich als Kind. Wie alt sind Sie in dieser Vorstellung? Geben Sie Ihrer Kleinen einen Namen. Wenn Sie Ihr Inneres Kind in Ihrer Vorstellung sehen können, gehen Sie zu ihm und fragen Sie: »Wie fühlst du dich?«, »Was brauchst du jetzt, was ist dein Bedürfnis?« und »Was möchtest du jetzt am liebsten tun?« Hören Sie dem Mädchen einfach mal eine Weile zu. Öffnen Sie dann langsam die Augen und kommen Sie mit Ihrer Aufmerksamkeit in den Raum zurück.*
*Lassen Sie uns nun sammeln, was sich die Inneren Kinder wünschen und was Sie für sie tun können. Wenn Sie mit der Vorstellungsübung Schwierigkeiten hatten, können Sie auch Ihr Verhalten Ihrem tatsächlichen Baby/ Kind gegenüber als Inspiration nehmen. Was Ihrem Kind gut tut, tut auch Ihrem Inneren Kind gut. Und natürlich andersherum. Versuchen Sie, bei Ihrem Inneren Kind genauso vorzugehen wie bei Ihrem Baby: Wie geht es der Kleinen gerade? Was braucht sie?*

| Versorgung meiner Inneren Kindmodi | | | |
|---|---|---|---|
| | **Modus verletztes Kind** | **Modus wütendes Kind** | **Modus glückliches Kind** |
| Was brauche ich jetzt? Was ist mein Bedürfnis? | | | |
| Was möchte ich jetzt am liebsten tun? | | | |

Die Bedürfnisse und Wünsche der Teilnehmerinnen werden vorn (am Flipchart, Whiteboard, o. Ä.) gesammelt. Dafür kann das **Informationsblatt 11** (Beispiele für Bedürfnisse) zu Hilfe genommen werden. Die Teilnehmerinnen werden aufgefordert, für sich passende Ideen und Strategien zur Bedürfniserfüllung auf der zweiten Seite des **Arbeitsblattes 12** mitzuschreiben. Auch hier kann Informationsblatt 11 aus der letzten Stunde genutzt werden, um Inspirationen (Strategien zur Bedürfniserfüllung) zu bekommen.

Die Gruppenleitung sollte auf das Validieren (= für gültig erklären, ohne zu bewerten) der genannten Gefühle und Bedürfnisse achten. Wichtig dabei ist, dass die Teilnehmerinnen ihre eigenen Bedürfnisse anerkennen und sich die Erlaubnis zu deren Erfüllung geben dürfen. Ebenso wie es wichtig ist, dass sie ihre Gefühle zulassen, anstatt sie zu bekämpfen, zu vermeiden oder zu verdrängen. Die Gruppenleitung sollte die Teilnehmerinnen an ihre Kompetenzen als Frauen und Mütter erinnern und ermutigen, diese (Versorgungs-)Kompetenzen nicht nur für andere (wie das Baby), sondern auch für sich selbst einzusetzen. Sollten hierbei kritische negative Gedanken auftauchen, wie z. B. »das ist doch Quatsch«, »das ist egoistisch«, »das hab ich nicht verdient«, oder »erst die Arbeit bzw. die anderen, dann das Vergnügen bzw. ich selbst«, sollte die Gruppenleitung gemeinsam mit den Teilnehmerinnen versuchen, diese Gedanken zu modifizieren. Nutzen Sie dabei die Strategien aus Modul 7 und Modul 8. Außerdem sollte dabei kritisch hinterfragt werden, wie hilfreich diese Gedanken sind. Wenn noch Zeit ist, kann an dieser Stelle auch darauf hingewiesen werden, dass es noch einen anderen Inneren Modus gibt, der sich über derartige kritische negative Gedanken zeigt: der *Innere Kritiker.* Die Gruppenleitung sollte diesen Modus in seine Schranken weisen und den Teilnehmerinnen vorschlagen, das Kümmern und Versorgen des Inneren Kindes einfach auszuprobieren. Wenn sich dann herausstellen sollte, dass dies jemandem nicht gut tut oder nicht gefällt, dann dürfe die Person jederzeit zu ihrem gewohnten Verhalten zurückkehren.

## 12.5 Übung bis zur nächsten Sitzung

Die Teilnehmerinnen werden gebeten, sich bis zur nächsten Stunde zu überlegen, wie sie in Kontakt mit ihrem Inneren glücklichen Kind kommen können. Außerdem werden sie gebeten, sich Möglichkeiten zu überlegen, um diesen Modus zu fördern. Als Zusammenfassung wird außerdem an dieser Stelle **Informationsblatt 12** ausgeteilt.

*Bitte überlegen Sie sich bis zur nächsten Stunde, wie Sie in Kontakt mit Ihrem Inneren glücklichen Kind kommen können. Nutzen Sie den Steckbrief zunächst, um den glücklichen Kindmodus besser kennenzulernen. Überlegen Sie danach bitte, welche Aktivitäten, Personen oder Erinnerungen Ihnen dabei helfen, in diesen glücklichen Kindmodus zu kommen. Notieren Sie Ihre Ideen auf* ***Arbeitsblatt 12****. Als Zusammenfassung dieser Stunde teilen wir Ihnen nun Informationsblatt 12 aus.*

## 12.6 Abschlussblitzlicht

Die Teilnehmerinnen werden gebeten, zum Ende der Stunde ihre aktuelle Befindlichkeit einzuschätzen und eine kurze Aussage darüber zu machen, was sie aus der Stunde für sich mitnehmen konnten.

*Zum Abschluss der Sitzung möchten wir Sie bitten, uns kurz mitzuteilen, mit welcher Stimmung Sie nach Hause gehen. Orientieren Sie sich bei Ihrer Einschätzung wieder an den Schulnoten. Zudem würden wir uns freuen, wenn Sie mit uns teilen würden, was Sie aus der heutigen Stunde für sich mitnehmen konnten.*

# Informationsblatt 12

## Mein Inneres Kind

### Wie geht es eigentlich meinem Inneren Kind?

#### Das Innere Kind

Wir alle kennen unangenehme emotionale Zustände wie Traurigkeit, Einsamkeit, Angst, Verzweiflung oder Wut, die uns regelrecht überschwemmen können. Manchmal fühlen wir uns in diesen Momenten wieder wie ein Kind. In der Schematherapie wird dieser Zustand als *verletzter* oder *wütender Kindmodus* bezeichnet. Gleiches gilt auch für positive Empfindungen und Gefühlslagen, wie z. B. Freude, Spaß und Spontaneität. Auch hier können wir uns fühlen und freuen wie ein Kind. Wir befinden uns dann im *glücklichen Kindmodus.* Sowohl in der Schwangerschaft als auch im Umgang mit den eigenen Kindern werden wir sehr häufig in derartige Gefühlslagen oder sogenannte Kindmodi versetzt. Menschen mit psychischen Belastungen und Erkrankungen regulieren diese intensiven Gefühle oft ungünstig, zum Beispiel durch Verdrängen, Vermeiden oder Betäuben der Gefühle oder indem sie »über das Ziel hinausschießen«.

Es ist aber für unser psychisches Wohlbefinden – vor allem in Schwangerschaft und Stillzeit – wichtig, einen gesunden und flexiblen Umgang mit unseren Gefühlen und unserem »Inneren Kindern« zu haben. Denn Gefühle haben Informationscharakter. Aus ihnen können wir ablesen, was wir gerade brauchen. Das bedeutet, nur über das Wahrnehmen, Verstehen und Annehmen unserer Gefühle, können wir unsere dahinterliegenden Bedürfnisse erkennen und diese auch erfüllen. Das ist das gleiche, wie Sie es bei Ihrem Baby auch schon tun: Sie beobachten es, Sie versuchen herauszufinden, wie es Ihrem Baby geht, was es gerade braucht – und dann kümmern Sie sich darum, Tag für Tag. Versuchen Sie, bei Ihrem *Inneren Kind* genauso vorzugehen wie bei Ihrem Baby. Stellen Sie sich jeden Tag zwei Fragen: *»Wie geht es mir gerade?«* und *»Was brauche ich jetzt?«* Dann kommen Sie auch darauf, was Sie konkret tun können, um Ihren verletzten oder wütenden Kindmodus zu trösten bzw. zu beruhigen oder Ihren glücklichen Kindmodus zu fördern!

Es ist wichtig, seine eigenen Gefühle und Bedürfnisse anzuerkennen und sich die Erlaubnis zu deren Erfüllung zu geben. Ebenso ist es wichtig, Gefühle zuzulassen anstatt sie zu bekämpfen, zu vermeiden oder zu verdrängen. Unserer Gefühle sagen uns, was wir brauchen. Setzen Sie Ihre Fähigkeiten und Kompetenzen, die Sie bei Ihren Kindern nutzen (z. B. Trösten, Mut zusprechen oder Beruhigen) auch bei sich ein. Sie können das! Dazu brauchen Sie nichts Neues zu lernen. Sollten hierbei kritische negative Gedanken auftauchen, wie z. B. »das ist doch Quatsch«, oder »reine Zeitverschwendung«, dann fragen Sie sich einmal, wie hilfreich diese Gedanken sind. Weisen Sie Ihren *Inneren Kritiker* in die Schranken! Probieren Sie es einfach mal aus, sich um Ihr Inneres Kind zu kümmern. Wenn es Ihnen nicht gut tut oder nicht gefällt, können Sie jederzeit zu Ihrem gewohnten Verhalten zurückkehren.

# Arbeitsblatt 12

## Steckbrief meiner Inneren Kindmodi

| **Wie zeigt sich mein Inneres Kind?** | **Modus verletztes Kind** | **Modus wütendes Kind** | **Modus glückliches Kind** |
|---|---|---|---|
| Diese **Gefühle** sind damit verbunden: | | | |
| Diese **Gedanken** gehen mir durch den Kopf: | | | |
| So fühlt sich das in meinem **Körper** an: | | | |
| So **reagiere** ich: | | | |
| Diese typischen **Auslöser/Situationen** gibt es: | | | |

## Versorgung meiner Inneren Kindmodi

| | Modus verletztes Kind | Modus wütendes Kind | Modus glückliches Kind |
|---|---|---|---|
| Was brauche ich jetzt? Was ist mein Bedürfnis? | | | |
| Was möchte ich jetzt am liebsten tun? | | | |

## Happy Child Momente – Den glücklichen Kindmodus fördern

Überlegen Sie, was Sie glücklich macht! Was haben Sie in Ihrer Kindheit gerne getan? Wo und mit wem fühlen Sie sich frei, lebendig, leicht und spontan? Welche Aktivitäten mit Ihrem/n Kind/ern versetzen Sie selbst in einen glücklichen Kindmodus? Erproben Sie die Aktivitäten gern mit Ihrem/n Kind/ern, aber auch mal für sich allein, mit einer Freundin oder Ihrem/r Partner/in.

Inspirationen für den glücklichen Kindmodus finden Sie hier:

Spiele spielen, Basteln oder Handwerken, in die Natur gehen, in den Zoo gehen, Luftballons aufblasen, Witze erzählen, mit einem Stofftier kuscheln, Ballspielen, in Pfützen springen, Malbuch ausmalen, Rumalbern, Kneten, Puzzeln, Tiere streicheln, Sticker aufkleben, Hörbücher anhören, Eis essen, Kinderbücher lesen, Fangen spielen, Schlittenfahren, Zeichentrickfilme schauen, Kakao trinken, Kastanienmännchen bauen …

**Meine Happy Child Momente sind:**

| | |
|---|---|
| ☺ | ☺ |
| ☺ | ☺ |
| ☺ | ☺ |
| ☺ | ☺ |
| ☺ | ☺ |
| ☺ | ☺ |
| ☺ | ☺ |
| ☺ | ☺ |
| ☺ | ☺ |

# Modul 13

## Selbstbild

### Wie sehen Sie sich?

**Inhalte & Ziele**

13.1 Anfangsblitzlicht
13.2 Wiederholen der letzten Stunde und Besprechen der Hausaufgabe
13.3 Begriffsdefinitionen zum Selbst
13.4 Selbstbild erstellen
13.5 Übung bis zur nächsten Sitzung: Zwei Veränderungsziele umsetzen bzw. Ziele und Strategien entwickeln
13.6 Abschlussblitzlicht

**Materialien**

- Informations- und Arbeitsblatt 13
- Farbige Karten, auf denen die Selbstbegriffe notiert werden

## 13.1 Anfangsblitzlicht

Die Teilnehmerinnen werden zu Beginn der Stunde gebeten, ihre aktuelle Befindlichkeit einzuschätzen.

> *Zu Beginn der Stunde möchten wir Sie bitten, kurz Ihre aktuelle Stimmung/Befindlichkeit zu schildern. Orientieren Sie sich bei Ihrer Einschätzung an den Schulnoten: 1 steht für eine sehr gute, zuversichtliche Stimmung, 3 steht für eine mittelmäßige »so lala«-Stimmung und 6 steht für eine sehr schlechte, deutlich belastete Befindlichkeit.*

## 13.2 Wiederholen der letzten Stunde und Besprechen der Hausaufgabe

Im Anschluss an die Blitzlichtrunde werden die Inhalte der letzten Stunde gemeinsam wiederholt. Die Gruppenleitung gibt dabei aktive Unterstützung und verdeutlicht, dass es nicht um eine detailgetreue Wiederholung einzelner Inhalte geht, sondern vielmehr darum, was den einzelnen Teilnehmerinnen wichtig erscheint und im Gedächtnis geblieben ist. Zur Unterstützung können Flipchart und Arbeitsmaterialien der letzten Stunde verwendet werden.

*Bevor wir uns den Inhalten der heutigen Stunde widmen, möchten wir mit Ihnen gemeinsam die Inhalte der letzten Stunde wiederholen. Was ist Ihnen besonders in Erinnerung geblieben und welche Gedanken und Fragen haben Sie zu den Themen der letzten Stunde?*

Die Teilnehmerinnen berichten im Anschluss, welche Aktivitäten, Personen oder Erinnerungen ihnen dabei helfen, in den glücklichen Kindmodus zu kommen. Die Gruppenleitung zeigt sich dabei wieder wertschätzend, validierend und die Umsetzung der Strategien fördernd.

*Die Übung der letzten Stunde lautete, sich zu überlegen, wie Sie in Kontakt mit Ihrem Inneren glücklichen Kind kommen können. Welche Aktivitäten, Personen oder Erinnerungen helfen Ihnen dabei, in diesen glücklichen Kindmodus zu kommen? Wann können Sie Ihre Ideen anwenden, um Ihr glückliches Inneres Kind zu fördern?*

## 13.3 Begriffsdefinitionen zum Selbst

Zuerst wird mit den Teilnehmerinnen im Plenum überlegt, welche Bedeutung die verschiedenen Selbst-Begriffe haben und worin sie sich unterscheiden (in Anlehnung an Stavemann 2011). Dafür werden die Begriffe auf farbigen Karteikarten gut leserlich notiert und vorn (Whiteboard, Flipchart o. Ä.) angebracht. Die Vorstellungen der Gruppe können dann unter den Begriffen in Stichpunkten festgehalten werden. Die (psychologischen) Begriffsdefinitionen bekommen die Teilnehmerinnen (danach!) auf dem **Informationsblatt 13** ausgehändigt. Ziel hierbei ist es hervorzuheben, dass es verschiedene Konzepte gibt und damit auch verschiedene Möglichkeiten, darauf Einfluss zu nehmen. Im vorliegenden Modul sollen sich die Teilnehmerinnen mit ihren Werten (in bestimmten Lebensbereichen) beschäftigen und dazu ermutigt werden, Ziele zur Verbesserung Ihres Selbstbildes zu entwickeln und auch zu verfolgen.

*Die Überschrift des heutigen Moduls lautet »Selbstbild«. Wir wollen uns heute also damit beschäftigen, wie Sie sich selbst sehen. Es gibt viele Begriffe, die mit dem Selbst zu tun haben: Selbstvertrauen, Selbstbewusstsein, Selbstwert. Aber was verstehen wir darunter? Inwieweit unterscheiden sich die Begriffe? Wir haben ein paar dieser – oft synonym verwendeten – Begriffe hier vorn einmal angebracht und möchten Sie fragen, was Sie darunter verstehen?*

**Was ist der Selbstwert? Was ist ein Selbstwertproblem?** (Staveman 2011)

Der Selbstwert ist der Wert, den sich ein Mensch selbst zuschreibt. Es gibt verschiedene Arten, den eigenen Wert zu bestimmen, zum Beispiel über die Bewertung eigener Leistungen, Eigenschaften, der eigenen Beliebtheit oder besonderen Fähigkeiten.
Probleme mit der eigenen Wertigkeit entstehen dann, wenn ein Mensch sein gesamtes Urteil über sich pauschal von einem oder wenigen Merkmalen (wie Leistung oder Beliebtheit) abhängig macht. Sobald die eigenen Maßstäbe nicht zur Gänze erfüllt werden, kommt es zu einem Selbstwertverlust bzw. einem Selbstwertproblem. Das kann schnell passieren, bspw. wenn der Nachbar nicht grüßt oder der Chef die eigene Arbeit kritisiert.

**Was ist Selbstsicherheit?** (Seebauer & Jacob 2015)

*Innere* Selbstsicherheit besitzt jemand, der sich sicher ist, seine Ziele zu erreichen und mit auftretenden Hindernissen, auf dem Weg zur Zielerreichung, gut umgehen kann.
Äußere Selbstsicherheit ist die Fähigkeit, durchsetzungsstark aufzutreten und für die Erfüllung eigener Bedürfnisse kompetent einstehen zu können, ohne dabei aggressiv oder verletzend zu sein.

**Was ist Selbstbewusstsein?**

Ein selbstbewusster Mensch ist sich seiner Stärken und Schwächen bewusst und akzeptiert diese als Teil seines Selbst – daher auch der Begriff Selbstakzeptanz. Ein selbstbewusster Mensch hat einen guten Zugang zu den eigenen Gefühlen und dahinterliegenden Bedürfnissen.

**Was ist Selbstvertrauen?** (Seebauer & Jacob 2015)

Selbstvertrauen beschreibt die Fähigkeit eines Menschen, sich selbst zu vertrauen. Es besteht das Vertrauen in die eigenen Fähigkeiten, das Vertrauen, Ziele erreichen zu können, Vertrauen in die eigenen Bedürfnisse und deren Berechtigung, sowie das Vertrauen in den eigenen Wert, unabhängig von Erfolg oder Misserfolg. Das heißt, Menschen mit einem guten Selbstvertrauen wissen, was sie sich zutrauen können und was nicht. Selbstvertrauen beschreibt einen Zustand innerer Gelassenheit, Souveränität, Kraft und Stärke.

## 13.4 Selbstbild erstellen

Die Teilnehmerinnen sollen im Anschluss an diese Überlegungen die Tabelle zum Selbstbild auf **Arbeitsblatt 13** ausfüllen. Dafür können 30–40 Minuten eingeplant werden. Ziel der Reflexionen ist es, die Teilnehmerinnen dafür zu sensibilisieren, dass sie sich »breit« aufstellen sollten, wenn sie versuchen, ihren eigenen Wert zu bestimmen. Sie sollten erkennen, dass es viele verschiedene Bereiche mit unterschiedlicher persönlicher Wichtigkeit bzw. Wertigkeit gibt und dass sie ihr Selbstbild auf mehrere »Beine« stellen sollten, damit es bei Misserfolg oder eigenen Mankos nicht so schnell ins Wanken gerät. Auch das Bewusstwerden von Einflussmöglichkeiten auf das Selbstbild ist Ziel dieser Übung. Zur Erstellung der Übungen auf **Arbeitsblatt 13** wurde sich an Faßbinder (2016), Stavemann (2011) und Seebauer, Jacob (2015) orientiert.

*Wie Sie sehen, gibt es verschiedene Definitionen und Vorstellungen von den einzelnen Begriffen. Die psychologischen Definitionen finden Sie auf* ***Informationsblatt 13*** *(austeilen).*
*Wir wollen Sie nun dazu anregen, sich einmal mit Ihrem Selbst, Ihren Werten in bestimmten Lebensbereichen und Ihren eigenen Stärken und Schwächen auseinanderzusetzen und sich dann zu überlegen, mit welchen Strategien Sie Ihr Bild von sich verbessern können.*
*In der Tabelle auf* **Arbeitsblatt 13**, *das wir Ihnen nun austeilen, finden Sie verschiedene Lebensbereiche. Bitte schätzen Sie in der ersten Spalte ein, wie wichtig Ihnen dieser Lebensbereich auf einer Skala von 0–10 ist. Dann bitten wir Sie, die Spalte daneben auszufüllen: Was mögen Sie an sich in dem jeweiligen Lebensbereich? Das kann sein, weil Sie in dem Lebensbereich etwas gut können oder liebenswerte Eigenschaften dafür mitbringen. Daneben finden Sie eine weitere Spalte mit der Frage, was Sie an sich in dem jeweiligen Lebensbereich nicht mögen, weil Sie etwas nicht können oder in dem Lebensbereich Ängste/ Unsicherheiten haben oder nicht die nötigen Voraussetzungen für die Erfüllung dieses Lebensbereichs mitbringen. Überlegen Sie sich dann bitte in der letzten Spalte, ob es Veränderungsmöglichkeiten für Ihre als negativ bewerteten Eigenschaften oder Mankos gibt. Manchmal haben wir keinen Einfluss und müssen lernen, die Realität so zu nehmen wie sie ist, ohne uns dafür abzuwerten oder darüber zu jammern. Manchmal ist uns etwas nicht so wichtig, sodass es uns den Aufwand, den das Veränderungsziel erfordert, nicht wert ist. Aber an anderer Stelle wissen wir, was wir eigentlich ändern müssten, um mit uns zufriedener zu sein, haben uns aber noch keine konkreten Strategien dafür überlegt.*
*Nun haben Sie die Möglichkeit, sich über all das im Klaren zu werden.*
*Haben Sie noch Fragen?*

Wichtig bei der Auswertung und Besprechung der Übung ist es, die Teilnehmerinnen akzeptierend zu begleiten, wenn sie etwas nicht ändern können (z. B. Schwangerschaftsstreifen). Gleichzeitig sollten sie wertschätzend motiviert werden, konkrete Änderungsziele umzusetzen, wenn es sich bei der Selbstkritik, um veränderbare Punkte handelt (z. B. Vernachlässigung von Freunden). Dabei sollte immer wieder die Gruppe nach Ideen oder Vorschlägen für bestimmte Selbstkritikpunkte befragt werden.

*Wie ging es Ihnen bei der Beschäftigung mit sich selbst? Fiel Ihnen das Ausfüllen der einen oder anderen Spalte leichter/schwerer? Haben Sie mehreren Lebensbereichen eine hohe Wichtigkeit eingeräumt? Brauchen Sie von der Gruppe noch Tipps oder Ideen für Veränderungsziele? Was fällt den anderen dazu ein? Wer kennt diese Selbstkritik? Wie wahrscheinlich ist es, dass Sie an Ihren Veränderungszielen in der nächsten Zeit arbeiten werden? Was nehmen Sie sich konkret für die Umsetzung vor? Sind Ihnen Widersprüchlichkeiten aufgefallen? Wie zum Beispiel, dass Sie Ihren molligen Bauch nicht mögen und gerne abnehmen möchten, doch dem Lebensbereich Sport »keine Wichtigkeit« beimessen?*

## 13.5 Übung bis zur nächsten Sitzung: Zwei Veränderungsziele umsetzen bzw. Ziele und Strategien entwickeln

Die Teilnehmerinnen werden gebeten, sich bis zur nächsten Stunde zwei wichtigen Lebensbereichen zu widmen. Sie sollen sich damit beschäftigen, wie sie sich in diesen Bereichen positiv verändern könnten und was dafür nötig wäre.

*Markieren Sie in der Tabelle zwei Lebensbereiche, die Ihnen am wichtigsten sind (zwischen 8 und 10). Schauen Sie dann, welche Eigenschaften oder Verhaltensweisen Sie an sich nicht mögen und gern verändern möchten. Wenn Sie dafür schon Veränderungsziele und -strategien in der heutigen Stunde entworfen haben, versuchen Sie bitte bis zur nächsten Woche, diese anzufangen bzw. umzusetzen und schätzen Sie ein, wie gut das geklappt hat. Wenn Ihnen noch Ziele oder Strategien fehlen, wie oder was Sie verändern sollten, dann überlegen Sie sich diese Punkte bitte bis zur nächsten Woche. Nutzen Sie dafür die Vorlage mit Beispiel auf* ***Arbeitsblatt 13****.*

## 13.6 Abschlussblitzlicht

Die Teilnehmerinnen werden gebeten, zum Ende der Stunde ihre aktuelle Befindlichkeit einzuschätzen und eine kurze Aussage darüber zu machen, was sie aus der Stunde für sich mitnehmen konnten.

*Zum Abschluss der Sitzung möchten wir Sie bitten, uns kurz mitzuteilen, mit welcher Stimmung Sie nach Hause gehen. Orientieren Sie sich bei Ihrer Einschätzung wieder an den Schulnoten. Zudem würden wir uns freuen, wenn Sie mit uns teilen würden, was Sie aus der heutigen Stunde für sich mitnehmen konnten.*

# Informationsblatt 13

## Selbstbild

### Wie sehen Sie sich?

### Begriffsdefinitionen zum Selbst

**Was ist der Selbstwert? Was ist ein Selbstwertproblem?**
(vgl. Stavemann, H. H. (2011). Und ständig tickt die Selbstwertbombe. Selbstwertprobleme erkennen und lösen. Weinheim: Beltz.)

Der Selbstwert ist der Wert, den sich ein Mensch selbst zuschreibt. Es gibt verschiedene Arten, den eigenen Wert zu bestimmen, zum Beispiel über die Bewertung eigener Leistungen, Eigenschaften, der eigenen Beliebtheit oder besonderen Fähigkeiten.
Probleme mit der eigenen Wertigkeit entstehen dann, wenn ein Mensch sein gesamtes Urteil über sich pauschal von einem oder wenigen Merkmalen (wie Leistung oder Beliebtheit) abhängig macht. Sobald die eigenen Maßstäbe nicht zur Gänze erfüllt werden, kommt es zu einem Selbstwertverlust bzw. einem Selbstwertproblem. Das kann schnell passieren, bspw. wenn der Nachbar nicht grüßt oder der Chef die eigene Arbeit kritisiert. Man sollte deshalb versuchen, den eigenen Selbstwert auf »mehrere Beine« zu stellen (sich selbst über verschiedene Lebensbereiche zu definieren), damit der eigene Wert bei Misserfolg oder Mankos nicht so schnell ins Wanken gerät.

**Was ist Selbstsicherheit?**
(vgl. Seebauer, L., Jacob, G. (2015). Schluss mit meiner Wenigkeit. Weinheim: Beltz)

*Innere* Selbstsicherheit besitzt jemand, der sich sicher ist, seine Ziele zu erreichen und mit auftretenden Hindernissen, auf dem Weg zur Zielerreichung, gut umgehen kann. *Äußere* Selbstsicherheit ist die Fähigkeit, durchsetzungsstark aufzutreten und für die Erfüllung eigener Bedürfnisse kompetent einstehen zu können, ohne dabei aggressiv oder verletzend zu sein.

**Was ist Selbstbewusstsein?**

Ein selbstbewusster Mensch ist sich seiner Stärken und Schwächen bewusst und akzeptiert diese als Teil seines Selbst – daher auch der Begriff Selbstakzeptanz. Ein selbstbewusster Mensch hat einen guten Zugang zu den eigenen Gefühlen und dahinterliegenden Bedürfnissen.

**Was ist Selbstvertrauen?**
(vgl. Seebauer, L., Jacob, G. (2015). Schluss mit meiner Wenigkeit. Weinheim: Beltz)

Selbstvertrauen beschreibt die Fähigkeit eines Menschen, sich selbst zu vertrauen. Es besteht das Vertrauen in die eigenen Fähigkeiten, Ziele erreichen zu können, Vertrauen in die eigenen Bedürfnisse und deren Berechtigung, sowie das Vertrauen in den eigenen Wert, unabhängig von Erfolg oder Misserfolg. Menschen mit einem guten Selbstvertrauen wissen, was sie sich zutrauen können und was nicht. Selbstvertrauen beschreibt einen Zustand innerer Gelassenheit, Souveränität, Kraft und Stärke.

# Arbeitsblatt 13

## Mein Selbstbild

(in Anlehnung an: Faßbinder, E., Schweiger, U., Jacob, G. (2016). Therapie-Tools Schematherapie. Weinheim: Beltz. S. 245. Und: Stavemann, H. H. (2011). Und ständig tickt die Selbstwertbombe. Selbstwertprobleme erkennen und lösen. Weinheim: Beltz. S. 90)

| Lebensbereich | Wichtigkeit (0–10) | Was ich an mir mag | Was ich nicht an mir mag | Veränderungsziel mit konkreten Strategien |
|---|---|---|---|---|
| Partnerschaft, Liebe, Sex | Beispiel: 9 | Ich bin treu | Ich raste in Diskussionen mit meinem Partner schnell aus | Diskussionen nicht ausarten lassen → Ich versuche beim nächsten Mal, das Gespräch zu unterbrechen und auf später zu vertagen, bevor ich laut werde |
| | | | | |
| Mein Äußeres, Aussehen, Figur | | | | |
| Freundschaften | | | | |
| Arbeit, finanzielle Situation | | | | |

| **Lebens-bereich** | **Wichtigkeit (0–10)** | **Was ich an mir mag** | **Was ich nicht an mir mag** | **Veränderungs-ziel mit konkreten Strategien** |
|---|---|---|---|---|
| Bildung, Ausbildung | | | | |
| Beziehung zu meiner Ursprungs-familie, meinen Eltern, Geschwistern | | | | |
| Beziehung zu meiner Familie, meinen Kindern, meinem Partner | | | | |
| Hobbys | | | | |
| Natur, Umwelt-(schutz) | | | | |
| Spiritualität, Religion | | | | |
| Soziales und politisches Engagement | | | | |
| Sport | | | | |
| Gesundheit | | | | |

## Meine Veränderungsziele und Veränderungsstrategien

(in Anlehnung an Seebauer, L., Jacob, G. (2015). Schluss mit meiner Wenigkeit. Weinheim: Beltz. S. 38–41) Ihre Ziele und dazugehörigen Strategien sollten:

- **Konkret** sein (wann, was, wie, wer?): z. B. Ich möchte nächsten Mittwoch die Babysitterin darum bitten, mehr darauf zu achten, dass mein Kind ausreichend trinkt
- **Positiv** sein (was will ich?): z. B. Ich will mich mehr mit anderen Müttern in der Krabbelgruppe unterhalten; anstatt: ich will nicht mehr so unsicher sein
- **Realistisch** und **kleinschrittig** sein: z. B. Ich will mich nächste Woche Freitag mit meiner besten Freundin zum Abendessen treffen; anstatt: die Zeit mit meiner besten Freundin soll so schön und intensiv sein wie früher
- Sich auf Ihr **Verhalten** beziehen: z. B. Ich will mich als Kita-Elternbeirat zur Wahl stellen; anstatt: ich will mich mehr sozial engagieren
- **Eigenverantwortlich** und in **ich-Form** sein: z. B. Ich will mich trauen, gegenüber meiner Mutter *Nein* zu sagen; anstatt: meine Mutter soll sich nicht ständig einmischen

**Beispiel** für ein Veränderungsziel mit einer Veränderungsstrategie und Zielerreichungsskala:

| Veränderungsziel | Veränderungsstrategie | Zielerreichungsskala |
|---|---|---|
| Mehr Zeit allein in der Natur | Ich bitte meine Mutter um einen »Oma-Tag« in der Woche, an dem sie mein Kind für 1–2 Stunden betreut; in der Zeit gehe ich allein raus | + Meine Mutter kann das nicht gewährleisten, aber dafür kommt meine Schwiegermutter jeden Donnerstag für 2 Stunden zu uns; dann gehe ich im Wildpark eine ausgedehnte Runde spazieren |

**Meine 2 Veränderungsziele und Veränderungsstrategien** mit Zielerreichungs-skala:

| Veränderungsziel | Veränderungsstrategie | **Zielerreichungsskala**<br>++ Ziel vollständig erreicht<br>+ Ziel teilweise erreicht<br>+/– keine Veränderung<br>– leichte Verschlechterung<br>–– starke Verschlechterung |
|---|---|---|
| | | |
| | | |

# Modul 14

## Meine Familiengeschichte

### Der Apfel fällt nicht weit vom Stamm

**Inhalte & Ziele**

14.1 Anfangsblitzlicht
14.2 Wiederholung der letzten Stunde und Besprechen der Hausaufgabe
14.3 Die eigene Familie als Genogramm
14.4 Übung bis zur nächsten Sitzung: Reflexion des eigenen Genogramms
14.5 Abschlussblitzlicht

**Materialien**

- Informationsblatt 14
- Arbeitsblatt 14

## 14.1 Anfangsblitzlicht

Die Teilnehmerinnen werden zu Beginn der Stunde gebeten, ihre aktuelle Befindlichkeit einzuschätzen.

*Zu Beginn der Stunde möchten wir Sie bitten, kurz Ihre aktuelle Stimmung/ Befindlichkeit zu schildern. Orientieren Sie sich bei Ihrer Einschätzung an den Schulnoten: 1 steht für eine sehr gute, zuversichtliche Stimmung, 3 steht für eine mittelmäßige »so lala«-Stimmung und 6 steht für eine sehr schlechte, deutlich belastete Befindlichkeit.*

## 14.2 Wiederholen der letzten Stunde und Besprechen der Hausaufgabe

Im Anschluss an die Blitzlichtrunde werden die Inhalte der letzten Stunde gemeinsam wiederholt. Die Gruppenleitung gibt dabei aktive Unterstützung und verdeutlicht, dass es nicht um eine detailgetreue Wiederholung einzelner Inhalte geht, sondern vielmehr darum, was den einzelnen Teilnehmerinnen wichtig erscheint und im Gedächtnis geblieben ist. Zur Unterstützung können Flipchart und Arbeitsmaterialien der letzten Stunde verwendet werden.

*Bevor wir uns den Inhalten der heutigen Stunde widmen, möchten wir mit Ihnen gemeinsam die Inhalte der letzten Stunde wiederholen. Was ist Ihnen besonders in Erinnerung geblieben und welche Gedanken und Fragen haben Sie zu den Themen der letzten Stunde?*

Im Anschluss daran werden die Teilnehmerinnen gebeten, ihre Erfahrungen mit den Hausaufgaben aus der letzten Stunde zu berichten. Die Gruppenleitung achtet dabei insbesondere auf Schwierigkeiten bei der Umsetzung, gibt Unterstützung und verstärkt aktiv die Beiträge der Teilnehmerinnen.

*Welche Erfahrungen haben Sie mit der Übung zum Selbstbild gemacht? Welche Eigenschaften oder Verhaltensweisen mögen Sie an sich selbst nicht und wie haben Sie versucht, diese zu ändern? Was haben Sie als Veränderungsstrategien gefunden und ausprobiert? Wie nah sind Sie Ihrem Veränderungsziel gekommen? Vielen Dank für Ihre Offenheit und dass Sie Ihre Erfahrungen mit uns geteilt haben.*

## 14.3 Die eigene Familie als Genogramm

»Niemand ist eine Insel« (Zitat des engl. Dichters J. Donne). Wir alle werden in ein System hineingeboren: in unsere Familie. Eine aufschlussreiche Darstellung dieses Systems ist das Genogramm, das zwar wie ein Familienstammbaum aufgebaut ist, aber inhaltlich darüber hinausgeht. Mithilfe eines Genogramms lassen sich verwandtschaftliche Zusammenhänge, die medizinische und psychiatrische Vorgeschichte, Verhaltensmuster, berufliche Einflüsse und beziehungsbestimmende psychische Faktoren und Konflikte darstellen sowie analysieren. Genogramme bestehen aus einfachen Symbolen, die jeweils für ein Familienmitglied stehen. Verschiedene Linien kennzeichnen die Beziehungen in der Familie. Geburts- bzw. Sterbedaten, Heirats- und Scheidungszeitpunkte, Wohnorte, Berufe, Erkrankungen sowie typische Gewohnheiten/Muster werden ebenfalls notiert.

Häufig werden durch die eigene Schwangerschaft und die Geburt des ersten Kindes Erinnerungen und Muster aktiviert, die die Erfahrungen aus der Ursprungsfamilie widerspiegeln. Auch im Umgang mit der/m Partner/in und in der Erziehung der Kinder zeigen sich meist unbewusst übernommene Verhaltensweisen und Einstellungen aus der eigenen Familie. Um diese zu beleuchten und aktiv zu hinterfragen, werden die Teilnehmerinnen angeleitet, ihre eigene familiäre Prägung durch die Erstellung eines Genogramms zu reflektieren. Dabei ist es auch wichtig, die eigene Vulnerabilität für psychische Erkrankungen, sowohl durch genetische Veranlagung als auch durch Lernerfahrungen, zu verstehen und einen selbstfürsorglichen Umgang damit zu erarbeiten.

Den Teilnehmerinnen wird das **Informationsblatt 14** ausgeteilt, auf dem sie die Erklärung zum Genogramm sowie Hinweise für die Erstellung eines Genogramms sowie ein Fallbeispiel finden. Zusätzlich bekommen die Teilnehmerinnen **Arbeitsblatt 14** ausgehändigt, um darauf anhand der Fragen das eigene Genogramm zu erstellen und in der Übung für zu Hause zu reflektieren.

**Familiäre Prägung**

- durch genetische Veranlagung
- durch vorgelebte Modelle
- durch vermittelte Ansprüche und Erwartungen
- durch besondere Erlebnisse

*»Niemand ist eine Insel«: Wir alle werden in ein System hineingeboren: in unsere Familie. Häufig werden durch die Schwangerschaft und die Geburt des ersten Kindes Erinnerungen und Muster aktiviert, die die eigenen familiären Erfahrungen widerspiegeln. Auch im Umgang mit der/m Partner/in und in der Erziehung der Kinder werden in der Regel Verhaltensweisen und Einstellungen, die in der Ursprungsfamilie erlernt wurden, übernommen, ohne diese zu hinterfragen. Zudem wird die Verletzlichkeit für psychische Erkrankungen sowohl durch genetische Veranlagung als auch durch Lernerfahrungen über die Familie weitergegeben.*
*Wir möchten Sie nun einladen, Ihre eigene familiäre Prägung durch die Erstellung eines Genogramms zu reflektieren.*
*Ein Genogramm ist die Darstellung Ihrer Familie und der darin bestehenden Beziehungen, ähnlich eines Stammbaums. Als Erklärung und Orientierungshilfe bekommen Sie von uns das* ***Informationsblatt 14****, auf dem Sie auch ein Beispiel für ein Genogramm finden. Zur Erstellung Ihres eigenen Genogramms nutzen Sie bitte das* ***Arbeitsblatt 14****, das wir Ihnen nun austeilen. Hat jemand von Ihnen schon einmal ein Genogramm erstellt? Wenn Sie Fragen haben, zögern Sie bitte nicht, diese zu stellen.*

Geben Sie den Teilnehmerinnen ca. 45 Minuten zur Erstellung des Genogramms. Laden Sie im Anschluss zu einem Austausch über die entstandenen Gedanken ein. Die reflektierenden Fragen zur Genogrammarbeit wurden in Anlehnung an Jänicke, W. (2009a) entwickelt.

**Erstellen des Genogramms**

- Tragen Sie zunächst die Mitglieder Ihrer Familie bis zur Generation Ihrer Großeltern ein, notieren Sie Name, Alter, Beziehungen und mögliche Besonderheiten
- Welche psychischen Erkrankungen oder Belastungen gibt es in Ihrer Familie?
- Überlegen Sie: Gibt es Aussagen/Zuschreibungen, die man in Ihrer Familie immer wieder gehört hat? Z. B. »Frauen gehören hinter den Herd«
- Welche Auffassungen galten in der Familie bzgl. bestimmter Gefühle wie Wut, Angst, Schmerz, Trauer, Liebe?
- Gab es implizite oder explizite Regeln (i. S.v. ich darf (nicht) …, ich soll (nicht) …, ich muss …)?
- Gab es Tabuthemen?
- Wem sind Sie ähnlich? Worin unterscheiden Sie sich von dieser Person Ihrer Familie?
- Ähnelt Ihr(e) Partner(in) irgendwelchen Mitgliedern Ihrer Familie?

- Betrachten Sie die Mütter Ihrer Familie: Wie würden Sie die Mutterrolle der jeweiligen Personen charakterisieren? Welches Verhältnis besteht/bestand zwischen Mutter und Kind/ern?
- Welche Erwartungen wurden explizit oder implizit an die Mütter Ihrer Familie herangetragen?
- Wie würden Sie das Verhältnis zu Ihrer Mutter beschreiben? Was haben Sie an ihr gemocht und geliebt und was gar nicht?
- Wie würden Sie das Verhältnis zu Ihrem Stief-/Vater beschreiben? Was haben Sie an ihm gemocht und was gar nicht?
- Welche Eigenschaften sind für Ihre Mutter charakteristisch? Welche haben Sie, übernommen?

## 14.4 Übung bis zur nächsten Sitzung: Reflexion des eigenen Genogramms

Die Teilnehmerinnen werden gebeten, ihr persönliches Genogramm mit nach Hause zu nehmen und zu überlegen, was sie als positive Prägung durch Ihre Familie empfinden und von welchen Erwartungen und Zuschreibungen sie sich lösen wollen.

*Bitte betrachten Sie bis zur nächsten Stunde noch einmal in Ruhe Ihr Genogramm. Gehen Sie nochmals die einzelnen Fragestellungen durch und überlegen Sie: Was empfinde ich als Stärke meiner Familie? Was hat mich positiv geprägt, worauf bin ich stolz? Welche Werte möchte ich an mein Kind weitergeben? Überlegen Sie auch: Welche Aspekte meiner Familiengeschichte belasten mich oder geben mir Rätsel auf? Was wiederholt sich ständig? Welche Rolle möchte ich nicht mehr erfüllen, welches Motto will ich nicht leben, was soll anders sein, als es bisher in meiner Familie üblich war?*

## 14.5 Abschlussblitzlicht

Die Teilnehmerinnen werden gebeten, zum Ende der Stunde ihre aktuelle Befindlichkeit einzuschätzen und eine kurze Aussage darüber zu machen, was sie aus der Stunde für sich mitnehmen konnten.

*Zum Abschluss der Sitzung möchten wir Sie bitten, uns kurz mitzuteilen, mit welcher Stimmung Sie nach Hause gehen. Orientieren Sie sich bei Ihrer Einschätzung wieder an den Schulnoten. Zudem würden wir uns freuen, wenn Sie mit uns teilen würden, was Sie aus der heutigen Stunde für sich mitnehmen konnten.*

# Informationsblatt 14

## Meine Familiengeschichte

### Der Apfel fällt nicht weit vom Stamm

#### Die eigene Familie als Genogramm

»Niemand ist eine Insel« (Zitat des engl. Dichters J. Donne). Wir alle werden in ein System hinein geboren: unsere Familie. Eine aufschlussreiche Darstellung dieses Systems ist das *Genogramm*, das zwar wie ein Familienstammbaum aufgebaut ist, aber inhaltlich darüber hinausgeht. Mithilfe eines Genogramms lassen sich verwandtschaftliche Zusammenhänge, medizinische und psychiatrische Vorgeschichten, Verhaltensmuster, berufliche Einflüsse und beziehungsbestimmende psychische Faktoren und Konflikte darstellen sowie analysieren.

Häufig werden durch die eigene Schwangerschaft und die Geburt des ersten Kindes Erinnerungen und Muster aktiviert, die die Erfahrungen aus der Ursprungsfamilie widerspiegeln. Auch im Umgang mit Ihrer/m Partner/in und in der Erziehung Ihrer/s Kinder/s zeigen sich meist unbewusst übernommene Verhaltensweisen und Einstellungen aus der eigenen Familie. Um diese zu beleuchten und aktiv zu hinterfragen, laden wir Sie heute ein, Ihre eigene familiäre Prägung durch die Erstellung eines Genogramms zu reflektieren. Zudem kann die Verletzlichkeit für psychische Erkrankungen (durch genetische Veranlagung und Lernerfahrungen) durch ein Genogramm erkannt und verstanden werden, wodurch Sie sich einen selbstfürsorglichen Umgang damit erarbeiten können.

#### Erstellen eines Genogramms

Genogramme bestehen aus einfachen *Symbolen*, die u. a. für das *Geschlecht* des Familienmitglieds stehen. Links stehen die Männer im Quadrat, rechts davon die Frauen im Kreis. Von oben nach unten werden pro Ebene die *Generationen* sichtbar. Verschiedene *Linien* kennzeichnen die *Beziehungen* in der Familie. Geburts- bzw. Sterbedaten, Heirats- und Scheidungszeitpunkte, Wohnorte, Berufe, Erkrankungen sowie typische Gewohnheiten/Muster werden ebenfalls notiert.
*(Die Symbole und das Fallbeispiel-Genogramm wurden erstellt mit der freien Software ©WinGeno)*

## Symbole:

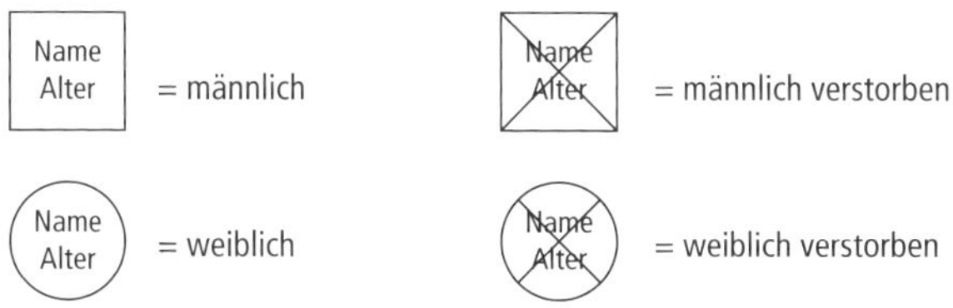


## Symbole für Beziehungen:

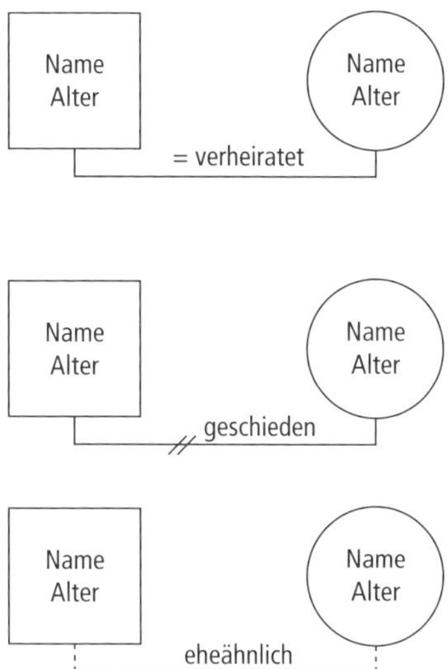


## Symbole für Empfängnis:

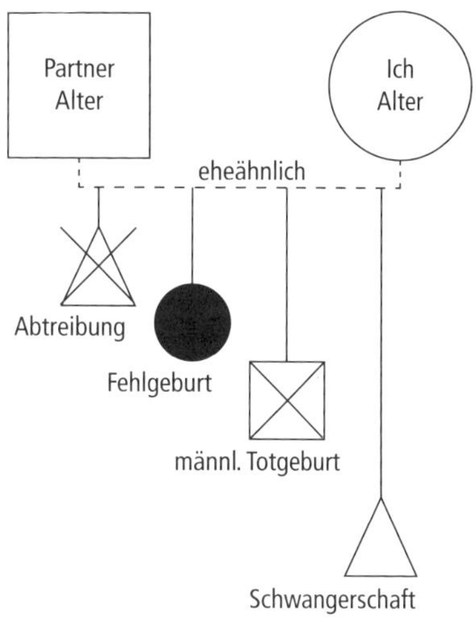

## Symbole für Kinder:

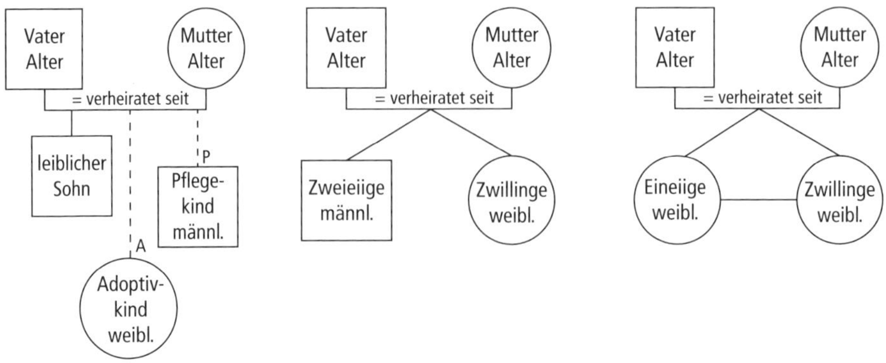


## Beispiel für zusätzliche Informationen:

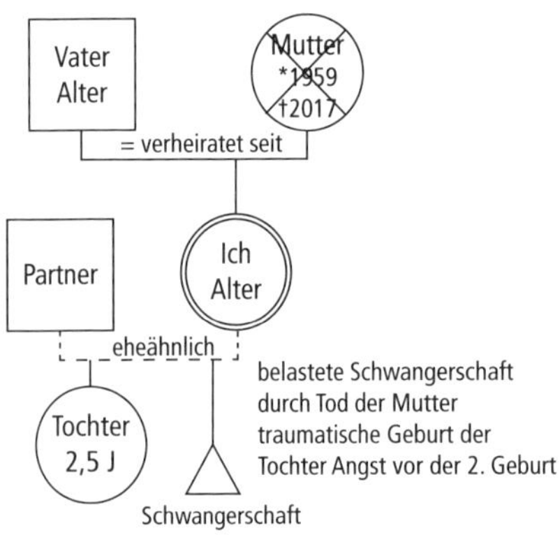

## Fallbeispiel:

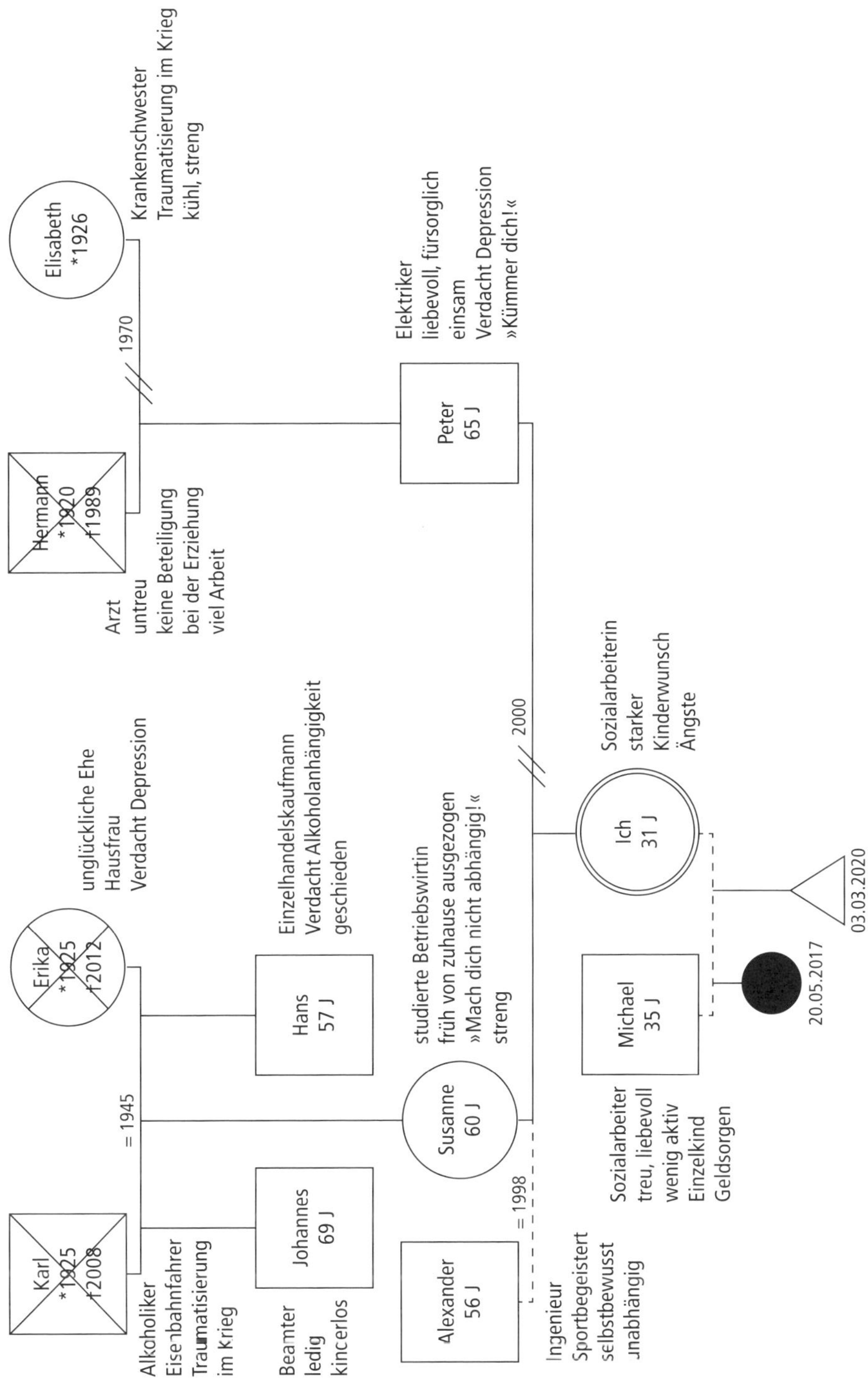

# Arbeitsblatt 14

## Mein Genogramm

(In Anlehnung an Jänicke, W. (2009a). Familien-Genogramme. In Psychotherapeutische Schätze I (pp 60–65). 7. Auflage. Hrsg. Fliegel & Kämmerer. Tübingen: dgvt.)

### Vorgehen

- Tragen Sie zunächst die Mitglieder Ihrer Familie bis zur Generation Ihrer Großeltern ein, notieren Sie Name, Alter und die Beziehungen (verheiratet, geschieden, etc.)
- Nutzen Sie dafür die Symbole von **Informationsblatt 14**
- Notieren Sie Besonderheiten (Fehlgeburten, unerfüllter Kinderwunsch, etc.)

### Überlegen und notieren Sie

- Gibt es psychische Belastungen oder Erkrankungen in meiner Familie?
- Welche Aussagen/Zuschreibungen haben Sie immer wieder gehört (z. B. »Frauen gehören hinter den Herd«)?
- Welche Auffassungen galten in der Familie bzgl. bestimmter Gefühle wie Wut, Angst, Schmerz, Trauer, Liebe?
- Gab es implizite oder explizite Regeln (im Sinne von »ich darf (nicht) …«, »ich soll (nicht) …«, »ich muss …«)?
- Gab es Tabuthemen?
- Wem sind Sie ähnlich? Worin unterscheiden Sie sich von dieser Person Ihrer Familie? Ähnelt Ihr/e Partner/in irgendwelchen Mitgliedern Ihrer Familie?
- Betrachten Sie die Mütter Ihrer Familie: Wie würden Sie die Mutterrolle der jeweiligen Personen charakterisieren? Welches Verhältnis besteht/bestand zwischen Mutter und Kind/ern?
- Welche Erwartungen wurden explizit oder implizit an die Mütter Ihrer Familie herangetragen?
- Wie würden Sie das Verhältnis zu Ihrer Mutter beschreiben? Was haben Sie an ihr gemocht und geliebt und was gar nicht?
- Wie würden Sie das Verhältnis zu Ihrem Stief-/Vater beschreiben? Was haben Sie an ihm gemocht und was gar nicht?
- Welche Eigenschaften sind für Ihre Mutter charakteristisch? Welche haben Sie übernommen?

### Überlegungen für zu Hause

- Was empfinde ich als Stärke meiner Familie?
- Was hat mich positiv geprägt, worauf bin ich stolz?
- Welche Werte möchte ich an mein Kind weitergeben?
- Welche Aspekte meiner Familiengeschichte belasten mich oder geben mir Rätsel auf?
- Was wiederholt sich ständig?
- Welche Rolle will ich nicht mehr erfüllen? Welches »Motto« möchte ich nicht leben?
- Was soll anders sein, als es bisher in meiner Familie üblich war? Wovon will ich mich lösen?

## Mein Genogramm

# Modul 15

## Streitkultur

### Worauf Sie achten sollten

**Inhalte & Ziele**

15.1 Anfangsblitzlicht
15.2 Wiederholen der letzten Stunde und Besprechen der Hausaufgabe
15.3 Einstellung zu und Umgang mit Konflikten
15.4 Die apokalyptischen Reiter
15.5 Reduzierung und Vermeidung der apokalyptischen Reiter
15.6 Übung bis zur nächsten Sitzung: Positives an Partner und Beziehung finden
15.7 Abschlussblitzlicht

**Materialien**

- Informations- und Arbeitsblatt 15
- Filzstifte
- Rote Karten als »Überschriftenkarten«
- Mehrere andersfarbige Karten und Klebestreifen, Magnete o. Ä. zum Anbringen

## 15.1 Anfangsblitzlicht

Die Teilnehmerinnen werden zu Beginn der Stunde gebeten, ihre aktuelle Befindlichkeit einzuschätzen.

*Zu Beginn der Stunde möchten wir Sie bitten, kurz Ihre aktuelle Stimmung/Befindlichkeit zu schildern. Orientieren Sie sich bei Ihrer Einschätzung an den Schulnoten: 1 steht für eine sehr gute, zuversichtliche Stimmung, 3 steht für eine mittelmäßige »so lala«-Stimmung und 6 steht für eine sehr schlechte, deutlich belastete Befindlichkeit.*

## 15.2 Wiederholen der letzten Stunde und Besprechen der Hausaufgabe

Im Anschluss an die Blitzlichtrunde werden die Inhalte der letzten Stunden gemeinsam wiederholt. Die Gruppenleitung gibt dabei aktive Unterstützung und verdeutlicht, dass es nicht um eine detailgetreue Wiederholung einzelner Inhalte geht, sondern vielmehr darum, was den einzelnen Teilnehmerinnen wichtig erscheint und im Gedächtnis geblieben ist.

*Bevor wir uns den Inhalten der heutigen Stunde widmen, möchten wir mit Ihnen gemeinsam die Inhalte der letzten Stunde wiederholen. Was ist Ihnen besonders in Erinnerung geblieben und welche Gedanken und Fragen haben Sie zu den Themen der letzten Stunde?*

Zur Besprechung der Hausaufgabe werden die Teilnehmerinnen gebeten, von den »Nachwirkungen« der Reflexion ihres Genogramms zu berichten.

*Die Aufgabe der letzten Stunde lautete, mit Hilfe der Fragen von* ***Arbeitsblatt 14*** *zu Hause nochmals Ihr Genogramm zu reflektieren. Wie ging es Ihnen damit? Sind dabei noch Fragen oder Antworten aufgetaucht? Vielen Dank für Ihre Offenheit.*

## 15.3 Einstellung zu und Umgang mit Konflikten

Streit und Konflikte sind belastende Ereignisse. Eine Schwangerschaft sowie die Lebensveränderungen und Umstellungen, die mit der Geburt eines Kindes einhergehen, bergen häufig Konfliktpotential. Die Rollen des Paares, welches ein Kind erwartet oder bekommen hat, verändern sich. Diese Rollenveränderungen beinhalten häufig im Vorfeld nicht ausreichend ausgetauschte Erwartungen. Hier haben sowohl tradierte Rollen der Familien als auch die Beziehung zwischen Mann und Frau sowie Erwartungen an die Geschlechterrolle einen großen Einfluss. Unter Anspannung, Stress und Müdigkeit werden die aus den verschiedenen Rollenverständnissen und alten Schemata, »plötzlich« entstehenden Konflikte und Meinungsverschiedenheiten, dann häufig sehr emotional und zerstörerisch ausgetragen. Die Themen sind meist vielfältig: unterschiedliche Auffassungen zum Umgang mit dem Kind, zum Umgang mit Angehörigen und Eltern, das Management von Haushalt, Arbeit und Geld. Dinge, die vorher noch »witzig« und »sympathisch« am anderen waren, wiegen jetzt schwer und »nerven«. Da sich dies nicht nur verheerend auf die Partnerschaft, sondern auch auf die psychische Gesundheit des Un- bzw. Neugeborenen auswirken kann, sollen die Teilnehmerinnen im Folgenden ihre eigenen Einstellungen und Umgangsweisen mit Konflikten reflektieren. Dafür werden die in der Kindheit erworbenen Strategien und Modelle mithilfe einer Imaginationsübung aktiviert (in Anlehnung an Jänicke 2009).

*Wir möchten das heutige Modul mit einer Vorstellungsübung einleiten. Nehmen Sie dafür bitte eine bequeme Körperhaltung ein und schließen Sie die Augen. Spüren Sie nach, wie Sie sitzen und ob es sich so bequem für Sie anfühlt. Sie dürfen gerne noch einmal Ihre Sitzposition verändern, bis Sie sich wohl und entspannt fühlen. Atmen Sie einmal tief ein und wieder aus. Stellen Sie sich nun vor, Sie sind wieder klein. Sie sind in Ihrem Elternhaus, in der elterlichen Wohnung. Stellen Sie sich jetzt vor, Ihre Eltern würden miteinander streiten. Auch wenn Sie es nie miterlebt haben, dass sich Ihre Eltern*

*gestritten haben, versuchen Sie dennoch, sich vorzustellen, wie sie sich jetzt, vor Ihnen als Kind, streiten.*
*Worum geht es in dem Streit? Sehen Sie Ihre Mutter und Ihren Vater abwechselnd an. Achten Sie darauf, wie es Ihnen geht. Was möchten Sie am liebsten tun? Haben Sie vor etwas Angst? Was könnte geschehen? Auf welcher Seite sind Sie? Spüren Sie nach, wie Sie sich dabei fühlen.*
*Wie wird der Streit von Ihren Eltern beendet? Wie fühlen Sie sich damit? Lassen Sie die Szene nun langsam verblassen. Und wenn Sie so weit sind, kommen Sie in Ihrem Tempo in den Raum zurück. Bewegen Sie sich etwas auf Ihrem Stuhl und öffnen Sie die Augen.*

(in Anlehnung an Jänicke 2009)

Im Anschluss wird den Teilnehmerinnen das **Arbeitsblatt 15** ausgeteilt, auf dem sie Fragen zu ihren früheren und aktuellen Einstellungen und Umgangsweisen mit Konflikten beantworten sollen. Danach wird den Teilnehmerinnen freigestellt, ob sie ihre Erkenntnisse, Fragen oder Überraschungen mit der Gruppe teilen möchten. Wenn genug Offenheit in der Gruppe besteht, können auch vereinzelte Fragen des Arbeitsblattes aufgegriffen und in der Runde gestellt werden.

*Wir teilen Ihnen nun **Arbeitsblatt 15** aus und möchten Sie bitten, die darauf gestellten Fragen für sich selbst zu beantworten. Anschließend möchten wir uns in der Gruppe mit Ihnen darüber austauschen.*
*Gibt es etwas, das Ihnen beim Beantworten der Fragen aufgefallen ist? War etwas Neues oder Überraschendes dabei? Haben Sie eine Erkenntnis gewinnen können? Was macht denn für Sie, Frau YZ, den Unterschied zwischen einem »guten« und einem »schlechten« Streit aus?*

## 15.4 Die apokalyptischen Reiter (von John Gottman)

Streit gehört zu einer Beziehung und auch bei Familien dazu. Paare, die Streit vermeiden, drohen in einem freundlichen Nebeneinander einzuschlafen, statt miteinander zu schlafen. Streit entfacht Leidenschaft, die für die Aufrechterhaltung einer Partnerschaft notwendig ist. Allerdings darf das Streiten nicht bösartig werden, sondern muss dazu dienen, Differenzen zu klären und eine gemeinsame Lösung zu finden. Gesprächsregeln und Kommunikationsmodelle, wie bspw. das Kommunikationsquadrat von Schulz v. Thun oder »Gewaltfreie Kommunikation« nach Rosenberg, können dabei helfen, die Kommunikation zu verbessern, Konflikte besser zu lösen und die gegenseitige Wertschätzung zu steigern (vgl. https://www.schulz-von-thun.de/die-modelle/das-kommunikations quadrat oder https://www.gfk-info.de/was-ist-gewaltfreie-kommunikation/). Allerdings nützen die besten Kommunikationsstrategien nichts, wenn parallellaufende, zerstörerische Kommunikationselemente nicht bewusstgemacht, reduziert und bestenfalls vermieden werden.

Im Folgenden soll es um Kommunikationsstrategien gehen, die das Aus für jede Beziehung darstellen. Der amerikanische Beziehungswissenschaftler John Gottman hat kommunikative Verhaltensmuster beschrieben, die Gift für eine Beziehung sind (https://de.wikipedia.org/wiki/John_Gottman). Er nennt sie die »vier apokalyptischen Reiter«. Der »fünfte Reiter« wurde nachträglich ergänzt. Zur Beschreibung der Reiter und den anschließenden Lösungsmöglichkeiten wurde sich an Lorenz 2016 orientiert.
https://www.in-beziehung.de/die-5-apokalyptischen-reiter/

Um eine interaktive Gruppenstruktur zu gewährleisten, kann der Reihe nach jeweils eine Teilnehmerin einen apokalyptischen Reiter vorlesen. Dafür wird der **erste Teil des Informationsblattes 15** ausgeteilt. Die Gruppenleitung schreibt dabei die Reiter jeweils auf eine rote Karte (als Überschrift) und pinnt diese an Flipchart, Whiteboard o. Ä.

*Streit gehört zu einer Beziehung dazu. Paare, die Streit vermeiden, drohen in einem freundlichen Nebeneinander einzuschlafen, statt miteinander zu schlafen. Streit entfacht also Leidenschaft, die für die Aufrechterhaltung einer Partnerschaft notwendig ist. Allerdings darf das Streiten nicht bösartig werden, sondern muss dazu dienen, Differenzen zu klären und eine gemeinsame Lösung zu finden.*
*Der amerikanische Beziehungswissenschaftler John Gottman hat kommunikative Verhaltensmuster beschrieben, die Gift für eine Beziehung sind. Er nennt sie die »apokalyptischen Reiter«. Werden diese in Streitigkeiten und der alltäglichen Kommunikation angewendet und nicht bewusst verändert, kündigen sie den Tod einer jeden Beziehung an. Sie finden die »apokalyptischen Reiter« auf dem* ***Informationsblatt 15****, das wir Ihnen nun austeilen (Nur den 1. Teil!). Könnten Sie, Frau WX, den ersten apokalyptischen Reiter vorlesen? Sind Sie so nett, Frau YZ, nun den zweiten apokalyptischen Reiter vorzulesen? Usw. Dankeschön.*

**Reiter 1: Gezielter persönlicher Angriff**

Typisch dafür sind Worte wie »immer«, »nie« oder »jedes Mal«, die Vergangenheit und Zukunft einschließen. Außerdem wird nicht das konkrete Verhalten des anderen kritisiert, sondern sein Charakter verletzt.
Beispiel: »Warum musst du immer so unzuverlässig sein?«

**Reiter 2: Verteidigung/Verleugnung**

Der Partner, der sich angegriffen fühlt, schaltet in den Verteidigungsmodus oder leugnet seinen eigenen Anteil am Problem. Dabei fühlt sich der andere nicht ernst genommen. In der Hoffnung, endlich erhört zu werden, wird dieser noch einen draufsetzen und der Streit wird immer hitziger. Typisch für Verteidigung/Verleugnung sind Satzanfänge, wie »Ja, aber …«, »Das ist doch nur, weil du …« oder »Stimmt gar nicht …«
Beispiel: »Ich wollte ja einkaufen, aber es war so viel Verkehr, dass ich es nicht mehr geschafft habe. Was kann ich denn dafür?«

| Reiter 3: Verachtung |
|---|
| Die Geringschätzung zeigt sich in Sarkasmus, Ironie, Spott und Zynismus. Ebenso gehören Verfluchen, Augenrollen, Verhöhnen und jegliche Art von respektlosem, abschätzigem Humor dazu. Verachtung wird von lange schwelenden negativen Gedanken über den Partner genährt. Dies geschieht, wenn schwierige Themen nicht gelöst werden und wenn Konflikten/Meinungsverschiedenheiten aus dem Weg gegangen wird.Beispiel: »Du hast die Aufmerksamkeitsspanne einer Fliege!« |
| **Reiter 4: Mauern/Dichtmachen** |
| Es werden keine Signale des Verstehens, des Interesses oder des Zuhörens (z. B. durch Nicken, ein kurzes »Ja« oder auch »Hm«) mehr gegeben. Der »mauernde« Gesprächspartner rationalisiert, schweigt, signalisiert Gleichgültigkeit oder lässt den anderen stehen. Beispiel: guckt auf die Uhr und sagt stöhnend: »Du hast Recht und ich hab meine Ruhe.« |
| **Reiter 5: Machtdemonstration** |
| Mit der Machtdemonstration wird dem Partner verdeutlicht, dass man keine Rücksicht mehr auf ihn oder seine Bedürfnisse nimmt. Es wird keine Kompromissbereitschaft gezeigt und sich nicht mehr für den anderen interessiert. Dem Partner wird demonstriert, dass man überlegen ist, dass der andere von einem abhängig ist und man fortan nur noch auf sich selbst schaut.<br>Beispiel: »Mecker du ruhig bis du platzt, ist mir doch egal. Ich bringe schließlich das Geld nach Hause, deshalb entscheide ich.« |

*in Anlehnung an Lorenz 2016*
https://www.in-beziehung.de/die-5-apokalyptischen-reiter/

## 15.5 Reduzierung und Vermeidung der apokalyptischen Reiter

Nun sollen die Teilnehmerinnen ermuntert werden, sich im Tandem mögliche Lösungsstrategien gegen die destruktiven apokalyptischen Reiter zu überlegen. Im Idealfall kommen die Teilnehmerinnen dabei selbst auf die »Basics der Kommunikation« (wie ausreden lassen, ich-Botschaften, etc.). Jede Idee soll auf eine andersfarbige Karte geschrieben und nach etwa 15–20 Minuten von den Teilnehmerinnen als Bewältigungsstrategie unter den jeweiligen apokalyptischen Reiter vorn an Tafel, Whiteboard o. Ä. geklebt bzw. gepinnt werden. Die Gruppenleitung ergänzt und lobt die Vorschläge. Wiederholen sich die Strategien der Tandems, brauchen diese nur erwähnt, aber nicht zusätzlich angebracht werden. Den Teilnehmerinnen wird angeboten, die Lösungen abzufotografieren bzw. auf dem **Informationsblatt 15** zu ergänzen **(Teil 2 austeilen)**.

*Nachdem wir jetzt typische Kommunikationsstrategien aufgezeigt haben, mit denen wir jeden Streit auf die Spitze treiben und unsere Beziehung auf lange Sicht ruinieren, möchten wir nun darauf schauen, wie diese »apokalyptischen*

*Reiter« vom Pferd gestoßen werden können. Ihre Aufgabe ist es nun zu überlegen, welche Möglichkeiten es gibt, um diese destruktiven Kommunikationsstrategien zu reduzieren oder ganz aus Ihrer Kommunikation zu verbannen. Finden Sie sich dafür bitte mit der Teilnehmerin rechts von sich zusammen. Nehmen Sie sich einen Stift und mehrere von diesen (nicht roten) Karten und notieren Sie Ihre Ideen und Vorschläge bitte jeweils auf eine Karte. Nach 15–20 Minuten sollten Sie diese dann hier vorn anbringen und für die anderen Teilnehmerinnen kurz erklären.*

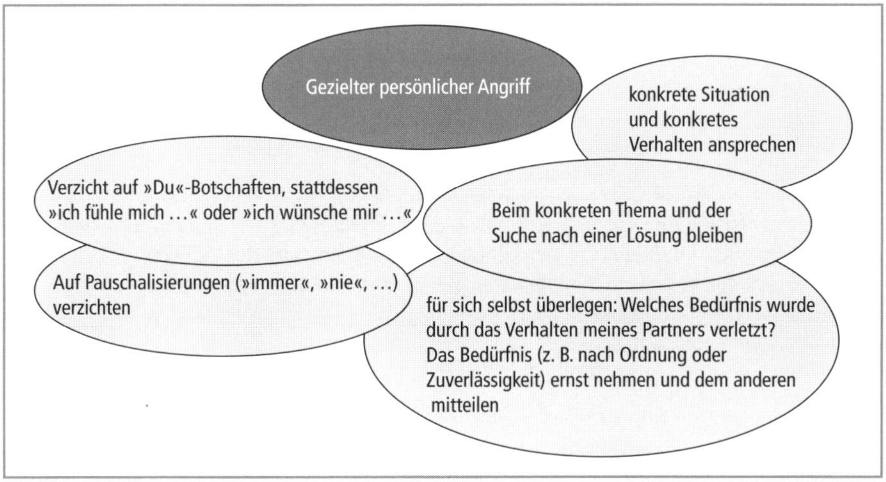


**Abbildung 15-1** Flipchart-Beispiel: Lösungen zur Vermeidung von Reiter 1

**Reduzierung von Reiter 1: Gezielter persönlicher Angriff**

- Konkrete Situation und konkretes Verhalten ansprechen
- Verzicht auf »Du«-Botschaften, stattdessen »ich fühle mich …« oder »ich wünsche mir …«
- Beim konkreten Thema und der Suche nach einer Lösung bleiben
- Auf Pauschalisierungen (»immer«, »nie«, …) verzichten
- Für sich selbst überlegen: Welches Bedürfnis wurde durch das Verhalten meines Partners verletzt? Das Bedürfnis (z. B. nach Ordnung oder Zuverlässigkeit) ernst nehmen und dem anderen mitteilen

**Reduzierung von Reiter 2: Verteidigung/Verleugnung**

- Aktiv zuhören und ausreden lassen
- Wenn die Kritik unklar ist: Verständnisfragen stellen
- Nicht versuchen, den anderen von der eigenen Sichtweise zu überzeugen, sondern dankbar sein, dass sich der andere offenbart und mitteilt, was ihm wichtig ist
- Rechtfertigungen und ellenlange Erklärungen unterlassen
- Verständnis äußern
- Rückmeldung geben über eigene Gefühle

**Reduzierung von Reiter 3: Verachtung**

- Dinge, die stören gleich/in der passenden Situation ansprechen und nicht erst sammeln
- Den anderen auf Augenhöhe betrachten und ernst nehmen, weil man sich das selbst vom anderen wünscht (»wie es in den Wald hineinruft ...«)
- Sobald die Verachtung hochkocht: Pause einlegen, halbe Stunde um den Block laufen
- Zeitpunkt und Ort für ein erneutes Konfliktgespräch vereinbaren
- Hilfe von außen suchen (Paarberatung, systemische Familientherapie, o.Ä.), um tiefe Wunden durch professionelle Hilfe zu heilen

**Reduzierung von Reiter 4: Mauern/Dichtmachen**

- Ankündigen, dass es einem zu viel oder man gerade richtig sauer wird. Zeitpunkt und Ort für ein erneutes Konfliktgespräch vereinbaren (dann ohne aufgekochte Emotionen)
- Sich zurückziehen ist in Ordnung, aber nicht schweigend

**Reduzierung von Reiter 5: Machtdemonstration**

- Für sich entscheiden: Will ich Recht haben oder eine glückliche Beziehung führen?
- Machtdemonstrationen in Partnerschaften erzeugen am Ende nur Verlierer
- Überlegen, wie es so weit kommen konnte: Was und warum ist es schiefgelaufen? Was müssen wir künftig besser machen?
- Professionelle Hilfe suchen

*in Anlehnung Lorenz 2016*
https://www.in-beziehung.de/die-5-apokalyptischen-reiter/

## 15.6 Übung bis zur nächsten Sitzung: Positives an Partner und Beziehung finden

*Nach John Gottman sollte man nicht nur darauf achten, die »apokalyptischen Reiter« in seiner Kommunikation zu vermeiden, sondern auch darauf, ein höheres Verhältnis von positiven Ansichten über seine/seinen Partner/in zu haben als Streits und negative Ansichten. Er empfiehlt ein Verhältnis von 5:1. In lange bestehenden Partnerschaften und Beziehungen verlieren wir leider den Blick für das Positive und konzentrieren uns nur noch darauf, was uns stört. In der Übung zur nächsten Sitzung möchten wir Sie darin unterstützen, den Blick auf das Positive Ihres/r Partners/in und Ihrer Beziehung zu richten. Bitte gehen Sie dafür die Anregungen auf* ***Arbeitsblatt 15*** *bis zur nächsten Stunde durch.*

## 15.7 Abschlussblitzlicht

Die Teilnehmerinnen werden gebeten, zum Ende der Stunde ihre aktuelle Befindlichkeit einzuschätzen und eine kurze Aussage darüber zu machen, was sie aus der Stunde für sich mitnehmen konnten.

*Zum Abschluss der Sitzung möchten wir Sie bitten, uns kurz mitzuteilen, mit welcher Stimmung Sie nach Hause gehen. Orientieren Sie sich bei Ihrer Einschätzung wieder an den Schulnoten. Zudem würden wir uns freuen, wenn Sie mit uns teilen würden, was Sie aus der heutigen Stunde für sich mitnehmen konnten.*

# Informationsblatt 15

## Streitkultur

### Worauf Sie achten sollten

#### Die apokalyptischen Reiter *(von John Gottman)*

Streit gehört zu einer Beziehung dazu. Paare, die Streit vermeiden, drohen in einem freundlichen Nebeneinander einzuschlafen, statt miteinander zu schlafen. Streit entfacht also Leidenschaft, die für die Aufrechterhaltung einer Partnerschaft notwendig ist. Allerdings darf das Streiten nicht bösartig werden, sondern muss dazu dienen, Differenzen zu klären und eine gemeinsame Lösung zu finden.

Der amerikanische Beziehungswissenschaftler John Gottman hat kommunikative Verhaltensmuster beschrieben, die Gift für eine Beziehung sind. Er nennt sie die »apokalyptischen Reiter«. Werden diese in Streitigkeiten und der alltäglichen Kommunikation angewendet und nicht bewusst verändert, kündigen sie den Tod einer jeden Beziehung an (Lorenz, G. (2016). *Die fünf apokalyptischen Reiter.* https://www.in-beziehung.de/die-5-apokalyptischen-reiter/).

**Reiter 1: Gezielter persönlicher Angriff**

Typisch dafür sind Worte wie »immer«, »nie« oder »jedes Mal«, die Vergangenheit und Zukunft einschließen. Außerdem wird nicht das konkrete Verhalten des anderen kritisiert, sondern sein Charakter verletzt.
Beispiel: »Warum musst du immer so unzuverlässig sein?«

**Reiter 2: Verteidigung/Verleugnung**

Der Partner, der sich angegriffen fühlt, schaltet in den Verteidigungsmodus oder leugnet seinen eigenen Anteil am Problem. Dabei fühlt sich der andere nicht ernst genommen. In der Hoffnung, endlich erhört zu werden, wird dieser noch einen draufsetzen und der Streit wird immer hitziger. Typisch für Verteidigung/Verleugnung sind Satzanfänge, wie »Ja, aber …«, »Das ist doch nur, weil du …« oder »Stimmt gar nicht …«
Beispiel: »Ich wollte ja einkaufen, aber es war so viel Verkehr, dass ich es nicht mehr geschafft habe. Was kann ich denn dafür?«

**Reiter 3: Verachtung**

Die Geringschätzung zeigt sich in Sarkasmus, Ironie, Spott und Zynismus. Ebenso gehören Verfluchen, Augenrollen, Verhöhnen und jegliche Art von respektlosem, abschätzigem Humor dazu. Verachtung wird von lange schwelenden negativen Gedanken über den Partner genährt. Dies geschieht, wenn schwierige Themen nicht gelöst werden und Konflikten/Meinungsverschiedenheiten aus dem Weg gegangen wird.
Beispiel: »Du hast die Aufmerksamkeitsspanne einer Fliege!«

**Reiter 4: Mauern/Dichtmachen**

Es werden keine Signale des Verstehens, des Interesses oder des Zuhörens (z. B. durch Nicken, ein kurzes »Ja« oder auch »Hm«) mehr gegeben. Der »mauernde« Gesprächspartner rationalisiert, schweigt, signalisiert Gleichgültigkeit oder lässt den anderen stehen.
Beispiel: guckt auf die Uhr und sagt stöhnend »Du hast Recht und ich hab meine Ruhe«.

**Reiter 5: Machtdemonstration**

Mit der Machtdemonstration wird dem Partner verdeutlicht, dass man keine Rücksicht mehr auf ihn oder seine Bedürfnisse nimmt. Es wird keine Kompromissbereitschaft gezeigt, sich nicht mehr für den anderen interessiert. Dem Partner wird demonstriert, dass man überlegen ist, dass der andere von einem abhängig ist und man fortan nur noch auf sich selbst schaut.
Beispiel: »Mecker du ruhig bis du platzt, ist mir doch egal. Ich bringe schließlich das Geld nach Hause, deshalb entscheide ich.«

## Reduktion oder Vermeidung der apokalyptischen Reiter

(*in Anlehnung an* Lorenz, G. (2016). *Die fünf apokalyptischen Reiter.* https://www.in-beziehung.de/die-5-apokalyptischen-reiter/)

**Reduzierung von Reiter 1: Gezielter persönlicher Angriff**

- Konkrete Situation und konkretes Verhalten ansprechen
- Verzicht auf »Du«-Botschaften, stattdessen »Ich fühle mich …« oder »Ich wünsche mir …«
- Beim konkreten Thema und der Suche nach einer Lösung bleiben
- Auf Pauschalisierungen (»immer«, »nie«, …) verzichten
- Für sich selbst überlegen: Welches Bedürfnis wurde durch das Verhalten meines Partners verletzt? Das Bedürfnis (z. B. nach Ordnung oder Zuverlässigkeit) ernst nehmen und dem anderen mitteilen
- …
- …

**Reduzierung von Reiter 2: Verteidigung/Verleugnung**

- Aktiv zuhören und ausreden lassen
- Wenn die Kritik unklar ist: Verständnisfragen stellen
- Nicht versuchen, den anderen von der eigenen Sichtweise zu überzeugen, sondern dankbar sein, dass sich der andere offenbart und mitteilt, was ihm wichtig ist
- Rechtfertigungen und ellenlange Erklärungen unterlassen
- Verständnis äußern
- Rückmeldung geben über eigene Gefühle
- …
- …

**Reduzierung von Reiter 3: Verachtung**

- Dinge, die stören, gleich/in der passenden Situation ansprechen und nicht erst sammeln
- Den anderen auf Augenhöhe betrachten und ernst nehmen, weil man sich das selbst vom anderen wünscht (»Wie es in den Wald hineinruft …«)
- Sobald die Verachtung hochkocht: Pause einlegen, halbe Stunde um den Block laufen
- Zeitpunkt und Ort für ein erneutes Konfliktgespräch vereinbaren
- Hilfe von außen suchen (Paarberatung, systemische Familientherapie, o. Ä.), um tiefe Wunden durch professionelle Hilfe zu heilen
- …
- …

**Reduzierung von Reiter 4: Mauern/Dichtmachen**

- Ankündigen, dass es einem zu viel oder man gerade richtig sauer wird. Zeitpunkt und Ort für ein erneutes Konfliktgespräch vereinbaren (dann ohne hitzige Emotionen)
- Sich zurückziehen ist in Ordnung, aber nicht schweigen
- …
- …

**Reduzierung von Reiter 5: Machtdemonstration**

- Für sich entscheiden: Will ich Recht haben oder eine glückliche Beziehung führen?
- Machtdemonstrationen in Partnerschaften erzeugen am Ende nur Verlierer
- Überlegen, wie es so weit kommen konnte: Was und warum ist es schiefgelaufen? Was müssen wir künftig besser machen?
- Professionelle Hilfe suchen
- …
- …

# Arbeitsblatt 15

## Imaginationsübung »Meine Eltern streiten sich«

*(in Anlehnung an Jänicke, W. (2009). Meine Eltern streiten sich. In Psychotherapeutische Schätze I (pp. 121–122). 7. Auflage. Hrsg. Fliegel & Kämmerer. Tübingen: dgvt)*

1. Wie liefen die Auseinandersetzungen in meiner Familie früher ab? Wer stritt mit wem und wie? Wie endete es meistens?

2. Welche Konflikte gab es am häufigsten? Worum ging es genau?

3. Wie habe ich mich dabei gefühlt? Wovor hatte ich die größte Angst? Auf wessen Seite war ich und warum?

4. Wie hat mich die Streitkultur in meiner Familie geprägt? Wie gehe ich heute in Konflikte und was habe ich dabei von früher beibehalten?

5. Hat sich meine Art, Auseinandersetzungen zu führen, verändert? Wodurch? Wo sehe ich bis heute Verbesserungsbedarf in meiner Art, Konflikte einzugehen und zu lösen?

6. Wann habe ich Schwierigkeiten, mich mit anderen auseinanderzusetzen? Wie vermeide ich Konflikte?

7. Kann ich nach einem Streit die Situation hinter mir lassen oder »hängt sie mir nach«?

8. Ist Streiten aus heutiger Sicht für mich überhaupt notwendig? Wenn ja: warum? Wenn nein: weshalb nicht?

9. Wodurch unterscheidet sich für mich ein »guter Streit« von einem »schlechten Streit«?

## Übung für zu Hause: Den Blick auf das Positive richten

*(aus Roediger, E., Behary, W., Zarbock, G. (2013). Passt doch! Paarkonflikte verstehen und lösen mit der Schematherapie. Weinheim: Beltz.)*

1. Notieren Sie hier alle Eigenschaften, die Sie an Ihrem/r Partner/in schätzen und wofür Sie dankbar sind, dass er oder sie diese Fähigkeiten in Ihre Beziehung mitbringt.

2. Gehen Sie in Gedanken in Ihre Vergangenheit zurück, als Sie Ihre/n Partner/in kennengelernt haben. Wie haben Sie sich gefühlt, als Ihre Beziehung entstanden ist? Was hat Ihnen Ihr/e Partner/in gegeben, warum haben Sie sich für ihn/sie entschieden?

3. Was schätzen Sie an Ihrer Beziehung? Was können Sie besonders gut zusammen? Worin ergänzen Sie sich und was macht Ihnen zusammen am meisten Spaß?

4. Denken Sie an alle Männer oder Frauen, die Sie kennen und prüfen Sie, mit wem Sie lieber zusammen wären. Aber mit allen Konsequenzen! Glorifizieren Sie die anderen nicht, sondern überlegen Sie realistisch, mit welchen kritischen Aspekten Sie dann konfrontiert wären.

5. Stellen Sie sich vor Ihrem inneren Auge eine Situation vor, die Sie gern mit Ihrem/r Partner/in erleben möchten. Versuchen Sie, sich die Situation so konkret wie möglich vorzustellen, mit der Frage: Was würde mich daran/dabei glücklich machen? Was für eine Situation wäre das? Was steht Ihnen beiden im Weg, um diese glückliche Begegnung tatsächlich geschehen zu lassen?

# Modul 16

## Rund um die Geburt

### Dieser Moment ist einzigartig

**Inhalte & Ziele**

16.1 Anfangsblitzlicht
16.2 Wiederholung der letzten Stunde und Besprechen der Hausaufgabe
16.3 Erwartungen an die Geburt
16.4 Schwierige Geburtssituationen
16.5 Geburt ist keine Krankheit (WHO)
16.6 Möglichkeiten der Vorbeugung
16.7 Übung bis zur nächsten Sitzung: Interview mit Begleitperson und/oder Hebamme
16.8 Abschlussblitzlicht und Hinweis auf Einbezug eines Angehörigen nächste Stunde

**Materialien**

- Informationsblatt 16
- Arbeitsblatt 16
- Optional: Informationsblatt 16 Zusatz Geburtstrauma, Informationsblatt 16 Zusatz Heilgespräch und Babyheilbad

## 16.1 Anfangsblitzlicht

Die Teilnehmerinnen werden zu Beginn der Stunde gebeten, ihre aktuelle Befindlichkeit einzuschätzen.

*Zu Beginn der Stunde möchten wir Sie bitten, kurz Ihre aktuelle Stimmung/Befindlichkeit zu schildern. Orientieren Sie sich bei Ihrer Einschätzung an den Schulnoten: 1 steht für eine sehr gute, zuversichtliche Stimmung, 3 steht für eine mittelmäßige »so lala«-Stimmung und 6 steht für eine sehr schlechte, deutlich belastete Befindlichkeit.*

## 16.2 Wiederholung der letzten Stunde und Besprechen der Hausaufgabe

Im Anschluss an die Blitzlichtrunde werden die Inhalte der letzten Stunden gemeinsam wiederholt. Die Gruppenleitung gibt dabei aktive Unterstützung und verdeutlicht, dass es nicht um eine detailgetreue Wiederholung einzelner Inhalte geht, sondern vielmehr darum, was den einzelnen Teilnehmerinnen wichtig erscheint und im Gedächtnis geblieben ist. Zur Unterstützung können Flipchart und Arbeitsmaterialien der letzten Stunde verwendet werden.

*Bevor wir uns den Inhalten der heutigen Stunde widmen, möchten wir mit Ihnen gemeinsam die Inhalte der letzten Stunde wiederholen. Was ist Ihnen besonders in Erinnerung geblieben und welche Gedanken und Fragen haben Sie zu den Themen der letzten Stunde?*

Zur Besprechung der Hausaufgabe werden die Teilnehmerinnen gebeten, von Ihren Erfahrungen mit der »Positiv-Übung« zu berichten.

*Die Übung der letzten Stunde lautete, Ihren Blick auf das Positive Ihres Partners bzw. Ihrer Partnerin und Ihrer Beziehung zu richten. Was haben Sie dazu auf* ***Arbeitsblatt 15*** *notiert? Gibt es eine Situation, die Sie gern mit Ihrem/r Partner/in gemeinsam erleben möchten? Was brauchen Sie, um mögliche Hindernisse dafür aus dem Weg zu räumen? Vielen Dank für Ihre Offenheit und dass Sie Ihre Erfahrungen mit uns geteilt haben.*

## 16.3 Erwartungen an die Geburt

Ziel dieses Moduls ist es, den Frauen sowohl ihre Ängste vor der Geburt als auch ihre Idealvorstellungen bewusst zu machen. Sowohl lähmende Ängste als auch überhöhte Erwartungen können dazu führen, dass es zu traumatischen Erfahrungen unter der Geburt kommt. Die Teilnehmerinnen sollen dafür sensibilisiert werden, dass sie selbst Einfluss auf ihre Geburt nehmen können (und sollen!), sowohl im Voraus als auch während der Geburt. Außerdem sollen ihnen mögliche Komplikationen, die unter der Geburt auftreten können, bewusst werden, damit sie darauf vorbereitet sind und nicht von Angst und Ohnmacht überrollt werden. Die Frauen, die bereits entbunden haben, werden als »Expertinnen« einbezogen, so dass der Erfahrungsaustausch unter den Frauen gefördert wird. Die Gruppenleitung sollte zu Beginn aber darauf hinweisen, dass das ungefilterte Erzählen von traumatischen Geburtserfahrungen sowie deren Aufarbeitung in der Gruppe nicht gewährleistet werden kann. Dennoch sollten keine Beiträge »zensiert« werden. Möchte eine Teilnehmerin über ihre (Gewalt)Erfahrung sprechen, sollte dies ernst genommen und eine angemessene Redezeit dafür zur Verfügung gestellt werden. Neben einer mitfühlenden und akzeptierenden Haltung, sollte die Gruppenleitung darauf achten, dass die Beiträge so gelassen und objektiv wie möglich geschildert werden, um allen Teilnehmerinnen einen realistischen Einblick in deutsche Kreißsäle zu gewähren, ohne unnötig zu verunsichern. Es ist wichtig eine »Konkurrenz unter Opfern« zu verhindern! Die Teilnehmerinnen sollten sich nicht mit ihren negativen Geburtserfahrungen übertrumpfen müssen, um am Ende das meiste Mitgefühl und die zeitlich größte Aufmerksamkeit zu bekommen. Möchte jemand nicht die negativen Erfahrungen anderer Teilnehmerinnen hören (»ich brauche solche Horrorstories nicht«), darf die Person sich eine »Auszeit« nehmen und den Raum für einen Spaziergang oder Ähnliches verlassen, sollte aber nach einer vereinbarten Zeit wiederkommen. Die Gruppenleitung weist auch darauf hin, dass die Offenheit und der Erfahrungsaustausch in der Gruppe dazu dient, gemeinsame Vorsorgemaßnahmen und Bewältigungsmöglichkeiten zu erarbeiten, damit es gar nicht erst zu einer negativen Erfahrung kommt. Für betroffene Teilnehmerinnen, die unter einer traumatischen Geburtserfahrung leiden, gibt es die zusätzlichen Informationsblätter und Literaturhinweise.

Die schwangeren Teilnehmerinnen werden gebeten, sich in eine von zwei (vorgegebenen) Ecken des Raumes zu stellen. Die eine Ecke verkörpert positive *Erwartungen, Hoffnungen und Wünsche* an die Geburt. Die gegenüberliegende Ecke steht für *Ängste, negative Gedanken und Sorgen* bezüglich der Geburt. Die Frauen, die bereits entbunden haben, sollen sich ebenfalls für eine der beiden Ecken entscheiden. Die eine Ecke verkörpert dabei eine abschließend *positive Erfahrung* mit der Geburt, die andere Ecke eine abschließend *negative Erfahrung* mit der Geburt. Haben sich die Teilnehmerinnen für eine von beiden Ecken entschieden, werden sie gebeten, Beispiele für ihr Erleben und die Wahl der Ecke zu nennen. Dabei wird deutlich, welche Selbstwirksamkeitserwartung, welche Grundüberzeugungen und Erfahrungen die Teilnehmerinnen mitbringen. Danach werden die Teilnehmerinnen gebeten, die Ecken zu wechseln und sich in die »andere Seite« einzufühlen. Dabei sollen sie wieder Beispiele für ihr Erleben und ihre Erfahrungen benennen. Für den weiteren Sitzungsverlauf ist es wichtig, dass die Gruppenleitung die von den Frauen genannten Beispiele am Flipchart (o. Ä.) in einer Zwei-Spaltenbetrachtung (wie auf Arbeitsblatt 16) sammelt. Nach der Übung sollen die Teilnehmerinnen, die für sie relevanten Ängste oder negativen Erfahrungen auf Arbeitsblatt 16, in der linken Spalte der Tabelle, notieren. Dafür wird den Frauen **Seite 1 von Arbeitsblatt 16** ausgeteilt.

*Bei der folgenden Übung interessiert uns, welche Erwartungen und Vorstellungen Sie als Schwangere an die Geburt haben. Bei Ihnen, die bereits entbunden haben, legen wir Wert auf Ihre Erfahrungen unter der Geburt. Dabei ist es uns wichtig zu betonen, dass sie mögliche negative Erfahrungen unter der Geburt ehrlich, aber mit einem gewissen inneren Abstand erzählen. Versuchen Sie sachlich, Ihr Erlebtes zu berichten, ohne andere Gruppenteilnehmerinnen zu verunsichern. Das, was Sie erlebt haben, ist die vorherrschende Realität in der deutschen Geburtshilfe. Allerdings ist jedes Schmerzempfinden und jede Fähigkeit, mit Stress und Unsicherheit umzugehen, individuell, weshalb pauschale und zu emotionale Äußerungen nicht hilfreich sind.*
*In der folgenden Übung möchten wir Sie bitten, aufzustehen und sich für eine der folgenden Ecken des Raumes zu entscheiden und sich dorthin zu stellen.*
*Diese Ecke hier steht für Ihre Ängste, Befürchtungen und Sorgen, welche Sie sich im Zusammenhang mit der Geburt machen. Für diejenigen unter Ihnen, die bereits eine Geburt erlebt haben, steht diese Ecke für Ihre negativen Erfahrungen damit.*
*Diese Ecke hier steht für Ihre Hoffnungen, Wünsche und positiven Erwartun-*

*gen an die Geburt, beziehungsweise Ihre positiven Erfahrungen und Erlebnisse unter der Geburt. Bitte entscheiden Sie sich erst einmal für eine der beiden Ecken, auch wenn Sie wahrscheinlich beide emotionalen Seiten kennen.*
*Nun möchten wir Sie bitten, uns kurz mitzuteilen, welche Gedanken und Gefühle Sie in dieser Ecke des Raumes haben bzw. kennen. Welche Erfahrungen unter der Geburt haben dazu geführt, dass Sie sich zuerst für diese Ecke entschieden haben?*
*Bitte wechseln Sie nun die Ecke und schildern uns, wie Sie sich hier fühlen bzw. was Ihnen an dieser Stelle durch den Kopf geht. Welche Erfahrungen unter der Geburt stehen für diese Ecke des Raumes?*
*Vielen Dank für Ihre Offenheit und Ihre neutralen Schilderungen. Sie können wieder Platz nehmen. Wir teilen Ihnen nun den ersten Teil des* ***Arbeitsblattes 16*** *aus. Bitte tragen Sie in die linke Spalte der Tabelle die Befürchtungen, Ängste und Sorgen gegenüber der Geburt ein, die Sie kennen bzw. selbst benannt haben. Sie, die bereits entbunden haben, tragen hier bitte Ihre negativen Erfahrungen unter der Geburt ein, die Sie immer noch beschäftigen bzw. die Sie gerne hinter sich lassen möchten. Wie Sie anhand der Tabelle erkennen, werden wir uns im Verlauf der Sitzung mit Vorsorgemaßnahmen und Bewältigungsmöglichkeiten dafür beschäftigen.*

## 16.4 Schwierige Geburtssituationen

Im Anschluss werden den Teilnehmerinnen Bedingungen unter der Geburt vermittelt, die zu einer negativen Geburtserfahrung führen können. Womöglich haben bereits in der vorangegangenen Übung Teilnehmerinnen von vergleichbaren Situationen berichtet. Wenn Situationen beschrieben werden, die den Frauen Angst machen bzw. als Erinnerung die Frauen weiterhin belasten, sollen auch diese in die linke Spalte der Tabelle von **Arbeitsblatt 16** eingetragen werden.

*Wie Sie gesehen haben, sind bei den meisten Frauen sowohl positive als auch negative Erwartungen an die Geburt vorhanden, was auch daher kommt, dass sowohl positive als auch negative Erfahrungen im Geburtsprozess erlebt und berichtet werden. Die Geburt eines Kindes ist für jede Frau ein bewegender und einzigartiger Prozess. Um die Risiken für Neugeborenes und Mutter zu minimieren, entscheiden sich heutzutage viele Frauen für eine Geburt im Krankenhaus. Dadurch kann eine intensivmedizinische Behandlung gewährleistet werden, welche aber auch erheblich den natürlichen und intimen Geburtsvorgang stören kann. In einzelnen Fällen kann es vorkommen, dass Frauen die Geburt als traumatisch erleben und im Anschluss darunter leiden.*
*Risiken für traumatische Geburtssituationen ergeben sich, wenn:*

- Komplikationen unter der Geburt auftreten, die das schnelle und operative Eingreifen mittels Kaiserschnitt (sectio), Dammschnitt, Saugglocke oder Zange nötig machen

*Komplikationen liegen vor, wenn:*

- eine Gefahr für das Leben der Mutter und des Ungeborenen Kindes vorliegt
- die Herztöne des Ungeborenen abfallen (dauerhafte CTG-Präsenz)
- die Wehentätigkeit nach dem Verabreichen einer PDA (Periduralanästhesie) aufhört
- sich der Muttermund nicht öffnet und die Kräfte der Mutter nachlassen bzw. die Geburt
- beschleunigt werden soll
- die Mutter durch das Klinikpersonal oder Angehörige ihrer Selbstbestimmung und ihrer Kontrolle beraubt wird (keine Aufklärung, Wegnahme von persönlichen Gegenständen, physische und psychische Gewalt)
- die erste Kontaktaufnahme mit dem Neugeborenen verhindert wird (Säugling muss auf die Intensivstation oder wird für Untersuchungen weggebracht und erst später der Mutter gegeben, Mutter ist von den Medikamenten betäubt und kann kaum etwas wahrnehmen)
- durch operative Eingriffe Narben entstehen, die die körperliche Unversehrtheit verletzen und das Körperbild der Frau sowie ihr Selbstwertgefühl beeinträchtigen

*Welche von den beschriebenen Geburtssituationen macht Ihnen am meisten Angst? Wer von Ihnen, die die Geburt bereits hinter sich haben, kennt solche oder ähnliche Schwierigkeiten unter der Geburt? Danke für Ihre Offenheit! Wenn etwas von dem dabei ist, was Sie sehr beschäftigt bzw. was Sie immer noch in Ihrer Erinnerung belastet, notieren Sie es bitte ebenfalls in der Tabelle auf Arbeitsblatt 16 in der linken Spalte.*

## 16.5 Geburt ist keine Krankheit (WHO)

Um das Bewusstsein der Frauen für ihre Rechte und die Möglichkeit ihres eigenen Einflusses auf die Geburt zu schärfen und ihnen die Angst vor einer natürlichen Geburt zu nehmen, liest die Gruppe gemeinsam auf dem **Informationsblatt 16** die Empfehlungen »Geburt ist keine Krankheit« der Weltgesundheitsorganisation durch. Dafür wird die erste Seite von Informationsblatt 16 an dieser Stelle für alle Teilnehmerinnen ausgeteilt.

*Die Weltgesundheitsorganisation (WHO) kritisiert die zunehmende intensivmedizinische Geburtsbegleitung. In vielen Fällen führe dies zu überflüssiger Gefährdung von Mutter und Kind. Jedes dritte Kind kommt mittlerweile in Deutschland per Kaiserschnitt zur Welt. Einen Auszug aus den Empfehlungen der WHO zur Geburt wollen wir nun gemeinsam lesen. Bitte nehmen Sie dafür die* ***erste Seite von Informationsblatt 16*** *zur Hand. Könnten Sie, Frau X, uns die Stichpunkte einmal laut vorlesen? Vielen Dank! Was geht Ihnen dazu durch den Kopf? Ist etwas Neues oder Überraschendes für Sie* *dabei? Diese Empfehlungen hat die WHO übrigens 1985 herausgegeben! Wie finden Sie, dass das Thema »natürliche Geburt« auch 35 Jahre danach immer noch so relevant ist?*

## 16.6 Möglichkeiten der Vorbeugung

Um einer traumatischen Geburt vorzubeugen, müssen alle an der Geburt beteiligten Personen sich bemühen, sowohl die Selbst- und Mitbestimmung der Frau als auch die Sicherheit von Mutter und Kind zu wahren. Für die schwangeren Teilnehmerinnen ist entscheidend, mit welcher Haltung sie und ihre Begleitperson der Geburt, dem Geburtsort und möglichen Komplikationen gegenüberstehen und wie sie am besten für sich sorgen können. Für die Teilnehmerinnen, die bereits entbunden haben, dient dieser Abschnitt nicht nur für eine weitere Geburt, sondern auch zur Vermittlung von Bewältigungsmöglichkeiten für bereits erlebte negative Erfahrungen. Dafür wird an dieser Stelle der **zweite Teil von Informationsblatt 16** ausgehändigt.

*Nun möchten wir mit Ihnen besprechen, was Sie tun können, damit es nicht zu einer traumatischen Geburtserfahrung kommt bzw. wie Sie bereits erlebte negative Erfahrungen bewältigen können. Lesen Sie sich dafür bitte die Hinweise auf dem zweiten Teil von Informationsblatt 16 durch. Für die Geburtserfahrenen unter Ihnen, die sich Möglichkeiten zur Bewältigung traumatischer Erfahrungen unter der Geburt wünschen, teilen wir zusätzliche Informationsblätter (Zusatz Geburtstrauma, Zusatz Heilgespräch und Babyheilbad) aus. Lesen Sie ganz in Ruhe die Hinweise und Vorschläge durch und entscheiden Sie jede für sich, welche der Strategien oder Sichtweisen für Sie sinnvoll und hilfreich erscheinen. Notieren Sie diese dann bitte in der rechten Spalte der Tabelle auf* ***Arbeitsblatt 16****, passend zu Ihren Ängsten oder negativen Erfahrungen. Überlegen Sie auch darüber hinaus, welche Fähigkeiten Sie haben oder brauchen, um Ängste und Schmerzen unter der Geburt durchzustehen bzw. negative Erlebnisse hinter sich zu lassen, ohne sich hilflos oder ausgeliefert zu fühlen. Überlegen Sie, welcher Geburtsort dazu beitragen könnte, dass die von Ihnen gesammelten Bedenken nicht eintreten. Machen Sie sich darüber Gedanken, wie Sie mit möglichen Komplikationen und medizinisch notwendigen Operationen, auch bei einer weiteren Geburt, umgehen wollen.*

**Beispiel**

| Befürchtungen, negative Erwartungen, Sorgen | Bewältigungsmöglichkeiten, eigene Fähigkeiten und Ressourcen |
|---|---|
| Angst vor den Wehen(schmerzen) | • Nur auf die Geburt konzentrieren (nicht darüber nachdenken, ob ich zu laut bin, oder wie es meinem Mann geht)<br>• Die Geburtsposition verändern (wenn möglich: nicht liegen)<br>• Besuch eines Geburtsvorbereitungskurses<br>• Wenn es nicht mehr geht, bitte ich um einen Wehentropf oder eine PDA, das ist für mich kein Versagen<br>• Meinem Mann vermitteln, dass er mich bestärken, loben und beschützen soll<br>• Ich bin ein sportlicher Typ, ich werde mich viel bewegen und es als Herausforderung betrachten |

## 16.7 Übung bis zur nächsten Sitzung: Interview mit Begleitperson und/oder Hebamme

Für die Aufgabe zu Hause werden die Frauen gebeten, sich mit ihrer Geburts-Begleitperson ausführlich zu den Inhalten dieses Moduls in einem Interview auszutauschen. Dafür wird den Teilnehmerinnen nun die **zweite Seite des Arbeitsblattes 16** ausgehändigt.

> *Bitte tauschen Sie sich mit Ihrem/r Partner/in bzw. mit der Person, die Sie in den Kreissaal begleiten wird, darüber aus, welche Ängste Sie* ***beide*** *vor der Geburt haben. Benutzen Sie dafür bitte den Interviewleitfaden, den wir Ihnen nun austeilen. Vergegenwärtigen Sie sich dabei auch Ihre Rechte unter der Geburt und Unterstützungsmöglichkeiten Ihrer Begleitperson. Diejenigen, die die Geburt bereits hinter sich haben, beantworten bitte bis zur nächsten Stunde die Fragen des Interviews für »Geburtserfahrene« und tauschen sich darüber mit Ihrer Begleitperson aus.*

## 16.8 Abschlussblitzlicht und Hinweis auf Einbezug eines Angehörigen nächste Stunde

Die Teilnehmerinnen werden darauf hingewiesen, dass die kommende Stunde mit einer Begleitperson ihrer Wahl stattfindet. Das kann der Partner bzw. die Partnerin, ein/e Angehörige/r oder eine nahestehende Person, die in die Pflege und Betreuung des Säuglings involviert ist, sein. Es wird ein Ausblick über den Inhalt und das Ziel des nächsten Moduls gegeben. Im Anschluss wird wieder die Abschlussblitzlichtrunde durchgeführt.

*Liebe Teilnehmerinnen, wir möchten Sie darauf hinweisen, dass es in der kommenden Stunde um Ihre Familie gehen wird. Nicht Ihre Ursprungsfamilie, sondern Ihre aktuellen Beziehungen zu Ihrem Partner oder Partnerin, zu Ihrem Kind bzw. Kindern und auch zu engen Vertrauenspersonen, die mit in die Erziehung und Betreuung Ihres Kindes involviert sind. Dafür möchten wir ganz herzlich eine Begleitperson Ihrer Wahl zu dieser Sitzung einladen. Ziel ist es, dass Sie gemeinsam auf Ihre aktuelle bzw. zukünftige Familie schauen und sich Ihrer Aufgaben, Rollen und unausgesprochenen Erwartungen bewusst werden und diese gemeinsam besprechen.*
*Zum Abschluss der Sitzung möchten wir Sie bitten, uns kurz mitzuteilen, mit welcher Stimmung Sie nach Hause gehen. Orientieren Sie sich bei Ihrer Einschätzung wieder an den Schulnoten. Zudem würden wir uns freuen, wenn Sie mit uns teilen würden, was Sie aus der heutigen Stunde für sich mitnehmen konnten.*

# Informationsblatt 16

## Rund um die Geburt

### Dieser Moment ist einzigartig

#### Empfehlungen der Weltgesundheitsorganisation (WHO): Geburt ist keine Krankheit

- Jede Frau hat ein grundlegendes Recht auf eine umfassende Betreuung in der Schwangerschaft und unter der Geburt
- Eine respektvolle Versorgung und eine gute Kommunikation zwischen Mutter und Gesundheitspersonal muss gewährleistet sein
- Alle Krankenhäuser sollen schwangeren Frauen Informationen über die von ihnen praktizierte Geburtshilfe (z. B. Kaiserschnittrate) frei zugänglich machen
- Für eine Kaiserschnittrate über 10 bis 15 % gibt es keinerlei Rechtfertigung
- Es gibt keine Beweise dafür, dass eine routinemäßige elektronische Dauerüberwachung der kindlichen Herztöne (CTG) einen positiven Einfluss auf den Ausgang der Geburt hat
- Vertraulichkeit und Privatsphäre müssen unter der Geburt geachtet werden
- Die Frauen sollen unter anderem selbst darüber entscheiden können, welches Schmerzmanagement sie in Anspruch nehmen und welche Wehen- und Geburtspositionen sie einnehmen möchten
- Routinemäßige Dammschnitte sind nicht zu rechtfertigen
- Der Muttermund muss sich nach normaler Schwangerschaft bei Einsetzen der Wehen nicht mehr einen Zentimeter pro Stunde öffnen; eine langsamere Öffnung ist »normal« und deutet nicht automatisch auf Geburtskomplikationen hin
- Geburtseinleitungen dürfen nicht aus Bequemlichkeit, sondern nur nach medizinischer Indikation stattfinden
- Das gesunde Neugeborene gehört zu seiner Mutter, wenn es der Zustand von beiden erlaubt; die Beobachtung des Kindes rechtfertigt nicht die Trennung von der Mutter
- Nach der Geburt sollte die Mutter möglichst bald Gelegenheit zum Stillen bekommen

Diese Empfehlungen sind Teil des im April 1985 veröffentlichten Berichts »Appropriate Technology for Birth« der Weltgesundheitsorganisation. Sie wurden leicht modifiziert übernommen von
https://www.geburtshaus-charlottenburg.de/index.php?id=925

## Tipps für eine natürliche und angstfreie Geburt

Diese Tipps ersetzen keine 1:1 Betreuung einer Hebamme, sondern sind Empfehlungen in einer Zeit, in der es aufgrund der schlechten Arbeitsbedingungen erheblich an Hebammen und GeburtshelferInnen mangelt.

### Vor der Geburt

- Besuch vorbereitender Kurse, bspw. Geburtsvorbereitungskurs, Schwangerschaftsyoga, Hypnobirthing: Dabei werden mentale Strategien (»Mein Kind weiß was es tut, ich vertraue darauf«) und körperliche Strategien (Atmen, Entspannung, Bewegung) besprochen und wiederholt geübt
- Mit der Begleitperson über die Geburt sprechen und vorwegnehmen, dass man selbst wahrscheinlich in einem Ausnahmezustand sein wird und die Hilfe des anderen benötigt (Massage des unteren Rückens, Begleitperson anschreien und fluchen dürfen, Vermittler in der Kommunikation zwischen sich und den Geburtshelfern, etc.)
- Den Schmerz in seiner Funktion verstehen und sich darauf mental einstellen: Das Baby schiebt sich Welle für Welle vorwärts, in dem Tempo, das es braucht, und das ist das Natürlichste der Welt
- Besichtigungen von Kreißsälen oder eines Geburtshauses, dabei auf Zertifikate wie »babyfreundliches Krankenhaus« (mit Hebammenkreißsaal) achten und Fragen stellen: zur Höhe der Kaiserschnittrate, zuMöglichkeiten verschiedener Geburtspositionen (Geburtshocker, Geburtswanne, Pezziball, etc.), zum Umgang mit medizinischen Interventionen
- Birthphotography-Bilder ansehen: Sie zeigen gebärende Frauen in den einzigartigen Momenten rund um die Geburt und können Unsicherheiten und Ängste »vor dem Unbekannten« reduzieren
- Klare Absprache mit den Geburtshelfern und der Begleitperson treffen, dass das eigene Mitentscheidungsrecht durchweg gewahrt wird, medizinische Interventionen erklärt und begründet werden und der Verlauf der Geburt kommentiert und man dabei angespornt wird
- Vorweg überlegen, was bedeutet für mich »Versagen«? Eine PDA, ein Kaiserschnitt? Würde mein Partner oder meine beste Freundin das genauso sehen?
- Sie brauchen unter der Geburt entschlossenen Zuspruch (z. B. »Du machst das genau richtig, du bist großartig!«) und Zuwendung (z. B. Snacks und Getränke) – sprechen Sie vorher ab, wer diese wichtige Aufgabe übernehmen kann
- Gehen sie regelmäßig in Kontakt mit Ihrem ungeborenen Baby: Reden Sie mit ihm und stellen Sie einen Herzensfaden her: Von Ihrem Herzen zum Herzen Ihres ungeborenen Kindes verläuft ein Farbstrahl oder Liebesfaden (*entwickelt von Brigitte R. Meissner, Hebamme und Craniosacral Therapeutin, siehe* https://www.herzensfaden.com/)
- Stellen Sie sich darauf ein, dass die Geburt Abschied von der Schwangerschaft und Ihrem bisherigen (Single)Leben bedeutet, verabschieden Sie sich und üben Sie sich im »Loslassen« – freuen Sie sich darauf, Ihr Baby bald mit allen Sinnen wahrnehmen zu können

## Während der Geburt

- Einatmen und dann ganz langes Ausatmen sind das »A&O« (Eva-Maria Bach, Hebamme in Düsseldorf)
- Sie können auch lange und langsam »Jaaahhaaaa« singen – das verlangsamt den Atem und Sie nehmen eine befürwortende Haltung ein (Brigitte R. Meissner, Hebamme und Craniosacral Therapeutin)
- Atmen Sie bei der Ausatmung »nach unten«, als würden Sie einen Luftballon mit Ihrer Vagina aufblasen wollen (Eva-Maria Bach)
- Unterbrechen Sie Hechelatmung/Hyperventilation – lassen Sie sich von Ihrer Begleitperson darauf hinweisen bzw. lassen Sie sich die »richtige« Atmung immer wieder vormachen
- Beißen Sie nicht die Zähne zusammen!
- Vertrauen Sie in sich und in Ihr Kind
- Erneuern Sie immer mal wieder den Kontakt und den Herzensfaden zu Ihrem Baby oder lassen Sie sich von Ihrer Begleitperson daran erinnern/dabei helfen (siehe https://www.herzensfaden.com/)
- Sorgen Sie für warme Füße durch dicke Socken (kalte Füße hemmen die Wehen)
- Sie werden Stuhlgang haben, das ist ein gutes Zeichen, dass sich Ihr Baby (am Darm vorbei) nach unten schiebt, schämen Sie sich nicht dafür
- Konzentrieren Sie sich nur auf sich, zeigen Sie Ihrem Baby den Weg, denken Sie nicht darüber nach, wie es anderen geht oder was sonstige Anwesende denken könnten
- Bewegen Sie sich, lassen Sie sich an ein CTG anschließen, mit dem Sie herumlaufen können
- Probieren Sie verschiedene Geburtspositionen aus und lassen Sie sich nicht zur Rückenlage »überreden«, spüren Sie für sich nach, in welcher Position Sie die Schwerkraft am besten ausnutzen und die Wehen für Sie erträglich sind: Hocken, Knien (auf einen Pezziball gelehnt oder auf den Schoß Ihrer Begleitperson), Vierfüßlerstand, Seitenlage
- Wenn Sie pressen wollen/sollen, ist das Gefühl vergleichbar mit »großem Stuhlgang«, das muss so sein, dann sind Sie fast am Ziel

## Nach der Geburt

- Wunden und Narben nicht als Makel betrachten, sondern als »Zeichen des Mutterseins«, die eine besondere Fürsorge, Pflege und Beachtung bedürfen
- Schonen Sie sich!
- Offene Gespräche mit dem/r Partner/in führen: Schwäche, Tränen und Zweifel zulassen, oder tauschen Sie sich mit anderen Müttern/Freundinnen aus
- Fordern Sie ggf. Ihren Geburtsbericht an, um Erinnerungslücken zu vervollständigen und mit der Geburt abzuschließen (am besten auf postalischem Weg und bleiben Sie dabei hartnäckig)
- Ggf. zusätzliches Informationsblatt zu Geburtstrauma, in Anlehnung an *Sahib, T. (2016). Es ist vorbei – ich weiß es nur noch nicht. Bewältigung traumatischer Geburtserfahrungen. BoD.*

- Ggf. zusätzliches Informationsblatt zu Heilgespräch (= Klärungsgespräch) und Babyheilbad (= Bindungsbad), *siehe Meissner, B. R. (2020). Emotionale Narben aus Schwangerschaft und Geburt auflösen. 3. Auflage. Brigitte Meissner Verlag.*

# Informationsblatt 16

## Rund um die Geburt

### Zusatz Geburtstrauma

#### Definition Geburtstrauma

Ein Trauma (griech.: Wunde) wird definiert als eine »seelische Verletzung«. Es kann entstehen, wenn Sie sich unter der Geburt in einer Situation befinden, in der Sie Todesängste haben (um Ihr eigenes Leben oder das von Ihrem Neu- bzw. Ungeborenen) und keine Bewältigungs- oder Reaktionsmöglichkeiten zur Reduzierung Ihrer Ängste sehen. Ihr Körper verharrt dann auf einem erhöhten Stressniveau, weshalb keine angemessene Verarbeitung des Erlebten erfolgen kann. Es entstehen Gefühle von ausgeliefert, unfähig, ohnmächtig und hilflos sein. (https://www.degpt.de/informationen/fuer-betroffene/trauma-und-traumafolgen/posttraumatische-beschwerden.html)

#### Symptome

Direkte Reaktionen auf ein Geburtstrauma können folgende Symptome sein:

- Wiedererleben der Geburt durch sich aufdrängende Erinnerungen (kann durch Reize wie Gerüche, Geräusche, körperliche Empfindungen, Orte, blitzartig erscheinende Bilder oder Gedanken ausgelöst werden)
- Wiedererleben der Geburt durch Träume oder Albträume
- anhaltende Gefühle von Betäubtsein, Erstarrtsein, »Abgestumpftsein« oder/und Bedrohung
- Versuche, durch Vermeidung (z.B. nicht darüber reden, sozialer Rückzug) nicht an die Geburt erinnert zu werden
- Schreckhaftigkeit, Herzklopfen, Muskelverspannungen, anhaltende Müdigkeit durch Schlafstörungen, körperliche Taubheit, Konzentrationsstörungen
- Wutausbrüche, schnelle Reizbarkeit, Überforderungserleben

Glücklicherweise legen sich bei den meisten Frauen diese Beschwerden nach einer Weile von alleine. Die eigenen Selbstheilungskräfte lassen die sogenannte *akute Belastungsreaktion* abklingen und die Betroffene kann das Erlebte zurücklassen, ohne dass es sie in ihrem weiteren Leben bedeutend beeinträchtigt. Wirken jedoch mehrere belastende Faktoren zusammen, können die Symptome fortbestehen, obwohl die traumatisch erlebte Geburt bereits Wochen oder Monate, zum Teil auch Jahre zurückliegt. Dann leiden die Frauen unter einer sogenannten *Traumafolgestörung*.
(www.degpt.de/informationen/fuer-betroffene/trauma-und-traumafolgen/post traumatische-beschwerden.de)

## Ursachen

Neben genetischen Faktoren (die beeinflussen, wie Stresshormone reguliert werden), frühkindlicher prägender Traumata oder Stressoren, belastenden Vorerfahrungen aus Kindheit und Jugend, sowie sozialen und sozioökonomischen Faktoren (finanzieller Status, soziale Kontakte, Bildung) können folgende Geburtssituationen das Risiko erhöhen, ein Geburtstrauma zu entwickeln:

- Auftretende Komplikationen unter der Geburt, die das operative Eingreifen mittels Kaiserschnitt, Dammschnitt, Saugglocke oder Zange nötig machen und damit ausgeprägte schmerzhafte Folgeprobleme auslösen können (z. B. Inkontinenz, Schmerzen beim Wasserlassen, vaginale Beschwerden, schmerzhafter Geschlechtsverkehr)
- Klinikpersonal oder Angehörige berauben die Frau unter der Geburt ihrer Selbstbestimmung und Kontrolle (keine Aufklärung, Wegnahme von persönlichen Gegenständen, physische und psychische Gewalt)
- Kontaktaufnahme mit dem Neugeborenen wird verhindert (bspw. weil der Säugling auf die Intensivstation muss oder für Untersuchungen weggebracht wird)
- Durch operative Eingriffe entstehen Narben, die die körperliche Unversehrtheit verletzen und das Körperbild der Frau sowie ihr Selbstwertgefühl beeinträchtigen

*(Sahib, T. (2016). Es ist vorbei – ich weiß es nur noch nicht. Bewältigung traumatischer Geburtserfahrungen. BoD)*

## Funktion

Symptome und Stresserleben nach einem Geburtstrauma sind kein Zeichen von Schwäche, sondern ein Signal dafür, dass Ihr Gehirn bemüht ist, das Erlebte zu verarbeiten.

Stellen Sie sich vor, Sie machen einen schönen Waldspaziergang und verlaufen sich plötzlich. Es wird dunkel und Sie geraten immer mehr in Panik, nicht mehr aus dem Wald herauszufinden. Auf einmal steht ein ausgewachsenes, kräftiges und laut schnaubendes Wildschwein vor Ihnen. Ihr Körper mobilisiert seine ganzen Kräfte, indem er Adrenalin und Noradrenalin produziert, Ihren Herzschlag und Ihre Atemfrequenz beschleunigt und Ihre Muskulatur stark anspannt. Sie haben dadurch zwei Bewältigungsmöglichkeiten zur Auswahl. Durch *Flucht* können Sie dem gefährlichen Wildschwein entkommen. Durch *Angriff* können Sie die Gefahr zurückdrängen. Ist die Situation allerdings so ausweglos, dass Flucht oder Gegenwehr unmöglich erscheinen, *erstarren* Sie (Totstellreflex).

Bei der Geburt, die Sie sich vorher als einzigartig, innig und von Glück überwältigt vorgestellt haben, kann es auch vorkommen, dass Sie plötzlich in eine immer bedrohlicher werdende Situation geraten. Wenn Ihnen dann – medizinisch notwendig – keine Möglichkeit mehr zum Kämpfen oder Fliehen bleibt, wählt Ihr Körper als Schutzmechanismus die letzte Bewältigungsoption: das Erstarren. Dabei verlieren Sie den Kontakt zur Gegenwart und spüren kurzzeitig, durch die Ausschüttung körpereigener Endorphine, Ihren Körper und den Schmerz nicht mehr. Sie entrinnen mental dem Zustand der Gefahr und des Ausgeliefertseins. Psychotherapeuten nennen diesen Zustand »Dissoziation« (im Volksmund spricht man von »Abspalten« oder »Ich stand neben mir«). Erst wenn die Gefahr vorüber ist, wird die Erstarrung wieder aufgelöst. Allerdings können Sie sich dann möglicherweise nur noch bruchstückhaft an das Erlebte erinnern. Durch die unvollständige Abspeicherung im Gedächtnis wird eine sinnvolle Integration des Erlebten in Ihre eigene Lebensgeschichte und eine heilende Verarbeitung verhindert. Mit dem Wiedererleben durch blitzartige Erinnerungen, Träume oder Albträume gehen immer starke körperliche Unruhe, Herzklopfen und heftige Gefühle einher. Damit versucht Ihr Körper, das Erlebte zu verarbeiten – die Symptome sind ein Selbstheilungsversuch.

## Symptome bei Säuglingen

Jedes Baby vollbringt eine enorme Leistung, wenn es auf die Welt kommt. Es ist anstrengend, sich durch den Geburtskanal zu pressen und sich dann an die veränderten Lebensbedingungen anzupassen. Aber gerade nach schweren (besonders langen, komplizierten und unnatürlichen) Geburten können Babys Belastungszeichen auf der körperlichen und/oder seelischen Ebene zeigen. Das können Verdauungsprobleme, häufiges Weinen und Überstrecken (wie eine Banane) sowie Still- und Saugprobleme sein. Psychische Anpassungs- und Bindungsprobleme zeigen sich nach einer belastenden Geburt häufig durch Schlafprobleme mit plötzlichem Aufschrecken oder »nicht hinlegen lassen«, deutlich anklammerndem oder distanziertem Verhalten des Säuglings sowie Schreckhaftigkeit und Ängstlichkeit. Sobald diese Symptome auftreten, sollten Sie sich als Eltern im Interesse Ihres Kindes Hilfe suchen. Die auf dem zusätzlichen Arbeitsblatt vorgestellten Methoden des Babyheilbads und des Heilgesprächs sind zwei mögliche Bewältigungsansätze. (Meissner, B. R. (2020). *Emotionale Narben aus Schwangerschaft und Geburt auflösen. 3. Auflage. Brigitte Meissner Verlag)*

## Symptome beim Vater bzw. der Geburtsbegleitung

Nicht selten verläuft die Geburt für den Vater bzw. die Geburtsbegleitperson anders als gedacht. Dabei spielen fehlende Absprachen über Erwartungen und eigene Grenzen im Vorfeld der Geburt eine entscheidende Rolle. Manchmal trauen sich die Väter nicht, ihre Angst oder Abneigung gegenüber der Geburt oder einzelnen Geburtsbestandteilen (wie z. B. Nabelschnur durchtrennen) ehrlich anzusprechen und dem Erwartungsdruck standzuhalten. Es sind meistens die Frauen, die sich die Anwesenheit des Partners wünschen, um sich geschützter zu fühlen.

Die Väter bzw. Geburtsbegleitpersonen erleben die Geburt und die Schmerzen sowie mögliche lebensbedrohliche Momente aus der Beobachterperspektive. Das birgt ebenso die Gefahr, Gefühle der Überforderung, Angst, Ohnmacht und

Hilflosigkeit zu erleben und im Anschluss mit belastenden Erinnerungen zu kämpfen zu haben.

Die Erfahrungen einer traumatischen Geburt können die (Paar-)Beziehung erheblich belasten. Oftmals leidet die Intimität und Sexualität des Paares. Womöglich wehrt die frischgebackene Mutter Annäherungsversuche (auch Kuscheln) aufgrund des Geburtstraumas ab. Umgekehrt kann auch der Vater aufgrund der »Bilder«, der Abneigung gegenüber den körperlichen Veränderung der Frau oder aus Angst vor erneuter Schwangerschaft Sexualität und Nähe aus dem Weg gehen. Kränkungen dieser Art können zu Rückzug führen, der über den neuen Fokus auf das Baby kompensiert wird, wodurch allerdings die Spannungen auf der (Paar-)Beziehungsebene nicht geklärt werden.

Um eine neue emotionale und körperliche Verbindung aufzubauen, sollten Sie sich bewusst um Ihre Beziehung und die Bewältigung des Geburtstraumas kümmern. Nehmen Sie sich Zeit für Gespräche, zeigen Sie Verständnis füreinander, haben Sie Geduld, ziehen Sie sich nicht zurück und suchen Sie sich (wenn nötig professionelle) Hilfe!

(Sahib, T. (2016). *Es ist vorbei – ich weiß es nur noch nicht. Bewältigung traumatischer Geburtserfahrungen. BoD.)*

## Tipps zum Umgang mit traumatischen Geburtserfahrungen

*(zusammengefasst aus Sahib, T. (2016). Es ist vorbei – ich weiß es nur noch nicht. Bewältigung traumatischer Geburtserfahrungen. BoD.)*

1. Realisieren Sie Ihre Symptome und Veränderungen als Folge des traumatischen Ereignisses und verstehen Sie sie als sinnvolle körperliche und seelische Schutzreaktionen darauf
2. Je besser es Ihnen gelingt, die Erinnerungen im Langzeitgedächtnis zu integrieren, desto schneller können Sie das Erlebte hinter sich lassen
3. Versuchen Sie, die Vermeidung schrittweise in Ihrem Tempo aufzulösen und sprechen Sie über das Erlebte, lassen Sie dabei alle Gefühle zu, die auftauchen – suchen Sie sich dafür ein Umfeld, das zuhört ohne Vorschläge oder Bewertungen zu geben, ein Umfeld, das mit Ihnen mitfühlt, auch nach wiederholtem Erzählen
4. Füllen Sie Ihre bruchstückhaften Erinnerungen mit Informationen Ihrer Geburtsbegleitung, fordern Sie den Geburtsbericht an, fragen Sie Ihre Hebamme oder die Geburtshelfer nach Gründen für das Vorgehen und die getroffenen Entscheidungen
5. Kümmern Sie sich um sich selbst: Achten Sie auf regelmäßiges Essen und Trinken, etablieren Sie Entspannungsübungen/-momente in Ihren Tag, achten Sie darauf, welche körperlichen Berührungen für Sie angenehm sind. Suchen Sie sich einen inneren sicheren Ort, an den Sie sich zurückziehen und zur Ruhe kommen können
6. Wenn Sie unter hoher Schreckhaftigkeit leiden, versuchen Sie Ihren »Flucht-Impuls« in den Alltag zu integrieren: Bewegen Sie sich so oft Sie es brauchen (gehen Sie mehrmals am Tag den Müll wegbringen, laufen Sie mit dem Kin-

derwagen, gehen Sie joggen, schauen Sie morgens und abends nach der Post, erledigen Sie wiederholt kleine Einkäufe, etc.)

7. Überlegen Sie, wie Sie Ihre plötzliche Wut unschädlich für sich und Ihr Umfeld ausdrücken können: joggen, laute aggressive Musik hören und dabei hemmungslos tanzen, im Wald/Park schreien oder mit einem Ast auf den Boden schlagen, Telefonbuch oder große Kartons bereitstellen und bei Bedarf zerreißen. Beobachten Sie Ihre Wut und protokollieren Sie sie z. B. auf einer Farbskala von 1 (helles Gelb) über 5 (Grün-blau) bis 10 (tiefes Dunkelrot). Überlegen Sie, wie Sie sich selbst beruhigen können, nachdem Sie die wutauslösende Situation verlassen haben, z. B. kalt abduschen, zügig eine Runde um den Häuserblock gehen, Treppen steigen und dabei zählen
8. Lassen Sie plötzliche Traurigkeit zu und drücken Sie sie gegenüber geliebten Menschen aus, ziehen Sie sich nicht zurück, bitten Sie um Trost, Hilfe und Nähe. Vielleicht hilft es Ihnen auch, Ihre Traurigkeit und Enttäuschung in einem Brief zu formulieren (und ihn an die Geburtshelfer zu schicken), betrachten Sie Ihr Baby und überlegen Sie, was es Ihnen raten würde, wenn es schon reden könnte
9. Wenn Sie unter Schuld- und Schamgefühlen leiden, denken Sie an den Moment zurück, als Ihr Kind noch nicht geboren war und überlegen Sie, was die Gründe für die getroffenen Entscheidungen waren, was Ihnen für Ihr Kind in diesem Moment am wichtigsten war, wie eine »gute Mutter« in dem Moment entschieden hätte, überlegen Sie auch, wie Ihre beste Freundin mit der von Ihnen erlebten Situation umgegangen wäre, wie Sie über Ihre Freundin denken würden, wenn sie Ihnen das Erlebte erzählen würde
10. Setzen Sie sich mit den körperlichen Veränderungen auseinander, schauen Sie sich erst die Narbe(n) im Spiegel an, wenn Sie soweit sind, trauen Sie sich die Narbe(n) vorsichtig zu berühren. Später kaufen Sie sich eine Heilsalbe und massieren das Gewebe herum zart, zeigen Sie jemandem, dem Sie vertrauen, Ihre Narbe(n), vielleicht können Sie schließlich sogar zulassen, dort berührt zu werden
11. Wenn Sie unter einer schwierigen emotionalen Beziehung zu Ihrem Kind leiden, führen Sie mit Ihrem Kind/Baby das auf dem zusätzlichen Informationsblatt 16 beschriebene Heilgespräch und Babyheilbad durch (entwickelt von Brigitte R. Meissner)
12. Stellen Sie sich vor, wie es wäre, wenn Sie sich selbst tosenden Beifall und Applaus für die von Ihnen geleistete Geburt geben würden, denken Sie darüber nach, wofür Sie sich während der Geburt Ihres Kindes wertschätzen und anerkennen können
13. Überlegen Sie für Ihre persönliche Weiterentwicklung, mit wem Sie nachsichtig sein und vergeben können (sich selbst, Ihrem Kind, Ihrem Partner, den Geburtshelfern, …)
14. Wenn Sie fortwährend unter wiederkehrenden Dissoziationen oder hartnäckigen Schuld- und Schamgefühlen leiden, suchen Sie eine Traumatherapie auf, um mit therapeutischer Hilfe, aus den traumabedingten Phänomenen auszusteigen

# Informationsblatt 16

## Rund um die Geburt

### Zusatz Heilgespräch und Babyheilbad

**Heilgespräch und Babyheilbad zur Stärkung der Mutter-Kind-Bindung und zur Heilung von Geburtstraumata** (entwickelt von Brigitte Renate Meissner)

Heutzutage ist bekannt, wie wichtig es für die Entwicklung des Urvertrauens des Babys und für die emotionale Verbindung der Mutter zum Kind ist, dass das (vom Fruchtwasser noch nasse) Neugeborene nach der Geburt auf die nackte Brust oder den nackten Bauch der Mama gelegt wird. Diese Bindungsstärkung nennt man *Bonding*. Dadurch geht die Verbindung zwischen Mutter und Kind in die nächste Phase: von innen (als das Baby noch im Mutterleib war) nach außen (Mutter und Kind sind nun körperlich getrennt, aber trotzdem verbunden). Nach kurzem Wiegen und Messen wird das Baby der Mutter zurückgegeben und das sog. *Rooming-in* vollzogen. Der Säugling schläft bei der Mutter (im Beistellbett) auf der Wöchnerinnenstation im selben Zimmer und kann direkt von ihr versorgt werden. Bei »schwierigen« Geburten, Frühgeburten oder geplantem Kaiserschnitt kann die Bindung nicht in der o. g. Form erfolgen. Entweder der Säugling muss aufgrund von Komplikationen auf eine andere Station verlegt werden, oder der Vater bzw. die Begleitperson muss als Kontaktvermittler zwischen Mutter und Kind fungieren, da die Mutter noch operiert wird. Manchmal kann es in solchen Fällen nachfolgend zu Verhaltensauffälligkeiten bei den Säuglingen kommen. Sie lassen sich nicht ablegen und müssen durchweg getragen werden, oder sie kommen nicht in eine Tiefschlafphase, sondern schrecken immer wieder auf und weinen überdurchschnittlich viel (mehr als 3 Stunden). Auch aufseiten der Mütter kann es zu Problemen durch diesen Kontaktverlust kommen. Sie leiden unter Schuldgefühlen, werden ärgerlich auf ihr Baby, fühlen sich nicht mit ihrem Kind verbunden *(Meissner, B. R. (2020). Emotionale Narben aus Schwangerschaft und Geburt auflösen. 3. Auflage. Brigitte Meissner Verlag).*

Um die Mutter-Kind-Bindung zu stärken und den verlorenen Kontakt nachzuholen, hat die Hebamme und Craniosacral-Therapeutin Brigitte Renate Meissner u. a. das Heilgespräch und das Babyheilbad entwickelt und erfolgreich etabliert. Beides wird nachfolgend kurzdargestellt, so dass Sie es ausprobieren können. Einen Leitfaden zur Durchführung als Download, sowie tiefergehende Informationen, finden Sie auf der Webseite der Autorin unter https://www.herzensfaden.com/.

## Das Heilgespräch

Das Heilgespräch ist ein Klärungsgespräch und hat zum Ziel, Ihrem Baby oder Kleinkind die Geschichte Ihrer gemeinsamen Schwangerschaft und Geburt zu erzählen. Babys und Neugeborene verstehen dabei nicht Ihre Worte, aber Ihre Emotionen. Führen Sie Ihr persönliches Heilgespräch mit Ihren eigenen Worten durch. Sorgen Sie für eine ungestörte Zeit von etwa 30 Minuten, nehmen Sie Ihr Kind in den Arm, erzählen Sie in einfachen und kindgerechten Worten. Lassen Sie dabei alle Gefühle (oder Tränen), die hochkommen, zu, Sie belasten Ihr Baby oder Kind damit nicht – ganz im Gegenteil! Ihre Emotionen tragen zu einer besseren Verbindung zwischen Ihnen und Ihrem Kind und zu einer Heilung von Ihnen beiden bei! Wenn Sie viel zu erzählen haben, oder es Sie sehr aufwühlt, dann erzählen Sie über mehrere Etappen. Setzen Sie das Heilgespräch ruhig an einem der nächsten Tage fort.

### Empfohlener Ablauf

1. Erzählen Sie, wie Sie dazu kommen, Ihrem Baby oder Kind gerade jetzt von Ihrer gemeinsamen Geschichte zu erzählen, z. B. »Ich habe in einer Gruppe davon erfahren« oder »Ich habe in einem Buch davon gelesen««.
2. Erzählen Sie von Ihrer Schwangerschaft und dem Verlauf der Geburt von Anfang an, z. B. wie es zum Kaiserschnitt gekommen ist, weshalb Ihr Baby von Ihnen getrennt wurde.
3. Teilen Sie Ihre Gefühle oder Ihr Bedauern mit, z. B. »Es tut mir leid, dass ich dich nicht stillen konnte«.
4. Drücken Sie die Nähe und Sicherheit heutzutage aus, z. B. »Jetzt bin ich für dich da, ich lasse dich nicht mehr allein.« Sollte Ihr Kind weinen, lassen Sie es zu, versuchen Sie, nur da zu sein.

*(Meissner, B. R. (2020). Emotionale Narben aus Schwangerschaft und Geburt auflösen. 3. Auflage. Brigitte Meissner Verlag.)*

## Das Babyheilbad

Das Babyheilbad ist ein zärtliches Bindungsbad. Es aktiviert tiefste Instinkte der Mütterlichkeit und berührt damit Sie als Mutter und Ihr Baby gleichermaßen. Ihr Baby oder Kind wird ins Wasser eingetaucht oder gebadet, um dann, diesmal in Ruhe, nass und nackt herausgehoben und in direktem Hautkontakt zu Ihnen auf den Bauch oder die Brust gelegt zu werden. Sie beide werden dann mit warmen, kuscheligen Handtüchern zugedeckt. Drehen Sie sich nach kurzer Zeit auf die Seite und legen Sie Ihr Baby/Kind dicht neben sich. Bieten Sie ihm die Brust, oder ein warm gehaltenes Fläschchen an. Diese sanfte und entspannte Verbundenheit unterstützt die Entwicklung des Urvertrauens und holt den verloren gegangenen Bindungsprozess nach. Sie und Ihr Baby können endlich ankommen und die seelischen Geburtsnarben finden Heilung.

Wiederholen Sie das Babyheilbad bis zu 5 oder 6 Mal. Typischerweise weinen belastete Babys zu Beginn, lernen dann aber von Mal zu Mal, sich mehr zu entspannen, oftmals pinkeln sie dann. Damit das Kuscheln und der Bindungsprozess nicht frühzeitig abgebrochen werden, halten Sie eine Windel bereit, die Sie Ihrem Baby zwischen die Beine legen.

*(Meissner, B.R. (2020). Emotionale Narben aus Schwangerschaft und Geburt auflösen. 3. Auflage. Brigitte Meissner Verlag.)*

# Arbeitsblatt 16

## Befürchtungen und negative Erfahrungen rund um die Geburt und wie ich damit umgehen kann

| Meine Befürchtungen, negativen Erwartungen, Sorgen, Ängste<br>Meine negativen Erfahrungen | Meine Bewältigungsmöglichkeiten, eigene Fähigkeiten und Ressourcen |
| --- | --- |
| | |
| | |
| | |
| | |

## Interview für dich und mich – Für Erstgebärende

Hier finden Sie nützliche Fragen an sich selbst und Ihre Begleitperson und/oder (Beleg-)Hebamme. Beantworten Sie erst jeder für sich die Fragen, indem Sie Ihre Antworten in Stichpunkten notieren. Im Anschluss daran tauschen Sie Ihre Wünsche, Bedürfnisse und Vorstellungen aus, indem Sie sich gegenseitig Ihre Antworten vorstellen.

### Fragen an mich

*(In Anlehnung an Sahib, T. (2016). Es ist vorbei – ich weiß es nur noch nicht. Bewältigung traumatischer Geburtserfahrungen. BoD)*

1. Wie stelle ich mir idealerweise die Geburt vor?
2. Was brauche ich von meiner Begleitperson und von den Geburtshelfern, um mich unterstützt zu fühlen?
3. Wie stehe ich zu medizinischen Interventionen wie PDA, Wehentropf, Kaiserschnitt, Saugglocke, Geburtszange, Dammschnitt?
4. Welche Bedingungen brauche ich, um auch bei großer Angst und Schmerzen kooperativ zu bleiben?
5. Was brauche ich unter der Geburt, um mich nur darauf zu konzentrieren und bei mir zu bleiben?
6. Welche Einstellung möchte ich für die Geburt mitnehmen, um geduldig, kraftvoll und zuversichtlich zu bleiben?
7. Wie soll der erste Kontakt mit meinem Baby aussehen?
8. Wie stelle ich mir das Verhältnis/die Beziehung zu meiner Begleitperson nach der Geburt vor?

### Fragen an dich (meine Begleitperson)

1. Möchtest du bei der Geburt anwesend sein?
2. Welche Ängste und Befürchtungen hast du im Hinblick auf die Geburt?
3. Wie stehst du zu medizinischen Interventionen wie PDA, Wehentropf, Kaiserschnitt, Saugglocke, Geburtszange, Dammschnitt?
4. Fühlst du dich für deine Aufgabe (zu trösten, zu ermutigen, zu warten, zu verteidigen) gut vorbereitet?
5. Was brauchst du, um dich unter der Geburt sicher und nützlich zu fühlen?
6. Was nimmst du dir vor zu tun, wenn die Geburt einen dramatischen oder unvorhergesehenen Lauf nimmt?
7. Wie kannst du eine respektvolle Verbindung zwischen mir und den Geburtshelfern aufrechterhalten, wenn Komplikationen auftreten?
8. Wie wünschst du dir unser Verhältnis/unsere Beziehung nach der Geburt?

# Interview für dich und mich – Für Geburtserfahrene

Hier finden Sie Fragen, um sich mit Ihrer Geburtserfahrung nochmals auseinanderzusetzen. Um negative Erfahrungen zu verarbeiten, hat sich darüber Sprechen als die beste Bewältigungsstrategie herausgestellt. Ihre damalige Begleitperson unter der Geburt können und sollten Sie befragen, um eine andere Perspektive der Geburt zu bekommen und um mögliche Erinnerungslücken zu schließen. Beantworten Sie erst für sich die Fragen, indem Sie Ihre Antworten in Stichpunkten notieren. Im Anschluss daran tauschen Sie Ihre Erinnerungen mit Ihrer Begleitperson bei der Geburt aus, in dem Sie sich gegenseitig Ihre Antworten vorstellen.

## Fragen an mich

*(In Anlehnung an Sahib, T. (2016). Es ist vorbei – ich weiß es nur noch nicht. Bewältigung traumatischer Geburtserfahrungen. BoD)*

1. Wie hatte ich mir die Geburt im Vorfeld vorgestellt/gewünscht?
2. Wie lief die Geburt dann tatsächlich ab?
3. Was hätte ich gern vorher gewusst, worauf mich niemand vorbereitet hat?
4. Welche Gefühle hatte ich in denden unterschiedlichen Momenten des Geburtsprozesses?
5. Bereue ich etwas? Hätte ich gern anders reagiert bzw. hätte ich eine andere Reaktion von jemandem gebraucht?
6. Gibt es etwas, das ich nicht mehr weiß/woran ich mich nicht mehr klar erinnern kann? Was würde ich gern wissen/für mich klarstellen?
7. Welche Gefühle löst die Erinnerung an die Geburt letztendlich bei mir aus?
8. Welche Auswirkung hatte die Geburtserfahrung auf mich? Hat sie mich oder meinen Körper verändert?
9. Welche Auswirkung hatte die Geburtserfahrung meiner Meinung nach auf mein Baby und auf meine Partnerschaft?
10. Welche Bedingungen brauche ich für eine weitere Geburt? Was wünsche ich mir diesbezüglich für die Zukunft?

## Fragen an dich (meine Begleitperson)

1. Mit welchen Erwartungen bist du an die Geburt herangegangen?
2. Wie hast du sie dann letztendlich erlebt?
3. Was hättest du gern vorher gewusst, worauf dich niemand vorbereitet hat?
4. Wie ging es dir in den unterschiedlichen Momenten des Geburtsprozesses?
5. Bereust du etwas? Hättest du irgendwann gern anders reagiert?
6. Woran erinnerst du dich besonders gut? Und an was eher verschwommen?
7. Welche Gefühle löst die Erinnerung an die Geburt letztendlich bei dir aus?
8. Hat dich die Geburtserfahrung verändert?
9. Welche Auswirkung hatte die Geburtserfahrung deiner Meinung nach auf das Baby und auf unsere Partnerschaft?
10. Was bräuchtest du für eine weitere Geburt? Was wünschst du dir diesbezüglich für die Zukunft?

# Modul 17

## We are family

### Wie aus einem Einzelzimmer ein Familienhaus wird

**Inhalte & Ziele**

17.1 Anfangsblitzlicht
17.2 Wiederholung der letzten Stunde und Besprechen der Hausaufgabe
17.3 »Das Familienhaus«
17.4 Gemeinsame Reflexion des eigenen Familienhauses
17.5 Übung bis zur nächsten Sitzung: Verbesserungsbedarf im Ausbau des eigenen Familienhauses
17.6 Planung der letzten Stunde und Abschlussblitzlicht

**Materialien**

- Informationsblatt 17
- Arbeitsblatt 17

## 17.1 Anfangsblitzlicht

Die Teilnehmerinnen und Gäste werden zu Beginn der Stunde gebeten, ihre aktuelle Befindlichkeit einzuschätzen.

*Zu Beginn der Stunde möchten wir Sie bitten, kurz Ihre aktuelle Stimmung/Befindlichkeit zu schildern. Orientieren Sie sich bei Ihrer Einschätzung an den Schulnoten: 1 steht für eine sehr gute, zuversichtliche Stimmung, 3 steht für eine mittelmäßige »so lala«-Stimmung und 6 steht für eine sehr schlechte, deutlich belastete Befindlichkeit. Vielleicht möchte eine der Gruppenteilnehmerinnen beginnen, um den Gästen zu zeigen, wie wir in der Gruppe den Anfang der Sitzung gestalten. Nennen Sie als Gast bitte noch Ihren Namen und in welcher Beziehung Sie zu unserer Gruppenteilnehmerin stehen. Herzlichen Dank.*

## 17.2 Wiederholen der letzten Stunde und Besprechen der Hausaufgabe

Im Anschluss an die Blitzlichtrunde werden die Inhalte der letzten Stunden gemeinsam wiederholt. Die Gruppenleitung gibt dabei aktive Unterstützung und verdeutlicht, dass es nicht um eine detailgetreue Wiederholung einzelner Inhalte geht, sondern vielmehr darum, was den einzelnen Teilnehmerinnen wichtig erscheint und im Gedächtnis geblieben ist. Zur Unterstützung können Flipchart und Arbeitsmaterialien der letzten Stunde verwendet werden.

*Bevor wir uns den Inhalten der heutigen Stunde widmen, möchten wir mit Ihnen gemeinsam die Inhalte der letzten Stunde wiederholen. Was ist Ihnen besonders in Erinnerung geblieben und welche Gedanken und Fragen haben Sie zu den Themen der letzten Stunde?*

Im Anschluss werden die Teilnehmerinnen gebeten, ihre Erfahrungen mit dem Interview der Geburts-Begleitperson zu berichten. Die Gruppenleitung kann hierbei aktiv die Gäste einbinden, wenn diese auch die Begleitperson für die Geburt sein werden/waren.

*Wie verlief Ihr Interview? Sind bzw. waren Sie als Gast auch die Begleitperson für die Geburt? Wie haben Sie das Gespräch erlebt? Vielen Dank für Ihre Offenheit und dass Sie Ihre Erfahrungen mit uns geteilt haben.*

## 17.3 Das »Familienhaus« (Engel, Klotmann 2012)

Der Übergang vom Paar zum Elternsein findet in der heutigen Zeit meist bewusst und geplant statt. Nichtsdestotrotz weichen die von Paaren im Vorfeld ausgemalten Wünsche und Vorstellungen an die Elternschaft von den tatsächlich einsetzenden Herausforderungen und den neuen Rollenzuschreibungen deutlich ab. Vermutlich ist es für die Menschheit sogar überlebenswichtig, dass die wenigsten Paare realistisch einschätzen können, was mit der Geburt des ersten Kindes auf sie zukommt, da sich sonst noch weniger Paare für diesen neuen Weg entscheiden würden. Angelehnt an das Familienhaus nach Engel & Klotmann (2012) wird das Bild eines Hauses als Metapher für die Familie eingeführt. Anhand dieses Modells lassen sich gut häufige Konfliktlagen und Entwicklungsfelder darstellen. Das Modell lässt sich, neben der »klassischen« Familienkonstellation, auf Getrenntlebende, Alleinerziehende und Patchwork-Konstellationen übertragen, indem die Partnerebene zur Ebene persönlicher Freundschaften und die Elternetage als Etage für alle, die in die Erziehung des Kindes involviert sind (z. B. Familienmitglieder, Freunde, andere Hilfen) erweitert wird. Für tiefergehende Informationen und anschauliche Beispiele wird die Webseite der Autorinnen empfohlen: http://www.ek-institut.de/ek-institut/index.php

Damit die Teilnehmerinnen das Modell vor Augen haben, wird empfohlen, an dieser Stelle das **Informationsblatt 17** auszuhändigen.

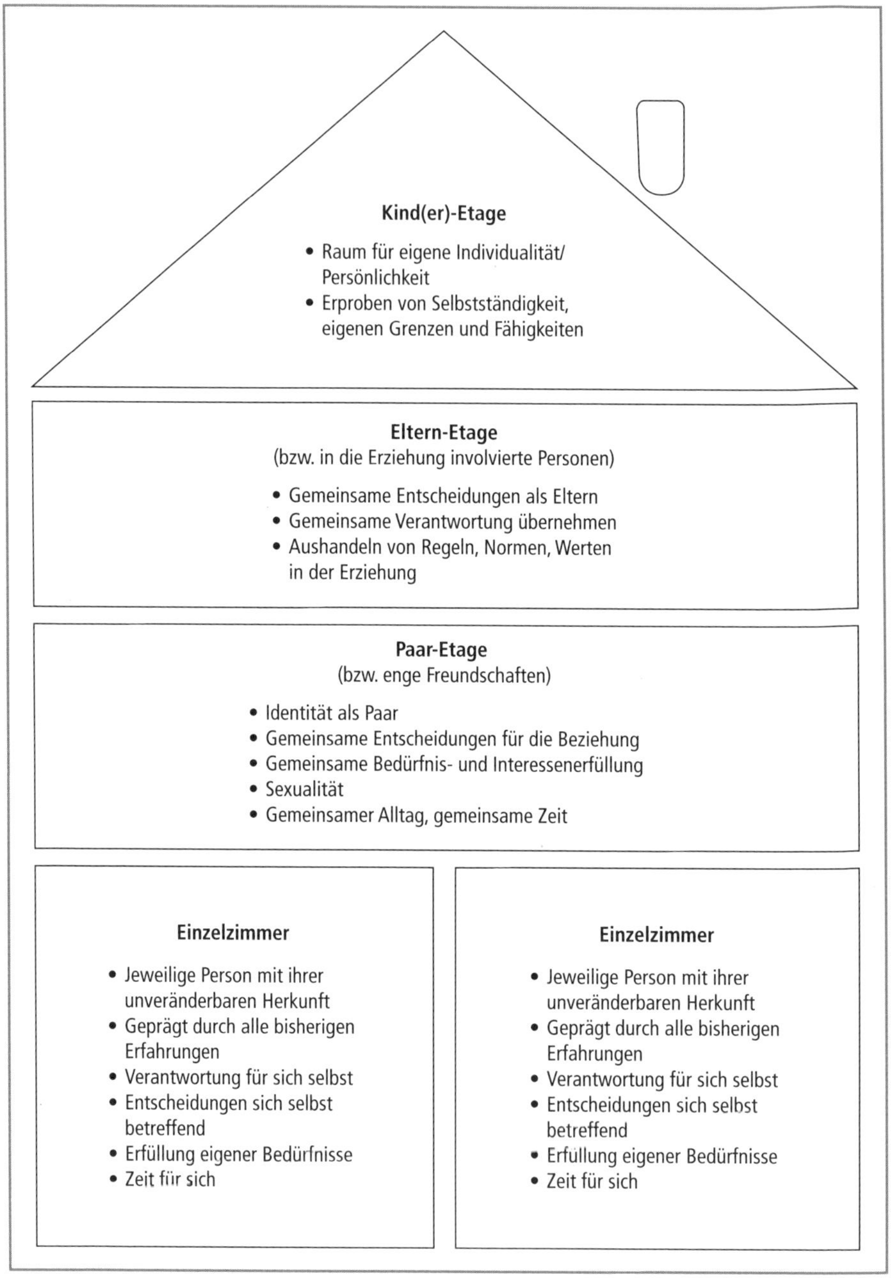


**Abbildung 17-1** Das Familienhaus. *(In Anlehnung an Engel & Klotmann (2012). Systemisches Elterncoaching nach Engel & Klotmann: Informationsschreiben Nr. 224. Neustadt: Deutsche Arbeitsgemeinschaft für Jugend- und Eheberatung e. V. (DAJEB)*

*Wir möchten Ihnen heute das sogenannte »Familienhaus« präsentieren. Dieses Modell veranschaulicht, was es bedeutet, eine Familie zu gründen, bzw. welche Ebenen dabei insgesamt eine Rolle spielen. Hier auf* ***Informationsblatt 17*** *finden Sie es abgebildet.*
*Das Fundament bilden Sie als individuelle Personen, mit allen Erfahrungen, die Sie im Leben gemacht haben, allen Überzeugungen, allen Interessen und den Entscheidungen, die Sie für sich selbst treffen und wie Sie Ihr Leben leben wollen. Wenn Sie in einer Partnerschaft leben, bildet die nächste Etage die Paarebene. Diese ist dadurch definiert, dass Sie auch als Paar existieren und auf dieser Ebene spezielle Bedürfnisse, zum Beispiel nach gegenseitiger Aufmerksamkeit und Sexualität, haben. Falls Sie alleinerziehend sind oder getrennt leben, spielen auf dieser Ebene häufig enge Freundschaften und andere enge Bezugspersonen eine Rolle. Häufig kommt diese Ebene zu kurz, sobald sich die darüber liegende Etage durch die Geburt eines Kindes eröffnet. Hier geht es darum, dass Sie als Eltern eine ganz spezielle gemeinsame Rolle haben und die Verantwortung für Ihr Kind tragen, den Alltag strukturieren, gemeinsame Entscheidungen treffen und sich mit Erziehungsfragen auseinandersetzen. Auch auf dieser Etage spielen nicht unbedingt nur die Eltern eine Rolle, sondern auch relevante Personen, die sich an der Erziehung des Kindes beteiligen. Die Kind(er)etage beinhaltet die Persönlichkeit des Kindes oder der Kinder und umfasst deren eigenen Raum, unabhängig von Ihnen als Eltern. Hier geht es um das Erproben von Selbständigkeit und die eigene Individualisierung.*
*Sobald sich eine Etage im Haus verändert oder hinzukommt, verändert sich das gesamte Haus. Manche Etagen werden dann lange gar nicht mehr betreten. So kann es dazu kommen, dass sich manche frische Mütter oder Väter nur noch auf der Elternetage befinden und die Paaretage außer Acht lassen, oder gar nicht mehr ihr Einzelzimmer betreten. Anderen frisch gebackenen Eltern ist die Elternetage vielleicht noch sehr fremd und sie ziehen sich zurück in ihr Einzelzimmer, ohne sich langsam mit der neu entstandenen Elternebene vertraut zu machen.*
*Das Haus ist jedoch am stabilsten, wenn alle Ebenen Beachtung finden und darauf geachtet wird, dass kein Zimmer unbewohnt bleibt.*

## 17.4 Gemeinsame Reflexion des eigenen Familienhauses

**Gedanken zum Familienhaus**

- Welche Personen befinden sich auf welchen Etagen?
- In welchen Etagen halten Sie sich hauptsächlich auf?
- Auf welcher Ebene sehen Sie aktuell Ihre Stärken – individuell und als Team?
- Welche Rolle übernehmen Sie gerade hauptsächlich?
- Was könnte nach der Geburt bzw. beim Heranwachsen des/r Kindes/r vielleicht schwierig werden?
- Worin sehen Sie Potential?

Nach dieser Beschreibung teilt die Gruppenleitung den Teilnehmerinnen und ihren jeweiligen Begleitungen das **Arbeitsblatt 17** mit der Abbildung eines leeren Familienhauses aus und fordert sie auf, sich darin zunächst alleine Notizen zu den Fragestellungen im Kasten zu machen. Mündlich benennt sie Beispiele für jede Frage. Zum Beispiel zum Thema Stärken: »*Vielleicht kümmern Sie sich gut um sich selbst und schaffen es, sich immer mal wieder Zeit für sich zu nehmen. Oder vielleicht sind Sie sich in grundlegenden Erziehungsfragen einig und ziehen dort an einem Strang. Vielleicht haben Sie eine erfüllte Paarbeziehung und nehmen sich Zeit für gemeinsame Aktivitäten.*«

Nachdem die Teilnehmenden ca. 10 Minuten in sich gegangen sind und Notizen gemacht haben, werden sie durch die Gruppenleitung dazu aufgefordert, sich diese gegenseitig im Tandem nacheinander vorzustellen.

Im Anschluss an eine ca. 15-minütige Austauschphase fragt die Gruppenleitung, ob es Teilnehmende gibt, die einzelnen Punkte mitteilen möchten (Unerwartetes, Überraschendes, worin sie sich einig waren). Sowohl in der Austauschphase in Tandems als auch im Plenum liegt der Fokus auf einer annehmenden, fokussierten Aufmerksamkeit. Es sollen keine Lösungsvorschläge gemacht werden, sondern die einzelnen Punkte zunächst ohne weitere Kommentierung ausgesprochen werden.

## 17.5 Übung bis zur nächsten Sitzung: Verbesserungsbedarf im Ausbau des eigenen Familienhauses

Die Teilnehmenden werden gebeten, ihre kommentierten Familienhäuser mit nach Hause zu nehmen und sich gemeinsam zu überlegen, was sie tun könnten, um sich mehr um einzelne Etagen zu kümmern, bzw. auf welche sie besonders achten wollen.

> *Bis zur nächsten Stunde möchten wir Sie bitten, sich gemeinsam zu überlegen, auf was Sie bezüglich Ihres Familienhauses in der nächsten Zeit besonders achten möchten. Planen Sie konkrete Schritte, wie die Umsetzung aussehen könnte.*

## 17.6 Planung der letzten Stunde und Abschlussblitzlicht

Am Ende dieser Stunde sollte daran erinnert werden, dass die kommende Sitzung die letzte sein wird. Die Teilnehmerinnen werden eingeladen, Wünsche für die Verabschiedung zu äußern. Vorschläge und Initiativen für gemeinsames Essen und Getränke sollten begrüßt und verbindlich abgesprochen werden. Je nachdem, wie die Offenheit, Verbundenheit und Verlässlichkeit in der Gruppe war, kann die Gruppenleitung Vorschläge unterbreiten bzw. begrenzen.

*Liebe Teilnehmerinnen, an dieser Stelle wollen wir Sie daran erinnern, dass nächste Woche unsere letzte Gruppensitzung stattfindet. Wir haben geplant, die ersten 45 Minuten inhaltlich zurückzublicken und Ihnen die Möglichkeit zu geben, wichtige Punkte zur Verhinderung eines Rückfalls zu erarbeiten. Im Anschluss laden wir Sie ein, auf die gemeinsame Arbeit anzustoßen, zusammen etwas Mitgebrachtes zu genießen, sich persönlich von der Gruppe zu verabschieden und alle offenen Fragen zu klären. Haben Sie Ideen oder Wünsche?*

Danach werden alle Anwesenden gebeten, ihre aktuelle Befindlichkeit einzuschätzen und eine kurze Aussage darüber zu machen, was sie aus der Stunde für sich mitnehmen konnten.

*Zum Abschluss der Sitzung möchten wir Sie bitten, uns kurz mitzuteilen, mit welcher Stimmung Sie nach Hause gehen. Orientieren Sie sich bei Ihrer Einschätzung bitte wieder an den Schulnoten. Zudem würden wir uns freuen, wenn Sie mit uns teilen würden, was Sie aus der heutigen Stunde für sich mitnehmen konnten.*

# Informationsblatt 17

## We are family

### Wie aus einem Einzelzimmer ein Familienhaus wird

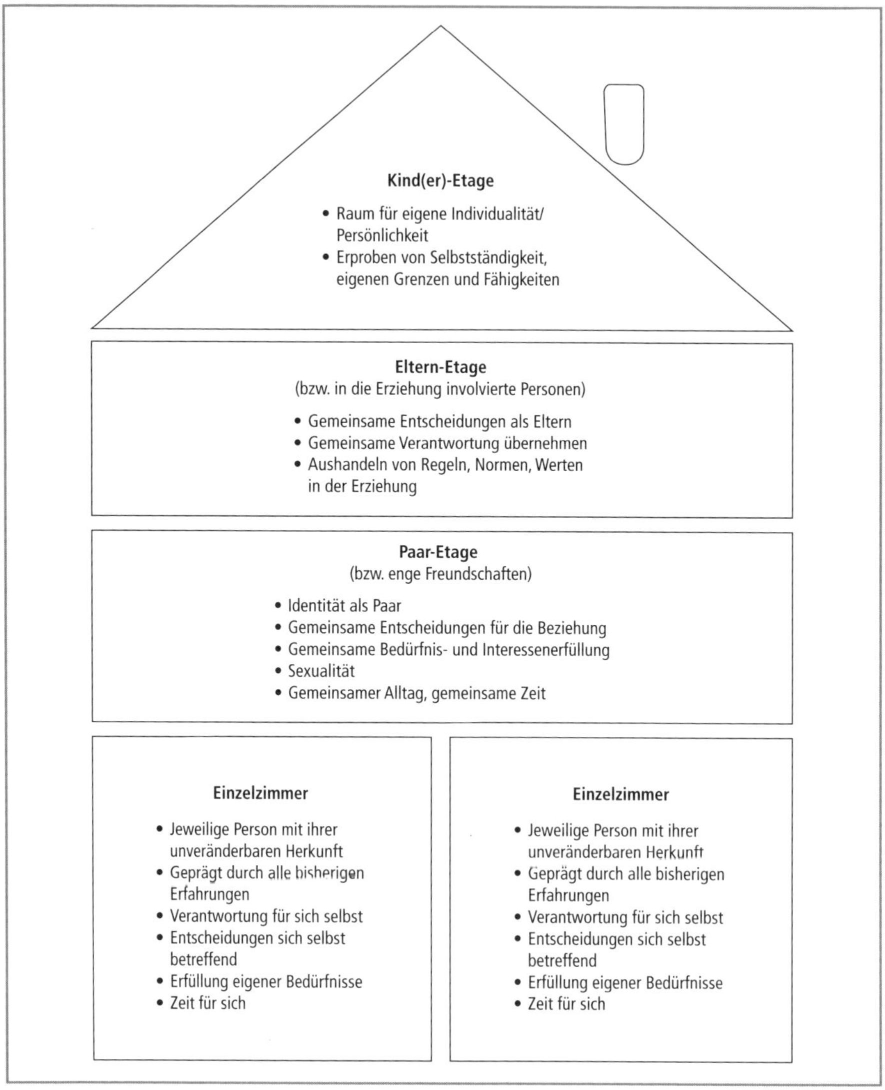


**Abbildung 17-1** Das Familienhaus. *(In Anlehnung an Engel, G., Klotmann, U. (2012). Systemisches Elterncoaching nach Engel & Klotmann: Informationsschreiben Nr. 224. Neustadt: Deutsche Arbeitsgemeinschaft für Jugend- und Eheberatung e. V. (DAJEB)*

# Arbeitsblatt 17

## Unser Familienhaus

*(In Anlehnung an: Engel, G., Klotmann, U. (2012). Systemisches Elterncoaching nach Engel & Klotmann: Informationsschreiben Nr. 224. Neustadt: Deutsche Arbeitsgemeinschaft für Jugend- und Eheberatung e. V. (DAJEB).* http://www.ek-institut.de/ek-institut/index.php)

**Gedanken zur Reflexion**

- Welche Personen befinden sich auf welchen Etagen?
- In welchen Etagen halten Sie sich hauptsächlich auf?
- Auf welcher Ebene sehen Sie aktuell Ihre Stärken – individuell und als Team?
- Welche Rolle(n) übernehmen Sie gerade hauptsächlich?
- Was könnte nach der Geburt bzw. beim Heranwachsen des/r Kindes/r vielleicht schwierig werden?
- Worin sehen Sie Potential?

Abbildung 17-2

# Modul 18

## Abschlussfest

### Bleiben Sie am Ball!

**Inhalte & Ziele**

18.1 Anfangsblitzlicht
18.2 Wiederholen der letzten Stunde und Besprechen der Hausaufgabe
18.3 Persönliche Frühwarnzeichen
18.4 Meine Schatzkiste
18.5 Verabschiedung
18.6 Abschlussblitzlicht und Verabschiedung

**Materialien**

- Informationsblatt 18
- Arbeitsblatt 18
- mitgebrachte Getränke und Speisen

## 18.1 Anfangsblitzlicht

Die Teilnehmerinnen werden zu Beginn der Stunde gebeten, ihre aktuelle Befindlichkeit einzuschätzen.

> *Zu Beginn der Stunde möchten wir Sie bitten, kurz Ihre aktuelle Stimmung/Befindlichkeit zu schildern. Orientieren Sie sich bei Ihrer Einschätzung an den Schulnoten: 1 steht für eine sehr gute, zuversichtliche Stimmung, 3 steht für eine mittelmäßige »so lala«-Stimmung und 6 steht für eine sehr schlechte, deutlich belastete Befindlichkeit.*

## 18.2 Wiederholen der letzten Stunde und Besprechen der Hausaufgabe

Im Anschluss an die Blitzlichtrunde werden die Inhalte der letzten Stunden gemeinsam wiederholt. Die Gruppenleitung gibt dabei aktive Unterstützung und verdeutlicht, dass es nicht um eine detailgetreue Wiederholung einzelner Inhalte geht, sondern vielmehr darum, was den einzelnen Teilnehmerinnen wichtig erscheint und im Gedächtnis geblieben ist. Zur Unterstützung können Flipchart und Arbeitsmaterialien der letzten Stunde verwendet werden.

*Bevor wir uns den Inhalten der heutigen Stunde widmen, möchten wir mit Ihnen gemeinsam die Inhalte der letzten Stunde wiederholen. Was ist Ihnen besonders in Erinnerung geblieben und welche Gedanken und Fragen haben Sie zu den Themen der letzten Stunde?*

Im Anschluss daran werden die Teilnehmerinnen gebeten, ihre Erfahrungen mit der Übung aus der letzten Stunde zu berichten. Die Gruppenleitung achtet dabei insbesondere auf Schwierigkeiten bei der Umsetzung, gibt Unterstützung und verstärkt aktiv die Beiträge der Teilnehmerinnen.

*Die Aufgabe der letzten Stunde lautete, den möglichen Verbesserungsbedarf im Ausbau Ihres Familienhauses zu suchen. Wie ist Ihnen das gelungen? Welche konkreten Verbesserungsvorschläge konnten Sie finden? Vielen Dank für Ihre Offenheit und dass Sie Ihre Erfahrungen mit uns geteilt haben.*

## 18.3 Persönliche Frühwarnzeichen

Die Teilnehmerinnen sollten darüber aufgeklärt werden, dass psychische Erkrankungen unter bestimmten Umständen wieder auftreten können; das ist nicht anders als bei anderen Erkrankungen und somit normal. In der Regel entstehen Erkrankungen, wie Depression oder Angsterkrankungen, aber nicht über Nacht, sondern schleichen sich langsam ein und kündigen sich im Vorfeld an. Gleichzeitig soll darauf hingewiesen werden, dass Stimmungsschwankungen, kurzfristige Stimmungstiefs oder das zwischenzeitliche Auftreten von Ängsten oder Zwängen völlig normal und alltäglich ist. Die Teilnehmerinnen sollen an dieser Stelle für das eigene Befinden sensibilisiert und im Erleben von Selbstwirksamkeit gestärkt werden. Den Teilnehmerinnen wird das **Arbeitsblatt 18** ausgeteilt.

*Stimmungsschwankungen sind völlig normale und alltägliche Erscheinungen. Sie als Mutter sind täglich Situationen ausgesetzt, die Sie aufregen und belasten können! Wichtig ist es, den Unterschied zwischen Stimmungsschwankung (oder kurzfristigem Aufflackern von Ängsten oder Zwängen) und den Warnsignalen von handfesten Krisen zu kennen und rechtzeitig gegenzusteuern. In der Regel entstehen psychische Erkrankungen nicht über Nacht, sondern schleichen sich langsam ein und kündigen sich im Vorfeld an. Bitte versuchen Sie, sich nun einmal in die Zeit zurückzuversetzen, in der Sie schon leichte Veränderungen Ihrer Befindlichkeit gespürt haben, aber alles noch einigermaßen funktioniert hat. Woran würden Sie oder Ihr Umfeld heute bemerken, dass es Ihnen wieder schlechter geht? Bitte tragen Sie Ihre persönlichen Frühwarnsignale auf dem* ***Arbeitsblatt 18*** *ein.*

| Beispiele für Frühwarnzeichen | |
|---|---|
| **Psychisch**<br>• Gereiztheit<br>• Emotionale Labilität<br>• Empfinden von Gefühllosigkeit<br>• Lustlosigkeit<br>• Energielosigkeit<br>• Ablenkbarkeit<br>• Konzentrationsschwierigkeiten<br>• Ängstlichkeit<br>• Entscheidungsschwierigkeiten<br>• Gefühl der Überforderung<br>• Gedankenkreisen | **Körperlich**<br>• Schlafstörungen<br>• Unruhe<br>• Libidoverlust<br>• Vernachlässigung der Pflichten<br>• Sozialer Rückzug<br>• Veränderter Appetit<br>• Vermehrte körperliche Beschwerden |

## 18.4 Meine Schatzkiste

Zur Verhinderung eines Rückfalls ist es neben dem Bewusstwerden und Kennen der persönlichen Frühwarnzeichen wichtig, geeignete Strategien zur Hand zu haben, um der psychischen Belastung gegenzusteuern. Die Teilnehmerinnen bekommen an dieser Stelle Zeit und Gelegenheit, die gesamten Arbeits- und Informationsblätter der Gruppe noch einmal in Ruhe durchzugehen. Sie sollen dabei ihr Augenmerk darauf richten, was sie als hilfreich und für sich umsetzbar erlebt haben. Diese Strategien sollen dann explizit in der eigenen »Schatzkiste« auf **Arbeitsblatt 18** notiert werden.

*Welche Strategien würden Sie beim Auftreten Ihrer Frühwarnsignale anwenden? Sie haben nun 30 Minuten Zeit, in Ruhe die Arbeits- und Informationsblätter unserer Gruppe durchzusehen und die Inhalte und Strategien rauszusuchen, die Sie als hilfreich und für sich passend erlebt haben. Notieren Sie diese bitte auf dem* ***Arbeitsblatt 18*** *in Ihrer persönlichen Schatzkiste. Denken Sie dabei auch an die Strategien, die Sie schon vor dem Besuch der Gruppe erfolgreich angewendet haben. Außerdem dürfen Sie auch persönliche Helfer und Ansprechpartner in Ihre Schatzkiste aufnehmen, mit denen Sie vertrauensvoll reden können und die Ihnen im Krisenfall helfend zur Seite stehen.*

## 18.5 Verabschiedung

Wenn man die »Peak-end Regel« von Daniel Kahnemann berücksichtigt (vgl. https://positivepsychology.com/what-is-peak-end-theory/), nach der Menschen eine Erfahrung bzw. Behandlung nach dem intensivsten Moment und dem Ende beurteilen, erscheint es wichtig, der Verabschiedung eine besondere Bedeutung zukommen zu lassen. Die Teilnehmerinnen werden ihr Gefühl bei der Verabschiedung als Anker nutzen, um sich an die Gruppe und die Inhalte insgesamt zu erinnern. Damit ist das Ende der Gruppe u.a. mitentscheidend, wie veränderungsmotiviert, selbstbeobachtend und hilfesuchend sich die Teilnehmerinnen in der Zukunft verhalten. Die Gruppenleitung sollte deshalb genug Zeit einplanen, damit jede Teilenehmerin zu Wort kommt und offene Fragen stellen kann und eine bewusste Reflexion der Gruppe vorgenommen werden kann. Dabei soll das »in Kontakt bleiben« der Frauen nach der Gruppe (z.B. über den Austausch von Handynummern) begrüßt und gefördert werden. An dieser Stelle bietet es sich an, »das Buffet« an mitgebrachten Getränken und Speisen zu eröffnen und noch einmal gemeinsam anzustoßen. Danach werden die Abschlussfragen vorn am Flipchart (o.Ä.) aufgezeigt. Jede Teilnehmerin wird gebeten, diese erst für sich und dann im Plenum zu beantworten. Außerdem wird das **Informationsblatt 18** ausgeteilt.

*Zum Abschluss unserer Gruppe möchten wir mit Ihnen zurück zum Anfang unserer gemeinsamen Zeit blicken und Sie bitten, diese Fragen zu beantworten:*
1. *Haben sich meine Erwartungen an die Gruppe erfüllt?*
2. *Was habe ich hier gelernt?*
3. *Was habe ich selbst zum Gelingen beigetragen?*
4. *Womit habe ich weiterhin Schwierigkeiten?*
5. *Was hat mir gefallen und worauf könnte ich bei der nächsten Gruppe gut verzichten?*
6. *Was macht mir den Abschied schwer? Was wird mir fehlen?*
7. *Was nehme ich mir für die Zukunft vor?*

*Vielen Dank. Bevor wir uns endgültig voneinander verabschieden, möchten wir Ihnen danken, dass Sie zuverlässig an der Gruppe teilgenommen und sie mit Ihren persönlichen Beiträgen bereichert und getragen haben. Wir wünschen Ihnen den Mut und die Selbstfürsorge, in Zukunft rechtzeitig um Hilfe zu bitten und möglichst oft viele der Strategien aus Ihrer Schatzkiste anzuwenden. Auf dem Informationsblatt 18 haben wir Ihnen weiterführende Anlaufstellen für Probleme und Fragen aufgelistet.*

## 18.6 Abschlussblitzlicht und Verabschiedung

Die Teilnehmerinnen werden ein letztes Mal gebeten, ihre aktuelle Befindlichkeit einzuschätzen.

*Jetzt ist es an der Zeit, ein letztes Mal unsere Blitzlicht-Runde zu machen. Bitte teilen Sie der Gruppe mit, wie Sie sich gerade fühlen und mit welcher Stimmung Sie nun nach Hause gehen. Orientieren Sie sich bei Ihrer Einschätzung wieder an den Schulnoten.*

# Informationsblatt 18

## Abschlussfest

### Bleiben Sie am Ball!

#### Persönliche Frühwarnsignale psychischer Belastung und psychischer Erkrankungen

Sie als Mutter sind täglich Situationen ausgesetzt, die Sie aufregen und belasten können! Dabei sind Stimmungsschwankungen und Stimmungstiefs völlig normale und verständliche Erscheinungen. Wichtig ist allerdings, den persönlichen Unterschied zwischen Stimmungsschwankung (oder kurzfristigem Aufflackern von Ängsten oder Zwängen) und den Warnsignalen einer handfesten Krise zu kennen und rechtzeitig gegenzusteuern. In der Regel entstehen psychische Erkrankungen und Belastungen nicht über Nacht, sondern schleichen sich langsam ein und kündigen sich im Vorfeld an. Jeder Mensch hat seine eignen persönlichen Frühwarnzeichen und es ist gut, mit ihnen Bekanntschaft zu machen, um sich besser einschätzen zu können. Letztlich geht es um präventive, d. h. vorbeugende, Maßnahmen, um nicht zu erkranken.

**Mögliche Frühwarnsignale**

| **Psychisch** | **Körperlich** |
|---|---|
| • Gereiztheit<br>• Emotionale Labilität<br>• Empfinden von Gefühllosigkeit<br>• Lustlosigkeit<br>• Energielosigkeit<br>• Ablenkbarkeit<br>• Konzentrationsschwierigkeiten<br>• Ängstlichkeit<br>• Entscheidungsschwierigkeiten<br>• Gefühl der Überforderung<br>• Gedankenkreisen | • Schlafstörungen<br>• Unruhe<br>• Libidoverlust<br>• Vernachlässigung der Hygiene<br>• Veränderter Appetit<br>• Vermehrte körperliche Beschwerden |

## Hilfsangebote

- Facharzt oder Fachärztin (Psychiatrie und Psychotherapie) mit ggf. medikamentöser Behandlung
- Kinderarzt und Hebamme zur Beratung und Behandlung von Schwierigkeiten, die vom Kind ausgehen können (Schlafstörungen, Schreibaby, Osteopathie, etc.)
- Psychotherapeut oder Psychotherapeutin für Sie persönlich (Übersicht über wohnortnahe Angebote auf den bundeslandspezifischen Internetseiten der Kassenärztlichen Vereinigungen oder der Psychotherapeutenkammern)
- Paartherapie oder systemische Familientherapie bei Familien- oder Paarproblemen
- Selbsthilfegruppe
- Initiative Schatten & Licht e.V. (Selbsthilfeorganisation, die über postpartale Erkrankungen aufklärt und Hilfe vermittelt), https://www.schatten-und-licht.de/index.php/de/
- Familienbezogene Hilfs- und Betreuungsangebote (Jugendamt, Gesundheitsamt, Jobcenter, DRK, AWO, städt. Beratungsstellen für Kinder und Jugendliche sowie Erziehungs- und Familienberatung, Caritas, Diakonie, Deutscher Kinderschutzbund, Paritätischer Wohlfahrtsverband, …), auch für Familien mit Migrationshintergrund
- Vater-/Mutter-Kind-Kur (Antrag als Vorsorge- oder Rehaantrag über die Krankenkasse oder über Kurvermittler, wie Müttergenesungswerk)

# Arbeitsblatt 18

## Meine Frühwarnsignale

### Meine Schatzkiste

Was würde Ihnen helfen, um Ihre psychischen Belastungen und Ihren Stress zu reduzieren? Wie können Sie Ihren Frühwarnsignalen entgegensteuern?

Auf welche Strategien und »inneren Sätze« können Sie zurückgreifen, um für sich zu sorgen? Mit wem können Sie vertrauensvoll reden und wer kann Ihnen im Krisenfall helfen?

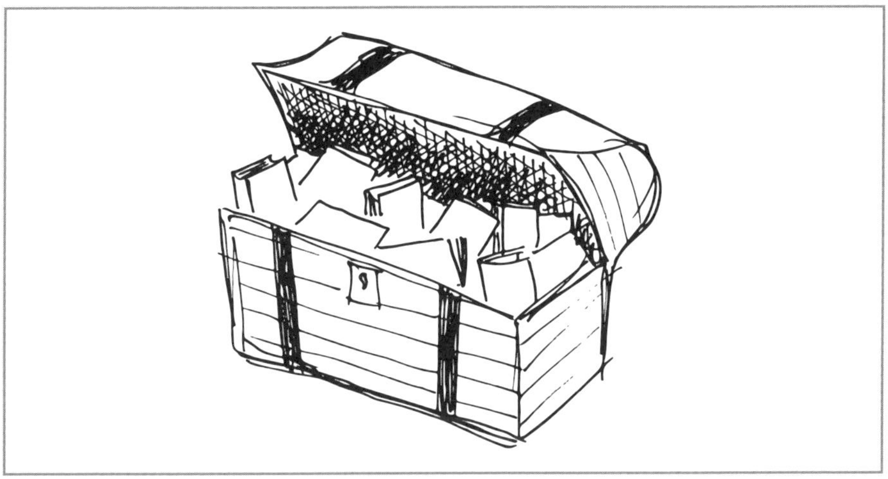

**Abbildung 18-1**

Woran würden Sie Veränderungen Ihrer Befindlichkeit und Ihrer Belastbarkeit spüren? Wie würden Sie oder Ihr Umfeld bemerken, dass es Ihnen wieder schlechter geht?

# Literatur


Abramowitz, J.S., Schwartz, S.A., Moore, K.M., Luenzmann, K.R. (2003). Obsessive-compulsive symptoms in pregnancy and the puerperium: A review of the literature. Journal of anxiety disorders, 17(4), 461–478.

Engel, G., Klotmann, U. (2012). Systemisches Elterncoaching nach Engel & Klotmann: Informationsschreiben Nr. 224. Neustadt: Deutsche Arbeitsgemeinschaft für Jugend- und Eheberatung e.V. (DAJEB).

Faßbinder, E., Schweiger, U., Jacob, G. (2016). Therapie-Tools Schematherapie. Weinheim: Beltz.

Fritsch, G.R. (2012). Der Gefühls- und Bedürfnisnavigator. Paderborn: Junfermann.

Hammer, M. (2020). SBT: Stressbewältigungstraining für psychisch kranke Menschen. Ein Handbuch zur Moderation von Gruppen. Köln: Psychiatrie Verlag.

Hofecker-Fallahpour, M., Zinkernagel, C., Frisch, U., Neuhofer, C., Stieglitz, R.D., Riecher-Rössler, A. (2005). Was Mütter depressiv macht … und wodurch sie wieder Zuversicht gewinnen. Ein Therapiebuch. Bern: Huber.

Hoffmann, N., Hofmann, B. (2011). Wenn Zwänge das Leben einengen. 13. Auflage. Berlin, Heidelberg: Springer.

Jänicke, W. (2009a). Familien-Genogramme. In *Psychotherapeutische Schätze I* (pp. 60–65). 7. Auflage. Hrsg. Fliegel & Kämmerer. Tübingen: dgvt.

Jänicke, W. (2009b). Meine Eltern streiten sich. In *Psychotherapeutische Schätze I* (pp. 121–122). 7. Auflage. Hrsg. Fliegel & Kämmerer. Tübingen: dgvt.

Jennings, K.D., Ross, S., Popper, S., Elmore, M. (1999). Thoughts of harming infants in depressed and nondepressed mothers. Journal of affective disorders, 54(1–2), 21–28.

Junker, S. (2015). Selbstfürsorglichkeit im Fluge. In *Psychotherapeutische Schätze II* (pp. 174–175). 2. Auflage. Hrsg. Fliegel & Kämmerer. Tübingen: dgvt.

Kaluza, G. (2018). Gelassen und sicher im Stress: Das Stresskompetenz-Buch: Stress erkennen, verstehen, bewältigen. Berlin, Heidelberg: Springer-Verlag.

Maslow, A.H. (1943). A theory of human motivation. Psychological Review, 50(4).

Meissner, B.R. (2020). Emotionale Narben aus Schwangerschaft und Geburt auflösen. 3. Auflage. Brigitte Meissner Verlag.

Oelkers, C., Hautzinger, M. (2013). Zwangsstörungen. Kognitiv-verhaltenstherapeutisches Behandlungsmanual. Weinheim: Beltz.

Riemann, D. (2016). Ratgeber Schlafstörungen. Informationen für Betroffene und Angehörige. 2. Auflage. Göttingen: Hogrefe.

Roediger, E., Behary, W., Zarbock, G. (2013). Passt doch! Paarkonflikte verstehen und lösen mit der Schematherapie. Weinheim: Beltz.

Sahib, T. (2016). Es ist vorbei – ich weiß es nur noch nicht. Bewältigung traumatischer Geburtserfahrungen. BoD.

Salkovskis, PM, Kirk, J (1996). Zwangssyndrome. In *Lehrbuch der Verhaltenstherapie* (pp. 61–85). Berlin, Heidelberg: Springer-Verlag.

Seebauer, L., Jacob, G. (2015). Schluss mit meiner Wenigkeit. Weinheim: Beltz.

Stavemann, H.H. (2011). Und ständig tickt die Selbstwertbombe. Selbstwertprobleme erkennen und lösen. Weinheim: Beltz.

Teismann, T. (2014). Grübeln. Wie Denkschleifen entstehen und wie man sie löst. Köln: BALANCE buch + medien verlag.

Wells, A. (2011). Metakognitive Therapie bei Angststörungen und Depression. Weinheim: Beltz.

Zambaldi, C. F., Cantilino, A., Montenegro, A. C., Paes, JA., de Albuquerque, T. L.C, Sougey, E. B. (2009). Postpartum obsessive-compulsive disorder: prevalence and clinical characteristics. Comprehensive psychiatry, 50(6), 503–509.

## Webseiten

https://www.aerzteblatt.de/archiv/63334/Ethik-in-der-Psychotherapie-Schweigepflicht-Unterschiedliche-Auslegungen

http://agnp.de/

https://www.degpt.de/informationen/fuer-betroffene/trauma-und-traumafolgen/posttraumatische-beschwerden.html

http://www.ek-institut.de/ek-institut/index.php

https://www.eltern.de/geburt/Wochenbett-was-mutter-und-baby-jetzt-brauchen

https://www.embryotox.de/

https://www.geburtshaus-charlottenburg.de/index.php?id=925

https://www.gfk-info.de/was-ist-gewaltfreie-kommunikation/

https://www.herzensfaden.com/

Lorenz, G (2016). Die 5 apokalyptischen Reiter. https://www.in-beziehung.de/die-5-apokalyptischen-reiter/

https://positivepsychology.com/what-is-peak-end-theory/

https://www.schatten-und-licht.de/index.php/de/

https://www.schulz-von-thun.de/die-modelle/das-kommunikationsquadrat

https://www.uniklinik-ulm.de/frauenheilkunde-und-geburtshilfe/schwerpunkte/geburtsmedizin/medikamentenberatung.html

https://www.wellcome-online.de/https://www.elternleben.de/

https://de.wikipedia.org/wiki/Ironische_Prozesse

https://de.wikipedia.org/wiki/John_Gottman

© WinGeno = freie Software zur Erstellung eines Genogramms: https://www.wingeno.org/

Zhang, D (2018). Mein Deutschland: Kulturclash am Wochenbett, Deutsche Welle. https://www.dw.com/de/mein-deutschland-kulturclash-am-wochenbett/a-42177945